国家卫生健康委员会"十四五"规划教材配套教材
全 国 高 等 学 校 配 套 教 材
供基础、临床、预防、口腔医学类专业用

第十轮

麻醉学
学习指导与习题集

第3版

主　编　邓小明　郭曲练

副主编　李文志　王天龙　缪长虹

编　委　（以姓氏笔画为序）

丁文刚	哈尔滨医科大学附属第二医院	孙　蓓	中南大学湘雅医院
于泳浩	天津医科大学总医院	严　敏	浙江大学医学院附属第二医院
万小健	海军军医大学第一附属医院	李文志	哈尔滨医科大学附属第二医院
马　虹	中国医科大学附属第一医院	杨建军	郑州大学第一附属医院
马　璨	哈尔滨医科大学附属第二医院	肖　玮	首都医科大学宣武医院
马新华	中南大学湘雅医院	张晓光	复旦大学附属中山医院
王天龙	首都医科大学宣武医院	张蓬勃	西安交通大学第二附属医院
王东信	北京大学第一医院	范晓华	海军军医大学第一附属医院
王秀丽	河北医科大学第三医院	罗　艳	上海交通大学医学院附属瑞金医院
王晓斌	西南医科大学附属医院	罗爱林	华中科技大学同济医学院附属同济医院
王海英	遵义医科大学附属医院	赵国庆	吉林大学
卞金俊	海军军医大学第一附属医院	闻庆平	大连医科大学附属第一医院
邓小明	海军军医大学第一附属医院	郭曲练	中南大学湘雅医院
田首元	山西医科大学第五医院	曹君利	徐州医科大学
冯　霞	中山大学附属第一医院	崔晓光	海南医科大学第一附属医院
朱　涛	四川大学华西医院	曾因明	徐州医科大学
刘克玄	南方医科大学南方医院	缪长虹	复旦大学附属中山医院

编写秘书　王琳阳　（海军军医大学第一附属医院）

人民卫生出版社
·北京·

图书在版编目（CIP）数据

麻醉学学习指导与习题集 / 邓小明，郭曲练主编.
3 版. -- 北京 ：人民卫生出版社，2025. 4. --（全国
高等学校五年制本科临床医学专业第十轮规划教材配套
教材）. -- ISBN 978-7-117-37786-7

Ⅰ. R614

中国国家版本馆 CIP 数据核字第 2025PN7294 号

| 人卫智网 | www.ipmph.com | 医学教育、学术、考试、健康，购书智慧智能综合服务平台 |
| 人卫官网 | www.pmph.com | 人卫官方资讯发布平台 |

麻醉学学习指导与习题集
Mazuixue Xuexi Zhidao yu Xitiji
第 3 版

主　　编：邓小明　郭曲练
出版发行：人民卫生出版社（中继线 010-59780011）
地　　址：北京市朝阳区潘家园南里 19 号
邮　　编：100021
E - mail：pmph @ pmph.com
购书热线：010-59787592　010-59787584　010-65264830
印　　刷：人卫印务（北京）有限公司
经　　销：新华书店
开　　本：787×1092　1/16　**印张**：13
字　　数：341 千字
版　　次：2013 年 3 月第 1 版　　2025 年 4 月第 3 版
印　　次：2025 年 5 月第 1 次印刷
标准书号：ISBN 978-7-117-37786-7
定　　价：45.00 元

打击盗版举报电话：010-59787491　**E-mail**：WQ @ pmph.com
质量问题联系电话：010-59787234　**E-mail**：zhiliang @ pmph.com
数字融合服务电话：4001118166　**E-mail**：zengzhi @ pmph.com

前言

随着医学领域的持续进步与创新,麻醉学以其独特的地位和不可或缺的作用,已成为临床医学领域的重要分支,在保障患者临床医疗安全与质量、提高患者舒适度方面发挥着日益重要的作用。为了应对现代医疗对麻醉学科教育的新要求,我们精心编写了《麻醉学学习指导与习题集》(第3版),作为全国高等学校五年制本科临床医学专业第十轮规划教材《麻醉学》(第5版)的配套教材,旨在为学生提供一本全面、深入的学习辅导用书。

在编写本书的过程中,我们充分考虑了医学生的学习特点和实际需求,紧密结合临床实际,力求做到重点突出、难点解析透彻、习题设置合理。本书按照全国高等学校五年制本科临床医学专业第十轮教材《麻醉学》(第5版)的章节设置,共分为三十章,每章均主要包含两个部分:

第一部分:重点和难点内容。麻醉学是一门涉及面广、实践性强的学科,其实践既要有基础理论知识,也需丰富的临床实践经验。为了帮助学生更好地理解和掌握麻醉学的核心知识和技能,各章第一部分在《麻醉学》(第5版)教材原有框架基础上重点梳理了麻醉学领域的基础理论、基本知识和基本技能,包括麻醉前患者状态评估与准备,重要生命体征的监测、评估与管理,常用的麻醉方法与麻醉相关技术,常见麻醉相关急危重症处理,疼痛诊疗,以及药物依赖与戒断等方面的关键内容。同时,针对学习过程中可能出现的难点问题,我们进行了深入剖析和解释,旨在帮助学生更好地理解和掌握相关知识点。

在介绍重点和难点内容时,我们注重知识的系统性和连贯性,力求做到深入浅出、通俗易懂。同时,结合最新研究成果(如全球 ARDS 诊断新标准)对相关知识进行了拓展和延伸,以帮助学生更好地了解麻醉学的最新进展和发展趋势。

第二部分:习题。为了更好地巩固所学知识、提高分析问题和解决问题的能力,每章都配备了精心编制的习题,这些习题覆盖了从基础知识到临床应用各个方面,包括名词解释、选择题(单选题)与简答题等多种形式。名词解释题帮助学生准确记忆专业术语;选择题(包括其中的临床案例分析)考查学生的辨析能力和知识面广度;简答题则着重检验学生对知识点的综合运用能力和逻辑思维。希望通过这种形式的训练,使学生能够在面对真实病例时,迅速准确地作出判断,并采取恰当的医疗处理措施。

在习题的设计上,我们注重基础知识的巩固和临床实际应用能力的提升,强化知识点的内在联系,促进跨学科的思维训练。麻醉学并非孤立存在,它与外科学、内科学、解剖学、生理学、药理学等众多学科紧密联系,共同构成了医学知识体系。我们鼓励学生进行跨学科的思考,以培养全面、系统的医学视角。同时,我们还注重习题的层次性和递进性,逐步引导学生从基础知识向临床实践过渡,培养他们的临床思维和解决问题的能力。

此外,每道习题均配有参考答案,以方便学生进行自我检验和查漏补缺。通过查阅参考答案,学生可以及时了解学习上的不足,有针对性地进行纠正和改进。

希望每位学生在使用《麻醉学学习指导与习题集》(第3版)的过程中,能感受到我们的用心和期望,期望每位学生都能够在麻醉学的学习上取得实质性的进步,不仅掌握坚实的理论基础,还能在临床实践中游刃有余,为患者提供更安全、更有效的医疗服务。同时也期待本书能伴随读者在医学征途上行稳致远,并在医学的广阔天地中,书写属于自己的辉煌篇章。

本书在编写过程中,得到了众多麻醉学专家和一线临床医师的大力支持和智慧贡献,他们不仅提供了宝贵的意见和建议,还分享了丰富的临床经验;一直以来支持我们的出版团队给予了专业的指导,保证了本书的质量,在此一并表示衷心的感谢。也希望广大学生能够在使用过程中提出宝贵的意见和建议,以便我们不断完善和更新教材内容,更好地服务于医学教育和临床实践。

邓小明　郭曲练
2025 年 3 月

目录

选择题题型说明

本书包含以下类型的选择题：

【A1 型题】

单句型最佳选择题：每道试题由 1 个题干和 5 个备选答案组成。题干以叙述式单句出现，备选答案中只有 1 个是最佳选择，其余 4 个均为干扰选项。干扰选项或是完全不正确，或是部分正确。

【A2 型题】

病历摘要型最佳选择题：试题由 1 个简要病历摘要作为题干，5 个备选答案组成，备选答案中只有 1 个是最佳选择。

【A3 型题】

病历组型最佳选择题：试题是由 1 个简要病历摘要作为题干，其后为 2~3 个相关单选题，每个问题均与开始的临床情景有关，且问题之间相互独立。

【B 型题】

标准配伍题：试题开始是 5 个备选答案，备选答案后有至少 2 道试题，为每道试题选择一个与其关系密切的答案。在一组试题中，每个备选答案可以选用一次，也可以选用数次，也可以不选用。

第一章 | 绪 论

学习目标

1. **掌握** 麻醉学的基本概念及麻醉科的组织结构和工作任务。
2. **熟悉** 麻醉学及麻醉学科的发展历史,如何才能做个优秀的临床医师。
3. **了解** 学科的概念。

重点和难点内容

一、概述

(一)麻醉学

1. **学科** 学科是指由认识主体、认识活动和认识结果有机组成的统一体,相对独立的学科(二级)应当具备以下基本条件:①具有不可取代的理论与技术体系;②具有相对稳定的工作领域;③能组成相对独立规范的医、教、研功能单位。麻醉学科是一个独立的二级临床学科。

2. **学科分级** 生命科学范畴中,医学是其中的一个重要组成部分,是生命科学中的一个门类。在医学门类中设有 11 个一级学科,包括基础医学、临床医学、口腔医学、药学、护理学等。临床医学作为一级临床学科又设有若干个相对独立的二级学科,如内科学、外科学、妇产科学、儿科学、麻醉学等,在二级学科中可根据学科的工作内涵与发展需要设置三级学科。

3. **麻醉学科** 麻醉学科的学名为"麻醉学(anesthesiology)"。学科及专业名称为"麻醉学科"及"麻醉学专业",教学组织的名称为"麻醉学教研室""麻醉学系"或"麻醉学院"。医疗机构(医院)中诊疗科目的名称为"麻醉科"。科研及实验室名称为"麻醉学研究室"或"麻醉学研究所",科研机构及实验室也可以研究方向或研究领域命名。

麻醉科与内科、外科、妇产科、儿科等同是医院中的一级临床科室,具有一级临床诊疗科目,但是麻醉科的二级诊疗科目至今未能列入国家诊疗机构名录之中,仍需麻醉从业者继续共同努力,以促进我国麻醉学科向名副其实的二级临床学科发展。

4. **围手术期医学** 围手术期医学(perioperative medicine)是一门研究手术患者从术前准备至术后主要治疗结束这一时间段内所进行的针对性的准备、诊断与治疗的科学。1981 年,这一名称被列入 Dorland 医学词典。围手术期医学涉及的学科相当广泛,包括外科学、内科学、急救医学、护理学、检验学等。外科学是主导学科,麻醉学是其中不可或缺的重要学科。

(二)核心竞争力

学科的核心竞争力是指学科必须具备的一种超越其他学科的实力,这种实力是以核心技术为基础、以资源为根本、以管理为纽带。为此,必须构筑麻醉学科的核心技术体系,并在此基础上构建高技术平台。资源涵盖人、财、物,在资源中最关键的是人才资源。因此,以资源为根本也可以认为是以人才为根本。

麻醉学科经过 170 多年的沉积已经初步具备这一特质,但还不够强大。面对未来,面对医学科学的迅猛发展,麻醉学科要继续做大做强,必须坚持在临床(手术)麻醉的基础上拓展工作领域,强化科技创新,构建高技术平台,培育卓越创新人才,在生命功能调控、重症监护治疗、疼痛诊疗、舒适化医疗及麻醉治疗等方面有所作为。为此,必须贯彻落实以医疗为基础、以科研为先导、以教育为根本的指导思想,努力克服被动局面,形成医、教、研相辅相成,良性循环的发展格局。

(三) 麻醉学科的发展历程

近代麻醉学的发展始于 19 世纪 40 年代,从追求无痛或镇痛(analgesia)演变到麻醉(anesthesia),从麻醉技术发展到麻醉管理,又从临床麻醉学发展为现代麻醉学(modern anesthesiology)。可将近代麻醉学科的发展分为三个互相衔接而又各具特征的重要阶段。

1. 麻醉(anesthesia)或麻醉术(anesthetic technique)　从 19 世纪 40 年代起大致经历了近一个世纪的发展历程,其标志性事件是 1846 年乙醚麻醉公开示范成功,是麻醉学的起步及奠基阶段。由于其主要工作内容具有明显的医疗技术特征,因而麻醉科被定为医技科室。但该发展阶段是十分重要的,因为它奠定了现代麻醉的方法学基础。

2. 临床麻醉学(clinical anesthesiology)　始于 20 世纪 40 年代初,其标志性事件是 1942 年肌肉松弛(简称肌松)药的临床应用。与第一阶段相比,其工作特征发生了很大的变化:①麻醉工作者不仅要为手术患者提供无痛与麻醉,还要为手术的顺利进行提供肌松、无不愉快记忆、合理控制应激及其他所必需的条件;②患者安全的保障被提到重要议事位置,临床麻醉的工作从麻醉技术转向对生命功能的监测、调节与控制;③肌松药的临床应用、气管内插管和人工通气使胸外科能打开"胸腔禁区";支气管麻醉技术使"湿肺"患者获得安全保障;低温麻醉的应用为阻断循环、打开"心脏禁区"进行心内直视手术奠定了基础;④监测并早期处理各种围手术期并发症,保障患者的术中安全,并利于患者术后顺利康复。由此麻醉科医师获得了"生命卫士"的殊荣。

由于麻醉学科已具备明显的临床诊疗特征,因此麻醉学科也就理所当然地从医技科室转变成为临床科室,成为临床医学的重要组成部分,即外科学中的一个重要分支学科。

3. 现代麻醉学(modern anesthesiology)　从 20 世纪 50 年代末至今,其标志性事件是 1958 年麻醉科成立了第一个麻醉重症监护治疗病房(AICU),麻醉科的工作领域开始从手术室发展到门诊与病房,麻醉科的组织构架与内涵从临床麻醉拓展到重症监护治疗与疼痛诊疗,以及舒适化医疗及麻醉治疗,在临床医学中麻醉学已发展成为一个与内、外科并立的重要的临床二级学科。

当今,临床麻醉、重症监护治疗、疼痛诊疗(含慢性疼痛)、舒适化医疗及麻醉治疗学等已经或正在发展成为麻醉学的重要分支学科(三级学科)。我国麻醉学科的建设与发展正在按照独立临床二级学科的构架迅速推进。

二、麻醉科的组织结构与工作任务(图 1-1)

1. 麻醉科门诊　设置麻醉科门诊的目的:①对择期手术患者,包括接受病房手术、日间手术及无痛诊疗等的患者,进行麻醉前检查、评估与准备,以期在最佳状态下接受手术与诊疗;②对麻醉手术后患者的相关并发症进行诊治;③对需要进行麻醉治疗的患者进行初诊,包括慢性疼痛诊疗等;④会诊及咨询工作等。设置麻醉科门诊可明显缩短患者住院日,提高床位周转率,落实麻醉科诊疗患者的初诊负责制。

2. 临床麻醉　临床麻醉(clinical anesthesia)是麻醉科重要的基础性医疗工作,临床麻醉的工作任务主要是住院手术麻醉及日间手术麻醉。临床麻醉的工作由麻醉前、麻醉中及麻醉后三

医院麻醉科的组织结构及其工作

临床麻醉　　重症监护治疗　疼痛诊疗　麻醉治疗　麻醉学教学　麻醉学科研

麻醉科门诊　门诊手术　病房手术　日间手术　介入手术　无痛诊疗　PACU　专科麻醉　急救复苏　AICU　门诊　病房　门诊　病房　麻醉学教研室　麻醉学系（院）　研究室（所）　麻醉学　麻醉学实验室

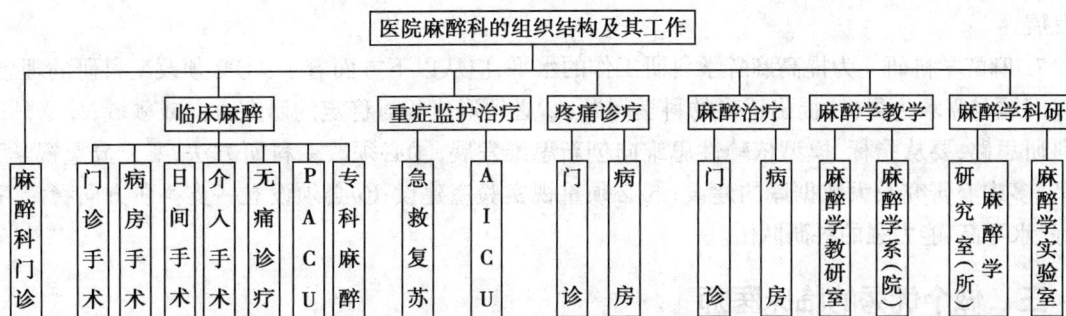

图 1-1　麻醉科组织结构与工作示意图

个各有重点而又相互衔接的阶段组成,其相应的组织结构主要由门诊手术、病房手术、日间手术、无痛诊疗及麻醉后监护治疗病房(postanesthesia care unit,PACU)等组成。舒适化医疗即介入手术和内镜诊疗的镇静与麻醉,可列入临床麻醉,具有规模的单位也可单独成立"舒适化医疗中心"。

根据医院的规模和手术科室的诊疗水平,应在临床麻醉中建设专科麻醉,如小儿麻醉、产科麻醉、心血管外科麻醉、神经外科麻醉等。

(1) 住院手术麻醉、日间手术麻醉和手术室外诊疗的麻醉与镇静:无痛诊疗或舒适化医疗目前多数采用分散式管理,有条件的单位可建立"舒适化医疗中心"及"日间手术中心"实行集中管理。

(2) PACU:PACU 是麻醉后恢复期对患者进行监护与处理、预防并早期诊治并发症、保障麻醉恢复期患者安全的重要场所。

(3) 专科麻醉:要因地制宜建设好专科麻醉。

3. 麻醉(科)重症监护治疗病房(AICU)　危重症救治是现代麻醉学的重要内涵,是麻醉科医师必须承担的责任与担当,因为:①麻醉科医师具有危重症救治的坚实理论与技术基础;②对手术患者而言,术前、术中与术后是一个连续、统一的诊疗过程;③危重症具有明显的多学科性,医院中的重症医学科(综合 ICU)与专科 ICU 应互补,相辅相成;④建设 AICU 是麻醉学医疗、教育、科研的需要。

AICU 应定位于专科 ICU,重点面向围手术期。其建设要坚持多模式,强调因地制宜,不搞"一刀切",应与医院、学科的建设与发展同步。

4. 疼痛诊疗(pain clinic,PC)　麻醉科疼痛诊疗(anesthetic pain clinic,APC)的工作理念应是运用麻醉学的理论、方法和技术进行疼痛诊疗。麻醉科疼痛诊疗工作应以急性疼痛为基础,以慢性疼痛诊疗为特色。麻醉科是"无痛医院"及"舒适化医疗"建设的主导科室。

5. 麻醉治疗(anesthetic treatment,AT)　麻醉治疗学是麻醉学的新兴分支学科,是一门运用麻醉学理论、药物与技术对原发病症进行治疗的科学,治疗内容如药物成瘾及其戒断、顽固性失眠、精神神经性疾病等。麻醉治疗学的开拓与深入研究对麻醉学科的建设与未来发展具有重要的推动作用。

6. 麻醉学教育　麻醉学教育的奋斗目标是建设具有中国特色的麻醉学终身教育体系,包括学校基础教育(basic education,BE)、毕业后教育(postgraduate education,PGE)和继续医学教育(continuous medical education,CME)。学校基础教育的重点是在临床医学专业设置"麻醉学"必修课程,毕业后教育的重点是住院医师规范化培训及专科医师培训,继续医学教育正向制度化、规范化发展。

7. 麻醉学科研 为提高麻醉学科研工作的水平,应从以下方面着手:①必须改变科研的理念,要以问题与需求为导向,提出正确的科学问题;②必须形成相对稳定的研究方向或领域;③必须改变科研思路,要从指标、模型依赖性思维向创新思维发展;④必须改变科研方法,要充分重视学科交叉、多中心研究及大数据库的建设;⑤必须重视实验室建设;⑥必须设立一支科研方向稳定、素质好、水平高、能力强的科研队伍。

三、做个优秀的临床医师

1. 追求卓越、注重奠基 如何奠基? 关键是三个方面:精神奠基、学识奠基与能力奠基。精神奠基是指要有理想、有追求、有信念;学识奠基是指要知识面宽,基础扎实,专业精通;能力奠基包含两个方面,即思维能力与执行能力(实际工作能力)。在青年时期注重奠定自己坚实的基础,有这样一个基础,将来才有可能建成"大厦",才能成为卓越人才。

2. 医德高尚、医术精湛、服务艺术 做个优秀的临床医师必须首先从"心"开始,"凡大医治病,必当安神定志,无欲无求,先发大慈恻隐之心,誓愿普救含灵之苦",医师必须急患者所急,痛患者所痛,这是优秀医师之根本。在高尚医德的基础上,必须"求技"与"求艺"。"求技"是指医疗技术必须精湛;而"求艺"是因为医师面对的是人,即在施医的过程中必须讲究"治病救人"。"医学是一门崇高的艺术",因为医学是人学,要重人性,讲人文,要精准施治,只有在学技与施技的过程中"求艺",才能具备"佛心仙道",才能真正成为优秀医师。

3. 优秀之路:听、悟、行 优秀之路在于听、悟、行。听而要悟,悟其中之精华而汲之;听而不悟,激情难以持久。悟而要行,悟而不行,不付诸实践,只能沦为空谈,不能在实践中历练,难成优秀。更可贵的是要在悟中行、行中悟,反复升华形成自己的路,才能成为优秀人才。

习题

一、名词解释
1. 学科
2. 现代麻醉学
3. 终身医学教育体系
4. PACU

二、选择题

【A1 型题】

1. 麻醉学的精髓指的是

    A. William Morton 公开演示乙醚麻醉成功

    B. 麻醉与镇痛

    C. 对生命功能进行监测、调节与控制

    D. 器官移植的麻醉处理

    E. 首次应用普鲁卡因进行硬膜外阻滞

2. 下列各项中属于麻醉学的重要分支学科(三级学科)的是

    A. 妇科麻醉   B. 日间手术   C. 疼痛诊疗

    D. PACU   E. 麻醉科门诊

3. 麻醉科门诊诊疗内容**不包括**

 A. 麻醉前检查、评估与准备

 B. 协助各科对危重症患者进行诊疗

 C. 对麻醉并发症的随访和诊疗

 D. 麻醉前会诊或咨询

 E. 慢性疼痛诊疗

4. 为心内直视手术奠定了基础的技术是

 A. 气管内插管   B. 低温麻醉   C. 支气管麻醉技术

 D. 控制降压   E. 肌肉松弛药

5. PACU 的全称为

 A. 重症监护治疗病房   B. 麻醉科门诊   C. 麻醉诱导室

 D. 麻醉后监护治疗病房 E. 麻醉科 ICU

6. 麻醉科疼痛诊疗的工作内容**不包括**

 A. 术后疼痛   B. 围手术期急性疼痛 C. 慢性疼痛

 D. 无痛医院建设   E. 麻醉前评估与准备

三、简答题

1. 麻醉学科的组织结构主要包括哪些内容?

2. 临床麻醉有哪些主要工作内容?

3. 简述麻醉重症监护治疗病房建设的必要性。

4. 怎样才能成为优秀的临床医师?

参考答案

一、名词解释

1. 学科是指由认识主体、认识活动和认识结果有机组成的统一体,因此,作为一个学科应当具有不可取代的理论与知识体系、相对稳定的工作领域和相对独立规范的功能单位。

2. 现代麻醉学是一门研究临床麻醉、生命功能调控、重症监护治疗、疼痛诊疗、舒适化医疗及麻醉治疗等的科学,是临床医学中重要的二级学科。

3. 终身医学教育体系是现代医学教育体系,即学校基础教育(basic education,BE)、毕业后教育(postgraduate education,PGE)和继续医学教育(continuous medical education,CME),这是 3 个分阶段又连续统一的教育体系。

4. PACU 指麻醉后监护治疗病房,是麻醉后恢复期对患者进行监护与处理、预防并早期诊治并发症、保障麻醉恢复期患者安全的重要场所。

二、选择题

【A1 型题】

1. C 2. C 3. B 4. B 5. D 6. E

三、简答题

1. 麻醉学科的组织结构主要包括哪些内容?

答:麻醉学科的组织结构及其工作应包括以下内容。

```
                        医院麻醉科的组织结构及其工作
  ┌──────┬──────────────────────┬─────────────┬─────────┬─────────┬─────────────┬─────────────┐
麻醉科门诊   │      临床麻醉        │   重症监护治疗  │  疼痛诊疗  │  麻醉治疗  │  麻醉学教学   │   麻醉学科研   │
         门诊手术 病房手术 日间手术 介入手术 无痛诊疗 PACU 专科麻醉   急救复苏 AICU   门诊 病房   门诊 病房   麻醉学教研室 麻醉学系(院)   研究室(所) 麻醉学实验室
```

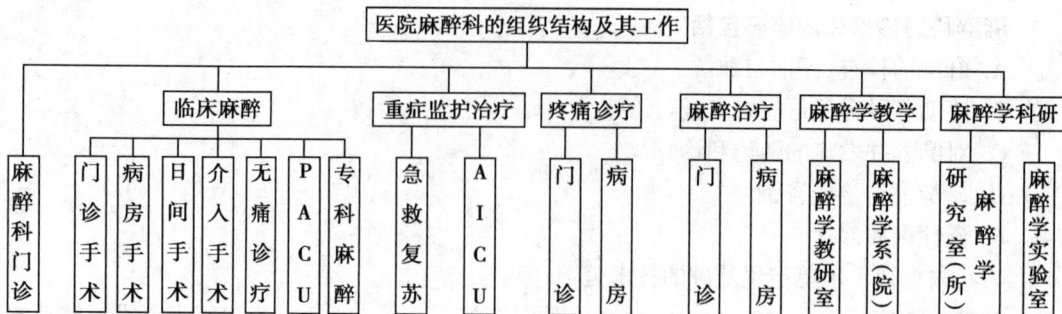

2. 临床麻醉有哪些主要工作内容？

答：临床麻醉主要工作内容如下。

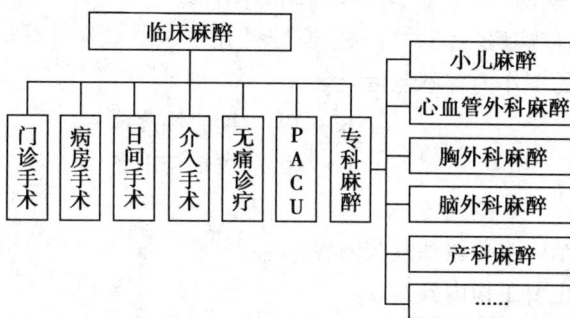

```
                  临床麻醉
  ┌────┬────┬────┬────┬────┬────┬────┐        ┌──────────────┐
 门诊  病房  日间  介入  无痛  PACU 专科         │   小儿麻醉    │
 手术  手术  手术  手术  诊疗       麻醉         ├──────────────┤
                                            │  心血管外科麻醉  │
                                            ├──────────────┤
                                            │   胸外科麻醉   │
                                            ├──────────────┤
                                            │   脑外科麻醉   │
                                            ├──────────────┤
                                            │   产科麻醉    │
                                            ├──────────────┤
                                            │    ……       │
                                            └──────────────┘
```

3. 简述麻醉重症监护治疗病房建设的必要性。

答：危重症救治是现代麻醉学的重要内涵，是麻醉科医师必须承担的责任，因为：①麻醉科医师的常态工作是对生命功能的监测、调节与控制，在常态工作中的重点是危重疑难病例（含重大复杂手术）的麻醉处理，因此，对于危重症患者的救治，麻醉科医师不仅具有坚实的理论与技术基础，更是其职责与担当。②对手术患者而言，术前、术中与术后是一个连续、统一的诊疗过程，因此，确保麻醉科医师在术后继续对危重症患者进行诊疗是提高救治质量的重要原则。③危重症具有明显的多学科性，对危重症患者的诊治是各科室共同的医疗任务。医院中的重症医学科（综合 ICU）与专科 ICU 应互补、相辅相成。④建设 AICU 是麻醉学专业教育的需要，是医学生启蒙教育的需要，是住院医师规范化培训以及专科医师培训的需要，更是研究生教育及科学研究的需要。

4. 怎样才能成为优秀的临床医师？

答：优秀的临床医师要追求卓越，注重奠基。要立大志，必须奠定一个坚实的基础，关键是三个方面：精神奠基、学识奠基与能力奠基。精神奠基方面，要有理想、有追求、有信念；学识奠基方面，要知识面宽，基础扎实，专业精通；能力奠基包含两个方面，即思维能力与执行能力（实际工作能力）。

做个优秀的临床医师必须首先从“心”开始，“凡大医治病，必当安神定志，无欲无求，先发大慈恻隐之心，誓愿普救含灵之苦”，医师必须急患者所急，痛患者所痛，这是优秀医师之根本。在高尚医德的基础上，必须“求技”与“求艺”。“求技”是指医疗技术必须精湛，而“求艺”是因为医师面对的是“人”，即在施医过程中必须讲究“治病救人”，“医学是一门崇高的艺术”，因为医学是人学，要重人性，讲人文，要精准施治，只有在学技与施技的过程中“求艺”才能做到“佛心仙道”，才是真正成为优秀医师。

（曾因明）

第二章 | 麻醉前患者状态评估与准备

学习目标

1. **掌握** 麻醉前患者状态评估的内容,以及评估患者的全身状态和重要器官功能的内容和方法。
2. **熟悉** 麻醉前准备和用药,麻醉和术前准备的要点。
3. **了解** 麻醉前患者状态评估门诊和会诊,麻醉前相关文书的准备。

重点和难点内容

一、麻醉前患者状态评估

1. 麻醉前患者状态评估门诊 麻醉前患者状态评估门诊又称"麻醉科门诊"。麻醉科医师根据准备行择期手术的患者的病史、体格检查及辅助检查等结果,为拟实施手术与麻醉的患者进行麻醉及手术风险评估、术前准备指导、麻醉预约、麻醉前准备、生命体征观察等,并为实施麻醉后患者提供术后随访、康复指导等。

2. 麻醉前会诊 麻醉前会诊是高年资麻醉科医师对高危和有特殊情况的拟实施手术的患者进行病情评估,并与手术医师及家属沟通,评估手术风险、优化及完善术前准备的过程。麻醉前会诊可能在麻醉前数日进行,必要时需进行多学科术前讨论。

二、麻醉前患者状态评估的内容和方法

(一)麻醉前患者状态评估的内容

1. 病史复习。

2. 辅助检查结果分析 择期手术患者术前需完成血、尿、粪三大常规化验,出凝血时间、血生化(肝肾功能、电解质等)、X 线胸片、心电图(ECG),以及感染性疾病方面的检查(如病毒性肝炎、人类免疫缺陷病毒等相关检查)。对有并发症的患者,根据病情做进一步检查。

3. 术前访视和体格检查 术前访视可以在病房或麻醉科门诊进行,通常在麻醉前 1~2 天完成。体格检查主要是检查患者的生命体征,观察患者的全身情况。重点是心血管系统、呼吸系统、神经系统及内分泌系统等。所有患者都必须进行气道评估,以便做好相应的准备。

4. 麻醉和手术风险评估 根据麻醉前访视的结果对手术、麻醉的风险进行综合分析。美国麻醉医师协会(American Society of Anesthesiologists,ASA)颁布的患者全身体格健康状况分级是目前临床麻醉较常采用的评估分级方法之一。

5. 术后镇痛管理的术前评估 术前访视时应综合评估,制订安全、有效、个体化的术后镇痛方案,并充分告知患者、取得其同意,消除患者疑虑。

6. 知情同意 知情同意是术前评估的必要内容,是必不可少的法律文书。向患者及家属解释麻醉、手术的必要性、风险性及相应的处理过程及措施,取得患者或监护人的认可并签字。

(二)麻醉前患者状态评估的方法

1. 总体评估方法 术前病情的总体评估应包括患者的自身条件、全身情况、有无并发症及其严重程度、重要的脏器功能和手术的复杂性等。

2. 心血管风险的评估

(1)心功能的临床估计

1)体力活动试验:根据患者在日常活动后的表现估计心功能。

2)屏气试验:先让患者作数次深呼吸,然后在深吸气后屏住呼吸,记录其能屏住呼吸的时间。一般以屏气时间在 30 秒以上为正常;屏气时间短于 20 秒,可认为其心肺功能代偿低下,对麻醉耐受性差。

(2)Goldman 心脏危险指数(CRI):为评估围手术期心脏危险性的依据之一,CRI 愈高,其心脏危险性愈大。在总分 53 分中,有 28 分是可以经过积极的术前准备和治疗而纠正的,如心力衰竭、心律失常、低氧血症等,病情改善后可使麻醉和手术的风险性降低。

(3)高血压患者的风险评估:原发性高血压患者的麻醉风险,取决于是否并存继发性重要脏器损害及损害程度。严重高血压患者(收缩压>200mmHg,舒张压>115mmHg),建议暂缓择期手术,直至血压控制在 180/110mmHg 以下。

(4)冠心病患者的风险评估

1)患者存在的风险因素:①高危风险因素:新发心肌梗死(<6 周),不稳定型心绞痛,心肌梗死后仍存在的心肌缺血,缺血性及充血性心力衰竭,严重心律失常,近 40 天内接受过冠脉再血管化手术等。对高危患者只适合进行急诊或挽救患者生命的手术。②中危风险因素:近期发生心肌梗死(>6 周且<3 个月)而未遗留后遗症或处于危险状态的心肌,在药物控制下的稳定型心绞痛(Ⅰ~Ⅱ级),既往发生过围手术期缺血性事件,糖尿病,心脏射血分数低(EF<35%),心力衰竭代偿期。③低危风险因素:年龄≥70 岁,高血压,左心室肥厚,6 年内施行过冠状动脉旁路移植术(CABG)或经皮腔内冠状动脉成形术(PTCA)且未残留心肌缺血症状。

2)患者心肺功能储备状态可采用代谢当量(MET)或运动耐量试验进行评估:①体能活动>10METs 为优秀;②体能活动在 7~10METs 为良好;③4~7METs 为中等;④患者功能耐量<4METs 提示患者体能状态差。若患者功能耐量较差,医师应与患者和手术团队协商,确定是否进一步评估性检查。

3. 呼吸功能的评估

(1)危险因素:术后肺部并发症在围手术期死亡原因中仅次于心血管因素。其危险因素包括:①肺功能损害程度;②有慢性肺部疾病;③并存中至重度肺功能不全,行胸部或上腹部手术;④PaO_2<60mmHg,或 $PaCO_2$>45mmHg;⑤有长期吸烟史或戒烟时间<8 周;⑥有支气管肺部并发症。患者手术部位在胸腔或靠近膈肌、急诊手术、手术时间>3 小时、年龄>70 岁,以及近期发生的心肌梗死、慢性心力衰竭等均是增加肺部并发症的潜在危险因素。

(2)评估方法

1)一般评估方法:根据相关病史和体征排除有无呼吸道的急、慢性感染;有无哮喘病史,是否属于气道高反应性患者;对于并存有慢性阻塞性肺疾病(COPD)的患者,术前需通过各项检查,如胸部影像学检查、肺功能试验、血气分析等来评估患者的肺功能。

2)肺功能的评估:肺活量<60%、通气储备百分比<70%、第一秒用力呼气量占用力肺活量的

百分比（FEV$_1$/FVC）<60%，术后有发生呼吸功能不全的危险。当 FVC<15ml/kg 时，术后肺部并发症的发生率常明显增高。最大自主通气量（MVV）也是一项有价值的指标。以 MVV 占预计值的50%~60% 作为手术安全的指标，低于 50% 为肺功能较差，低于 30% 为手术禁忌证。

4. 中枢神经系统功能的评估　术前神经系统查体需要确定意识状态、言语功能、脑神经、步态和运动感觉功能。这些检查可为术后新发神经功能损害提供证据。

5. 凝血功能的评估　着重了解患者有无异常出血的情况。术前应常规检查凝血功能，主要是测定凝血酶原时间（PT）、活化部分凝血活酶时间（APTT）和纤维蛋白原（FIB）含量。应明确引起出血的原因及是否有并发症，以便在术前给予相应的病因治疗与全身支持治疗。

抗凝血药已成为治疗心血管疾病和预防围手术期静脉血栓的常规用药，在选择椎管内麻醉和神经阻滞时要特别加以注意。抗血小板聚集药噻氯匹定、氯吡格雷等，建议术前停药至少一周，停药期间采用低分子量肝素替代治疗；对于颅内手术、眼底手术以及前列腺手术，需停用阿司匹林至少一周；使用维生素 K 拮抗剂华法林者，建议术前停药 5 天。

6. 内分泌系统的评估　糖尿病患者术前空腹血糖最高不超过 11.2mmol/L，对难以控制的高血糖，至少应降至 13.3mmol/L，尿糖（−），尿酮体（−）。对于甲状腺功能亢进（简称甲亢）患者，术前需要有效控制病情、降低基础代谢率，以防止围手术期甲状腺危象的发生。

三、麻醉前准备和用药

（一）麻醉前准备

麻醉前准备主要有：①患者体格和精神方面的准备，由患者、麻醉科医师和手术医师共同完成；②麻醉前的胃肠道准备；③针对患者情况，合理给予麻醉前用药；④做好麻醉用品、仪器设备和药品（包括急救药品）等的准备。

1. 改善患者全身状况　麻醉手术前应尽力改善患者的全身情况，采取相应措施使各脏器系统功能处于最佳状态。准备要点包括：改善营养状况；纠正贫血和水、电解质紊乱；停止吸烟；术前心理和精神状态的准备；增强体力和心肺储备功能，以提高患者对麻醉和手术的耐受能力。

急诊的低血容量性休克、非急诊的休克，以及感染性休克患者的处理因休克种类与病情而异。

2. 呼吸系统的准备

（1）合并急性呼吸道感染的患者，择期手术应暂缓。对合并有慢性呼吸系统感染，如肺结核、慢性肺脓肿、重度支气管扩张等的患者，尽可能使感染得到控制后再行手术。

（2）合并气道高反应性的患者，术前可应用支气管扩张药和糖皮质激素。对于 COPD 患者，术前准备的原则包括：控制呼吸道感染、清除气道分泌物、解除支气管痉挛、改善呼吸功能。对已发展为肺源性心脏病的患者，还应注意控制肺动脉高压，减少心脏后负荷。

（3）对于如下患者麻醉前应进行肺功能检查：①肺部疾病史；②有肺通气限制因素，包括肥胖（超过标准体重 20%）、脊柱后侧凸和有神经肌肉接头疾病；③明显影响肺通气的手术，如腹疝、胸内及胸壁手术；④吸烟量大者（每月超过 20 包）；⑤近期（<30 天）患有上呼吸道感染者。

3. 心血管系统的准备

（1）心血管系统疾病患者麻醉的主要危险因素有：①充血性心力衰竭史；②不稳定型心绞痛；③陈旧性心肌梗死（<6 个月）；④心律失常；⑤曾接受过心脏手术。次要危险因素有：①糖尿病；②吸烟；③高脂血症；④肥胖；⑤高龄。麻醉和手术前评估与准备的关键是正确评估和改善心功能。

（2）血压显著升高（收缩压>180mmHg 和/或舒张压>110mmHg）患者应在术前控制血压，除急诊外,手术应推迟。

4. 麻醉前的胃肠道准备　胃内容物反流误吸是麻醉期间最危险的并发症之一。一般认为,择期手术患者,无论选择何种麻醉,术前都应禁食(fasting),目的在于防止术中或术后发生胃内容物反流(gastric reflux)、误吸(aspiration),避免误吸导致的肺部感染或窒息等意外发生。正常胃排空时间是 4~6 小时,老年人、胃肠动力不足者或糖尿病患者,或者在情绪激动、恐惧、焦虑或疼痛不适等状态下,胃排空显著减慢。

5. 其他方面的准备　重度肝功能不全及肝病急性期患者不宜行择期手术。终末期肾病患者应在围手术期适时进行透析治疗,以降低围手术期肺水肿、尿毒症、贫血、药物代谢障碍以及凝血功能异常等的发生率。对肾功能受损患者需做好术前准备,给予适当治疗,并针对导致肾功能不全的危险因素制订麻醉方案以保护肾功能。

妊娠的前 3 个月,缺氧、麻醉药或感染等因素易致胎儿先天畸形或流产,故应尽可能避免手术。如系急诊手术,麻醉时应避免缺氧和低血压。妊娠 4~6 个月期间一般认为是手术治疗的最佳时机,如有必要可施行限期手术。

(二) 麻醉前用药

1. 麻醉前用药的目的
(1) 镇静:减少患者恐惧,解除焦虑,安定情绪,产生必要的遗忘。
(2) 镇痛:减轻术前置管、局部麻醉(简称局麻)、搬动、保持体位时的疼痛。
(3) 抑制呼吸道腺体分泌,预防局麻药的毒性反应。
(4) 调整自主神经功能,消除或减弱一些不利的神经反射活动。

2. 常用药物
(1) 镇痛药:常用的镇痛药有曲马多、吗啡和芬太尼等,一般于麻醉前半小时肌内注射。
(2) 苯二氮䓬类药物:常用药物有地西泮、咪达唑仑等。
(3) α_2 肾上腺素受体激动药:右美托咪定作为麻醉前用药主要用于全身麻醉(简称全麻)诱导前,静脉注射,可有效减少其他麻醉诱导药用量,减轻气管内插管过程中的循环波动。
(4) 抗胆碱药:常用药为阿托品及盐酸戊乙奎醚。
(5) 抑制胃酸分泌药:①H_2 受体拮抗药:西咪替丁或雷尼替丁;②H^+-K^+-ATP 酶抑制药(即质子泵抑制药):代表药如奥美拉唑、兰索拉唑、泮托拉唑、雷贝拉唑、埃索美拉唑等。

3. 用药方法　麻醉前用药应根据患者情况和麻醉方法确定用药的种类、剂量、给药途径和时间。拟行择期或日间手术患者,在进入手术室后,可口服镇静催眠药,术前可静脉给予镇静药、镇痛药及 M 胆碱受体拮抗药。

4. 注意事项　①对于一般情况欠佳、年老、体弱、恶病质、休克和甲状腺功能减退的患者,吗啡、巴比妥类等药物应酌减剂量;呼吸功能不全、颅内压升高者或临产妇,禁用吗啡;②年轻、体壮、情绪紧张或甲亢患者,麻醉前用药应适当增加剂量,创口剧痛者应给予镇痛;③心动过速或甲亢患者,或周围环境温度高时,可不用或少用抗胆碱药;④吸入麻醉时,使用适量阿托品可减低迷走神经张力,且能对抗心率减慢作用;⑤小儿对吗啡的耐量小,剂量应酌减,但因小儿腺体分泌旺盛,全身麻醉前抗胆碱药的用量应略大;⑥复合给药时,剂量应酌减。

四、麻醉前其他相关工作

(一) 交代麻醉风险

术前需与患者进行良好的沟通,介绍麻醉相关的流程,消除患者的焦虑和恐惧,向患者和患者家属告知可选择的麻醉方式并交代手术麻醉风险。

1. 患者合并症相关风险　若患者合并心脑血管疾病、呼吸系统疾病等,在围手术期可能存在的风险。

2. 全身麻醉风险　全身麻醉如进行气管内插管或置入喉罩可能引起的气道损伤等并发症。

3. 椎管内麻醉风险　椎管内麻醉的穿刺操作及用药过程中可能的风险,包括神经、血管损伤等。

4. 其他麻醉风险　包括可能发生的局麻药中毒、过敏反应等。

(二)完善相关医疗文件和签署知情同意书

1. 麻醉前访视记录　确保麻醉前访视记录的完整性。

2. 麻醉知情同意书　向患者或委托人交代病情及可能发生的麻醉风险,并签署麻醉知情同意书。

3. 麻醉计划书　根据患者病情、手术要求等制订围手术期麻醉注意事项及防治措施。

4. 手术安全核查表　手术医师、巡回护士与麻醉科医师对术前患者完成三方核查表。

5. 手术风险评估表。

习题

一、名词解释

1. CRI

2. 屏气试验

二、选择题

【A1 型题】

1. 手术患者麻醉前病情评估与准备的内容**不包括**

    A. 麻醉前访视并了解患者的全身健康情况和具体病情

    B. 评估患者接受麻醉和手术的耐受性,以及是否需要手术前调整与纠正

    C. 术中可能会发生哪些并发症,需采取哪些防治措施

    D. 重点与外科医师讨论手术方式

    E. 选择麻醉前用药和麻醉方法,拟订具体麻醉实施方案和麻醉器械准备

2. 下列**不属于**麻醉科门诊主要任务的是

    A. 为需要麻醉的患者提供麻醉风险评估

    B. 为患者进行术前准备指导、麻醉预约及麻醉前准备、生命体征检查

    C. 为患者进行简单的麻醉操作

    D. 为实施麻醉后患者提供术后随访、恢复指导

    E. 对有并发症的患者在术前进行系统全面的检查,并调整到最佳状态

3. 临床上简易判断患者当前的心肺储备能力的方法是

    A. 肺功能的评估　　　　　　　　B. 代谢当量或运动耐量试验

    C. 屏气试验　　　　　　　　　　D. 心脏危险指数

    E. 血气分析

4. 按照 ASA 健康状况分级,Ⅳ级患者的分级标准是

    A. 伴有系统性疾病,尚无功能受限,能耐受一般麻醉和手术

B. 伴有严重系统性疾病,代偿功能不全,威胁生命,手术麻醉风险很大

C. 伴有严重系统性疾病,已出现功能不全,对麻醉和手术的耐受较差

D. 濒死患者,无论手术与否,随时都有生命危险,麻醉和手术风险极大

E. 确证为脑死亡,其器官拟用于器官移植手术

5. 屏气试验时,屏气时间正常的标准是

    A. 大于 30 秒   B. 大于 20 秒   C. 大于 10 秒

    D. 大于 25 秒   E. 大于 15 秒

6. 关于麻醉前用药的目的,以下**错误**的是

    A. 安定、镇静、镇痛、抗焦虑和消除恐惧,有利于麻醉实施

    B. 减少术中出血量,降低手术死亡率

    C. 减少腺体分泌,有利于保持呼吸道通畅

    D. 调节自主神经平衡,预防心律失常

    E. 增强麻醉作用,使诱导平稳,减少麻醉药用量

【A2 型题】

7. 患者,女性,55 岁,体重 67kg,血压 150/90mmHg,计划施行择期胆囊切除术,日常接受正规抗高血压治疗,其 ASA 分级应为

    A. Ⅰ级   B. Ⅱ级   C. Ⅲ级   D. Ⅳ级   E. Ⅴ级

8. 患者,女性,65 岁,体重 60kg,拟行择期胆囊摘除术。患者咳嗽、多痰、体温 38.1℃。近 3 年每到冬季就开始咳嗽、咳痰,持续 3~4 个月方可缓解;术前评估时应重点关注

    A. 患者的病史   B. 患者的心功能

    C. 患者的肺功能及肺部临床症状   D. 患者手术方式

    E. 与患者及家属的沟通

9. 患者,女性,50 岁,体重 55kg,拟行子宫内膜癌根治术。现轻度活动后即感心悸、气短。既往有 27 年风湿病史,曾发生心力衰竭 3 次;X 线胸片、ECG、心音图均诊断为二尖瓣狭窄并关闭不全、中度肺动脉高压、心房颤动;患者的麻醉与手术风险是

    A. 随时有生命危险   B. 能耐受一般麻醉和手术

    C. 手术麻醉风险很大   D. 对麻醉和手术的耐受较差

    E. 能耐受任何麻醉和手术

10. 患者,男性,24 岁,右胸腋中线第 4、5 肋间刀刺伤 1 小时入院。伤口长 5cm,有活动性出血,鲜血外溢。患者呼吸急促、神志淡漠、面色苍白,血压 63/30mmHg。下列麻醉前的准备工作,**错误**的是

    A. 准备麻醉仪器设备、物品

    B. 准备常用抢救药物

    C. 积极与家属沟通并签署麻醉知情同意书

    D. 准备充分的血液制品

    E. 积极纠正休克后进行手术

11. 患者,男性,43 岁,身高 1.68m,体重 126kg。因胆总管结石、梗阻性黄疸拟行胆总管切开取石、T 形管引流术。既往有 8 年高血压、冠心病、糖尿病病史,2 年前诊断为睡眠呼吸暂停综合征。术前检查血压 185/110mmHg,心率 68 次/分,ECG 示异常 ST 段、T 波改变。术前访视内容**不包括**

    A. 询问高血压、冠心病、糖尿病的相关情况

    B. 向患者和患者家属告知麻醉方式及手术和麻醉的风险

    C. 签署麻醉知情同意书

    D. 交代患者术前禁食、禁饮

    E. 准备麻醉机及相关的仪器设备

【B 型题】

（12~14 题共用备选答案）

    A. $PaO_2<60mmHg$，$PaCO_2>45mmHg$

    B. 新发心肌梗死（<6 周），不稳定型心绞痛

    C. MVV 实际值/预计值>70%

    D. FVC>15ml/kg

    E. 空腹血糖<8.3mmol/L

12. 发生术后肺部并发症的危险因素是

13. 冠心病患者的高危风险因素是

14. 糖尿病患者行择期手术，空腹血糖应控制在

（15~16 题共用备选答案）

    A. >6h   B. >4h   C. >2h   D. >8h   E. >10h

15. 麻醉前禁食禁饮时间，易消化、脂肪量较少的固体食物应禁食

16. 麻醉前禁食禁饮时间，母乳应禁食

三、简答题

1. 简述心功能的分级及意义。

2. 简述术前呼吸功能评估的方法。

参考答案

一、名词解释

1. CRI 即心脏危险指数（cardiac risk index），是评估围手术期心脏危险性的依据之一，其评估指标包括病史、心脏及心电图辅助检查结果，以及病情和手术种类等。CRI 愈高，其心脏危险性愈大。

2. 屏气试验是先让患者作数次深呼吸，然后在深吸气后屏住呼吸，记录其能屏住呼吸的时间。一般以屏气时间在 30 秒以上为正常；屏气时间短于 20 秒，可认为其心肺功能代偿低下，对麻醉耐受性差。

二、选择题

【A1 型题】

1. D   2. C   3. C   4. B   5. A   6. B

【A2 型题】

7. B   8. C   9. D   10. E   11. E

【B 型题】

12. A   13. B   14. E   15. A   16. B

三、简答题

1. 简述心功能的分级及意义。

答：心功能的分级及意义见表 2-1。

表 2-1　心功能分级及临床意义

心功能	屏气试验	临床表现	心功能与耐受能力
Ⅰ级	30秒以上	普通体力劳动、负重、爬坡、上楼无心悸、气短	心功能正常
Ⅱ级	20~30秒	能正常活动,跑步或较用力工作后出现心悸、气短	心功能较差。麻醉处理恰当,麻醉耐受性仍好
Ⅲ级	10~20秒	必须静坐或卧床休息,轻度体力活动即出现心悸、气短	心功能不全。麻醉前准备充分,麻醉中避免增加心脏负担
Ⅳ级	小于10秒	不能平卧,端坐呼吸,进行任何活动均可出现心悸、气短	心力衰竭。麻醉耐受性极差,择期手术必须推迟

2. 简述术前呼吸功能评估的方法。

答:术前呼吸功能评估的方法有以下两类。

（1）一般评估方法:根据相关病史和体征排除有无呼吸道的急、慢性感染;对于并存有慢性阻塞性肺疾病（COPD）的患者,术前需通过胸部影像学检查、肺功能试验、血气分析等来评估患者的肺功能。

（2）肺功能的评估:术前对患者肺功能的评估可为围手术期的呼吸管理提供可靠的依据。例如,肺活量<60%、通气储备百分比<70%、第一秒用力呼气量与用力肺活量的百分比（FEV_1/FVC）<60%,术后有发生呼吸功能不全的危险。当 FVC<15ml/kg 时,术后肺部并发症的发生率常明显增加。最大自主通气量（MVV）也是一项有价值的指标。以 MVV 占预计值的 50%~60% 作为手术安全的指标,低于 50% 为肺功能较差,低于 30% 者为手术禁忌证。

（王海英）

第三章 | 呼吸道评估与管理

学习目标

1. **掌握** 呼吸道评估的常用方法;维持气道通畅的常见方法(基本方法、面罩通气术、气管内插管);困难气道的定义。
2. **熟悉** 喉罩通气术的适应证、禁忌证与最佳位置。
3. **了解** 呼吸道的解剖;困难气道的处理原则与注意事项。

重点和难点内容

一、呼吸道的解剖

气道可分为上呼吸道和下呼吸道。临床上将口、鼻、咽和喉部称为上呼吸道;将气管、支气管及其肺内各级分支支气管称为下呼吸道。

(一) 声门上的解剖结构与特点

1. **颌面及口部** 颌面部、口腔与牙齿的解剖结构与面罩辅助通气和气管内插管操作等有着密切的联系。

2. **鼻** 鼻腔顶部,尤其是鼻中隔前上区称为鼻易出血区(即 Little 区)。与置管损伤相关的鼻出血 90% 以上都发生在该区域。鼻部气道梗阻的常见原因包括:鼻息肉、鼻中隔偏曲、炎症引起的黏膜水肿和分泌物增加等。

3. **咽** 咽腔为漏斗状的肌性管道。以软腭下缘和会厌软骨上缘为界,可将咽腔人为地分为鼻咽、口咽和喉咽(下咽)。鼻咽部和口咽部出现气道梗阻的主要原因分别是腺样体肥大和颏舌肌松弛引起的舌后坠。

4. **喉** 喉位于第 3 颈椎至第 6 颈椎之间,由肌肉、韧带和软骨组成。软骨包括甲状软骨、环状软骨、会厌软骨以及 3 对成对的软骨(杓状软骨、小角软骨和楔状软骨),其表面由黏膜覆盖。喉部的肌肉非常活跃,主要由迷走神经的分支支配。插管刺激或喉部的操作刺激可引起喉痉挛,这也是气道梗阻的常见原因。

(二) 声门下的解剖结构与特点

气管通常由 12~20 个 C 形软骨环组成,一般为 15~16 个。成人气管长度为 10~15cm,平均约 10.5cm。上部起始于环状软骨,下部止于隆嵴处(相当于第 4 胸椎下缘,胸骨角水平),向下气管分为左、右主支气管。气管和支气管黏膜表面有丰富的迷走神经纤维末梢分布,尤其是隆嵴部位,遇刺激后易引起剧烈的咳嗽和支气管痉挛。引起气管和支气管梗阻的主要原因为:气道分泌物或异物等阻塞、颈部巨大肿瘤侵犯或压迫以及严重支气管痉挛等。

二、呼吸道评估常用方法

（一）一般方法

1. **病史评估**　包括从患者病史或医疗记录中获得的信息。

2. **体格检查**

（1）头面部评估

1）张口度：指患者最大张口时上下切牙切缘之间的距离。正常的张口度应为 3.5~5.5cm，或不少于 3 横指。牙齿凸出不齐，面部的瘢痕牵拉均可能使张口度减小。

2）改良的 Mallampati 分级：是最常使用的筛查方法之一。患者保持端坐位，最大限度地张口伸舌，不发"啊"音时进行评估。根据观察到的结构将暴露程度分为 4 级：Ⅰ级可见咽峡弓、悬雍垂、软腭和硬腭；Ⅱ级可见部分悬雍垂、软腭和硬腭；Ⅲ级可见软腭和硬腭；Ⅳ级仅见硬腭。级数越高提示喉镜暴露和气管内插管的难度越大。

3）上唇咬合试验：试验要求患者用下切牙尽量去咬上唇，评估其下颌活动度。结果分为 3 级：超过上唇线为Ⅰ级，低于上唇线为Ⅱ级，不能咬住上唇为Ⅲ级。Ⅱ~Ⅲ级的患者可能存在喉镜暴露困难。

（2）颈部评估

1）甲颏间距和胸颏间距：指在患者头部尽力后仰的情况下，测量下颌骨颏突到甲状软骨切迹上缘或胸骨柄上缘切迹的距离。正常成人的甲颏间距在 6.5cm 以上，胸颏间距在 12.5cm 以上。

2）颈椎活动度：指先请患者将头部向前向下，使颈部弯曲，再请患者试着向上仰起面部，以此评估寰枢外侧关节的伸展状况。颈椎活动度较好的患者往往胸颏间距较长。颈椎关节炎、颈椎骨折史、颈部烧伤史、颈部放疗史、颈粗短等可导致颈部活动受限，无法充分暴露声门。

（二）特殊方法

1. **气道评估量表**　包括 Wilson 评分、STOP-BANG 问卷等。

2. **影像学评估**　对于有解剖学异常的特殊患者，建议先进行影像学检查（X 线、颈胸部 CT 检查以及磁共振成像检查）。超声在气道评估和困难气道预测方面发挥重要的作用。

3. **内镜评估**　经鼻内镜检查可直视声门上气道的解剖结构，尤其是声门周围的病变。对于已预料的困难气道，可在适度镇静、清醒、表面麻醉下行可视软镜或可视喉镜检查，对声门可视程度及气管、支气管进行进一步的评估。

三、困难气道的评估

困难气道（difficult airway）是临床麻醉与重症医学实践中时而可见且十分危急的情况。据统计，30%~50% 的麻醉相关严重并发症都与气道管理有关。因此，掌握困难气道的相关知识和处理流程具有十分重要的临床意义。

（一）困难气道的定义与分类

1. **困难气道的定义**　2022 版 ASA 困难气道管理指南对困难气道进行了重新定义：经历过正规培训的麻醉科医师遇到以下一项或多项的困难或失败的情况，这些情况包括面罩通气、喉镜显露、声门上气道通气、气管内插管、气管拔管和建立有创气道，这些情况可以是已预料或未预料的。

（1）面罩通气困难（difficult facemask ventilation）：因面罩密闭困难、气体泄漏过多或通气阻力过高，造成无法提供足够的面罩通气。

（2）喉镜显露困难：多次喉镜尝试仍无法看到声带的任何部分。

（3）声门上气道通气困难：声门上气道装置置入困难，需要多次尝试，密封不佳，气体泄漏过多或通气阻力过高，因以上一种或多种情况导致无法维持有效通气。

（4）气管内插管困难或插管失败（difficult or failed tracheal intubation）：气管内插管需要多次尝试或经多次尝试后仍插管失败。

（5）拔管困难或拔管失败：对于已知或可疑困难气道者，拔除气管导管或声门上通气装置后气道不通畅及通气不足。

（6）有创气道建立困难或失败：因解剖特征或某些异常导致经颈前部建立有创气道困难或失败。

（7）通气不足：表现包括呼气末二氧化碳波形的缺失或低平，无胸部起伏或胸部起伏不佳，未闻及呼吸音或较弱的呼吸音，氧饱和度下降，发绀，胃胀气，呼出气流量不足或缺失，以及与低氧血症和/或高碳酸血症相关的血流动力学改变（如高血压、心动过速、心动过缓）。其他可能的临床症状包括精神状态改变或嗜睡。

2. 非紧急气道和紧急气道　根据是否合并困难面罩通气和困难声门上气道通气将困难气道又分为非紧急气道和紧急气道。

（1）非紧急气道：仅有困难气管内插管而面罩通气或声门上通气充足的情况。患者能够维持满意的通气和氧合，能够允许医师有充分的时间考虑其他建立气道的方法。

（2）紧急气道：同时存在通气困难和插管困难。患者极易陷入缺氧状态，必须紧急建立气道，否则可导致脑损伤和死亡的严重后果。

3. 根据麻醉前的气道评估情况，将困难气道分为已知的困难气道和未知的困难气道。

（二）困难气道的预测与评估

大约90%以上的困难气道患者可以通过术前评估发现。对于已知的困难气道患者，有准备、有步骤地处理将显著增加患者的安全性。因此，对所有患者都必须在麻醉前评估其是否存在困难气道。

1. 了解病史。

2. 影像学检查。

3. 困难面罩通气的危险因素　年龄大于55岁、打鼾病史、多胡须、无牙、肥胖（BMI≥28kg/m^2）是困难面罩通气的5项独立危险因素。另外Mallampati分级Ⅲ或Ⅳ级、下颌前伸能力受限、甲颏间距过短（<6cm）等也是困难面罩通气的独立危险因素。当具备2项以上危险因素时，提示困难面罩通气的可能性较大。

4. 体格检查评估　包括张口度、改良的Mallampati分级、上唇咬合试验、甲颏间距与胸颏间距、颈椎活动度、喉镜显露分级等。

四、维持呼吸道通畅的常用方法

（一）维持气道通畅的基本方法

选择气道管理方法的基本原则是：选择最简便、有效、安全而又被操作者所熟悉的方法。一般情况下，一些简单的气道清理、手法辅助通气以及简便的人工气道建立方法，能解决临床中绝大多数问题。

1. 单手抬下颏法和双手托下颌法　这两种手法是解除舌后坠所致上呼吸道机械性梗阻的最简便有效的方法，也是临床工作者均需掌握的基本方法。

2. 口咽或鼻咽通气道的使用 如需较长时间解除梗阻或手法托举无效时,可放置口咽通气道或鼻咽通气道,以帮助开放气道。

(二)面罩通气术

面罩通气(mask ventilation)技术是各级临床医师必须掌握的一项基本技能,其设备简单、操作方便、通气效果确切,且可提供较高浓度的氧疗;在无明显呼吸道梗阻的情况下,其通气效果与气管内插管相似;患者的耐受性良好,不需要较深的麻醉亦可配合完成通气操作。因此,在紧急气道处理和危重症救治中,面罩通气至今仍发挥着不可替代的作用。

1. 适应证 ①为无胃内容物反流、误吸风险的短小手术施行全身麻醉通气;②气管内插管前为患者预充氧去氮;③紧急情况下进行辅助或控制呼吸,如心肺复苏的现场急救。

2. 面罩的放置 单人操作时,操作者左手持面罩,用小指与无名指提起下颌角,中指置于下颌骨处,示指与拇指置于面罩上,适当用力以保持面罩的气密性;右手控制贮气球囊行手法通气。如患者头面部较大、面罩难以密闭,则可能需要双人操作。这时,操作者双手维持面罩于良好的位置,助手控制贮气球囊。也可使用四头带帮助将面罩固定于患者的面部。既要保证面罩与患者面部的紧密贴合、无明显漏气,又要能通过托举下颌角的动作解除舌后坠造成的气道梗阻。

3. 常见并发症 较长时间面罩通气可引起口、眼或鼻周围软组织压伤。胃内容物反流误吸是其最严重的并发症。保持患者镇静和/或配合、控制通气压力、压迫环状软骨等是防止反流误吸最有效的措施。

(三)喉罩通气术

喉罩(laryngeal mask airway,LMA)是一种特殊形状的通气管,多由硅胶或塑料制成。自1983年首次应用以来,已广泛应用于临床麻醉与急危重症医学中的气道处理。目前喉罩的种类和型号多样,可根据不同患者、临床需要、个人习惯和经验选择合适的喉罩。

1. 喉罩的优点 ①携带方便;②操作简便易学;③对喉头的刺激小,经适当镇静的患者在保留自主呼吸的情况下即可置入;④呛咳、喉疼挛等的发生率低;⑤误插入食管的可能性极小;⑥能较好地避免或减轻声带和气道损伤;⑦不需特殊的辅助器械或设备,一般都以盲探法置入;⑧气道阻力往往低于气管内插管。

2. 适应证 主要包括:①用于反流误吸低风险的手术麻醉中,尤其是短小手术需人工通气或保留自主呼吸的患者;②在已预料或未预料的困难气道中作为通气工具或引导插管的工具;③出现紧急气道或心肺复苏时作为急救气道工具。

3. 禁忌证 主要包括:①饱胃、腹内压过高、有反流误吸高风险的患者;②张口度过小(小于2.5~3.0cm)的患者;③存在咽喉部感染、水肿、活动性出血、肿瘤和组织损伤等病变或下咽部、颈部放疗史的患者;④通气压力需大于 $25cmH_2O$ 的气道狭窄和慢性阻塞性肺疾病患者等。

4. 喉罩位置的判断 喉罩置入的最佳位置应该为:套囊前端紧贴并堵塞食管上括约肌;套囊占据下咽部,紧贴杓状软骨后面,位于第2至第7颈椎前方;套囊两侧位于梨状隐窝内;会厌应平坦展开,位于近端套囊的前面与舌根部的后面之间,会厌的尖端与近端套囊的上缘平齐;罩内的通气口正对声门。一般通过连接麻醉机或呼吸囊行正压通气进行初步判断。如胸廓起伏良好,CO_2 波形正常,且听诊咽喉部无明显的漏气,多提示喉罩位置良好。采用纤维支气管镜检查是判断喉罩位置最确切的方法。然而,即使喉罩的位置欠佳,只要没有明显的漏气和气道阻力增高,也多能维持较好的通气。

喉罩置入后,如有漏气应及时调节其位置:①喉罩后退一段距离后重新置入,来回重复几次,有助于复原舌体,并有效解除会厌下折;②调节患者头颈部的位置;③喉罩气囊适当充气或放气;

④调整喉罩置入深度或重新置入喉罩;⑤选择不同尺寸或不同类型的喉罩;⑥如漏气仍明显,应考虑行气管内插管。

5. 喉罩的常见并发症　①喉罩拔除后口咽喉部不适和疼痛,多可自行恢复;若长时间留置、套囊压力过高或喉罩位置不佳时,可引起暂时性的构音障碍、喉头水肿、声门梗阻等;②胃内容物反流误吸是最严重的并发症,多与喉罩漏气及气道压力过高等有关。带有引流管的双管喉罩可置入胃肠引流管引流,降低反流误吸风险。

(四) 气管内插管

气管内插管根据径路可分为经口腔或经鼻腔插管,按插管是否显露声门分为明视或盲探插管法。经口或者经鼻均可采用明视或者盲探插管法。气管内插管是将人工气道与解剖气道相连接的最可靠的方法,也是麻醉科医师和急诊医师(包括 ICU 医师)必须掌握的基本技能之一。

1. 适应证　①在全身麻醉时,因手术方式或体位难以保证患者呼吸道通畅者(如颅内手术、开胸手术、俯卧位手术等);②因疾病难以保持呼吸道通畅者(如肿瘤压迫气管),饱胃或反流误吸高风险者,需要使用对呼吸有明显抑制作用的全身麻醉药(简称全麻药)或应用肌松药者;③出于各种原因需要进行机械通气者、心肺复苏、新生儿严重窒息等。

2. 插管前准备　插管前常用器械包括:喉镜、气管导管、牙垫或口塞、润滑剂、注射器、管芯、插管钳、固定胶带以及负压吸引装置等。气管导管的选择和检查:成人一般选择内径 7.0~7.5mm 的气管导管,小儿气管导管内径可根据经验公式进行选择,即导管内径(mm)=患儿年龄(岁)/4+4。

3. 气管内插管方法　根据插管时是否需要显露声门分为明视插管和盲探插管;根据插管路径分为经口插管和经鼻插管;根据插管前麻醉方法分为慢诱导插管、快诱导插管和清醒插管等。

(1) 经口明视气管内插管术

1) 预充氧去氮:患者插管前以面罩吸纯氧至少 3 分钟,以排出患者体内的氮气,增加肺内的氧气储备,延长插管的安全时限。

2) 插管的体位:"嗅花位"可以使患者咽、口、喉三轴线接近重叠,插管径路接近为一条直线,利于显露声门。

3) 插管操作方法:操作者左手持喉镜柄,右手提颏张口并拨开上下唇。从患者右侧口角置入喉镜片,沿患者的舌背面向下滑行,直至看见会厌软骨。使用弯喉镜片时,在明视下将喉镜片的前端伸入舌根与会厌软骨根部之间的会厌谷,再向上、略向前方上提喉镜,使会厌向上翘起紧贴喉镜片,以显露声门。如果使用直喉镜片(如 Miller 喉镜),在暴露会厌软骨后,将镜片置于会厌软骨的喉面,直接向前上方挑起会厌,即可显露声门。目前多采用可视喉镜操作。注意上提喉镜时,用力的方向应与喉镜柄的方向一致,不要弯曲持喉镜侧的腕部或将喉镜片在患者的牙齿上撬动,以免损伤牙齿或软组织。

置管时右手以持笔式持气管导管,在明视声门的情况下将气管导管沿患者的右口角置入。导管进入声门后,将管芯拔出,继续置管,直到气管导管的套囊进入声带下 3~4cm 的位置。然后将牙垫置入患者的门齿之间,退出喉镜。使用注射器将导管套囊充气,最佳充气标准是使套囊内压力为手控呼吸下套囊周围无漏气时的最小压力。成年人置管平均深度(即气管导管前端至门齿距离)为 20~24cm。

4) 确认气管导管位置的常用方法:①将气管导管与 CO_2 探测器或呼气末 CO_2 监测相连,行数次人工通气,出现正常的呼气末二氧化碳分压($P_{ET}CO_2$)波形是气管导管位于气管内的最可靠指标。②听诊双肺的呼吸音,并观察正压通气时胸廓起伏幅度是否一致。③喉镜直视下看到气管导管经声带间置入气管内,或使用纤维支气管镜经导管检查可见隆嵴和气管环。④透明导管在吸气时管壁清亮,呼气时管壁见白雾。

（2）经鼻气管内插管术

1）适应证:与经口气管内插管相似,尤其适用于一些不适合经口气管内插管的特殊患者,如颈椎不稳定、下颌骨骨折、口咽部感染、需较长时间带管者等。

2）禁忌证:此操作的创伤程度大于经口气管内插管。禁用于颅底骨折、广泛面部骨折、凝血功能障碍、有反复鼻出血病史以及影响鼻腔通畅度的鼻腔疾病等患者。

3）操作要点:包括经鼻明视法和盲探法两种。

4. 气管内插管的常见并发症　①气管内插管操作所引起的创伤;②气管导管扭曲打折、痰液或血液阻塞等所引起的梗阻;③气管导管插入过深而进入一侧支气管;④气道痉挛,多为麻醉过浅所致。

五、困难气道的处理原则

困难气道处理流程是根据麻醉前对气道评估的结果判断气道的类型,再依据气道类型选择麻醉诱导方式;根据面罩通气分级和喉镜显露分级决定通气和建立气道的方法,无创方法优先;在处理过程中判断每步的效果并决定下一步方法,有目的、有准备、有步骤地预防和处理将显著增加患者的安全性。处理非紧急气道的目标是无创,而处理紧急气道的目的是挽救生命。麻醉科医师应遵循先无创、后有创的原则建立气道。

（一）困难气道处理的工具和方法

用于困难气道的工具和方法有百余种之多,分为处理非紧急气道和紧急气道的工具和方法。

1. 非紧急无创工具　主要分为喉镜(直接喉镜和可视喉镜)、经气管导管(管芯类、光棒、可视管芯、支气管软镜)和声门上气道工具(引流型喉罩、插管型喉罩等)3类。

2. 非紧急有创方法　主要包括逆行气管内插管和气管切开术。

3. 紧急无创(微创)的工具和方法　包括:双人加压辅助通气;再次行气管内插管;喉罩;食管-气管联合导管;环甲膜穿刺置管和经气管喷射通气。

4. 紧急有创方法　环甲膜切开术是紧急气道处理流程中的最终解决方案。

（二）注意事项

麻醉科医师应当熟悉各种困难气道处理方法的适应证与禁忌证,在处理困难气道时要选择自己最熟悉和有经验的技术。

气道处理尤其是已预料的困难气道处理要制订完备的计划,除了按上述的推荐流程处理外,还应明确和强调以下四点:首选气道处理方法(最适用、最熟悉的)、备选方法(至少一种)、以上方法失败时的通气方法与其他处理方法(唤醒患者、取消手术等)、紧急气道处理方法(LMA、联合导管等)。

当插管失败后,要避免同一个人采用同一种方法反复操作的情况,应当及时分析,更换思路和方法或者更换人员和手法。各种气道处理方法的特点不同,单一方法不可能解决所有的气道问题,两种甚至多种方法联合应用常可发挥最大的作用。

习题

一、名词解释

困难气道

二、选择题

【A1 型题】

1. 喉的位置相当于颈椎
   A. C3　　　　B. C4　　　　C. C5　　　　D. C6　　　　E. C3~C6

2. **不属于**上呼吸道解剖结构的是
   A. 口　　　　B. 鼻　　　　C. 咽　　　　D. 喉　　　　E. 气管

3. 喉腔的下界是
   A. 会厌软骨　　　　　　　　B. 甲状软骨　　　　　　　　C. 环状软骨
   D. 杓状软骨　　　　　　　　E. 小角软骨

4. 气管隆嵴的高度相当于体表的
   A. 胸骨上切迹　　　　　　　B. 第 2 肋间　　　　　　　C. 第 3 肋间
   D. 胸骨柄　　　　　　　　　E. 胸骨角

5. 气管内插管的绝对适应证,**不包括**
   A. 心脏手术　　　　　　　　　　　　B. 巨大甲状腺肿手术
   C. 心肺复苏　　　　　　　　　　　　D. 下肢手术
   E. 小儿肠梗阻手术

6. 上呼吸道三轴线是
   A. 口腔至咽前壁的连线、咽前壁至喉头的连线、喉头至气管上段的连线
   B. 口腔至咽前壁的连线、咽后壁至喉头的连线、喉头至气管上段的连线
   C. 口腔至咽后壁的连线、咽后壁至喉头的连线、喉头至气管的连线
   D. 口腔至咽后壁的连线、咽后壁至喉头的连线、喉头至气管上段的连线
   E. 口腔至咽后壁的连线、咽前壁至喉头的连线、喉头至气管上段的连线

7. 气管内插管术的关键是
   A. 吸入纯氧,过度换气　　　　　　　B. 应用足量肌松药
   C. 消除咽喉反射气管内插管反应　　　D. 避免牙齿和气道损伤
   E. 显露声门

8. 下列提示气管导管误入食管的是
   A. 导管端口有温热气流呼出　　　　　B. 能听到呼吸气流声
   C. 两肺呼吸音均匀一致　　　　　　　D. 挤压气囊时两侧胸廓同时均匀抬起
   E. 挤压气囊时腹部隆起

9. 下列说法**错误**的是
   A. 插管前要检查患者的牙齿　　　　　B. 插管前导管需要充分润滑
   C. 插管时麻醉深度应适当　　　　　　D. 气管内插管深度一般为 20~24cm
   E. 气管导管套囊充气压力要达到最大以避免反流误吸

10. 关于气管导管套囊的作用,**错误**的是
    A. 防止漏气、通气不足　　　　　　　B. 防止胃内容物反流误吸
    C. 防止口、咽、鼻腔手术血液误吸　　D. 防止导管刺激气管
    E. 防止吸入麻醉药外逸

11. 经鼻气管内插管深度比经口气管内插管深
    A. 1cm　　　B. 2~3cm　　　C. 4cm　　　D. 5cm　　　E. 6cm

12. 经鼻气管导管插入时正确的插入方向是
   A. 向头顶方向插入　　　　　　　B. 向鼻根部插入　　　　　　　C. 保持水平方向插入
   D. 与面部作垂直方向插入　　　　E. 向对侧倾斜 10° 插入

13. **不属于**经鼻气管内插管时需要准备的物品的是
   A. 棉签　　　　　　　　　　　　B. 润滑剂　　　　　　　　　　C. 麻黄碱
   D. 插管钳　　　　　　　　　　　E. 鼻咽通气道

14. 关于喉罩置入的最佳位置,**不正确**的是
   A. 前端位于食管开口　　　　　　　　　B. 两侧位于梨状隐窝内
   C. 勺状套囊的上边界贴住舌根　　　　　D. 罩内的通气口正对声门
   E. 罩囊前端位于杓状软骨上方

15. **不属于**使用喉罩的禁忌证的是
   A. 饱胃患者　　　　　　　　　　　　　B. 张口度过小的患者
   C. 咽喉部感染患者　　　　　　　　　　D. 咽喉部明显水肿患者
   E. 保留自主呼吸的患者

16. 以下为成对喉软骨的是
   A. 甲状软骨　　　　　　　　　　B. 环状软骨　　　　　　　　　C. 会厌软骨
   D. 杓状软骨　　　　　　　　　　E. 以上都不是

17. 以下均为操作不当引起的麻醉意外或并发症,**除了**
   A. 静脉注射琥珀胆碱致心搏骤停　　　　B. 气管内插管误入食管致缺氧后遗症
   C. 气管内插管致纵隔及皮下气肿　　　　D. 手控过度通气致肺大疱破裂
   E. 喉镜置入致门齿脱落

18. 保证清醒插管成功的关键是
   A. 恰当的气管导管弯度　　　　　　　　B. 良好的咽喉表面麻醉
   C. 对患者做好解释工作　　　　　　　　D. 环甲膜穿刺表面麻醉
   E. 完善的咽喉和气管内表面麻醉

19. 气管内插管前仔细听诊两肺呼吸音的目的是
   A. 了解两肺的通气情况　　　　　　　　B. 了解健肺的通气情况
   C. 作为插管完成后的鉴别对照　　　　　D. 了解患肺是否有分泌物
   E. 了解患者的肺功能

20. 气管内插管时最常见的心血管反应是
   A. 血压升高,心率加快　　　　　　　　B. 血压升高,心率减慢
   C. 血压升高,心率正常　　　　　　　　D. 血压下降,心率加快
   E. 血压下降,心率减慢

21. 遇困难气管内插管而反复插管的最严重并发症是
   A. 气道损伤　　B. 出血　　　C. 高血压　　　D. 心搏骤停　　E. 低氧血症

22. **不属于**成对的喉软骨的是
   A. 会厌软骨　　B. 杓状软骨　　C. 小角软骨　　D. 楔状软骨　　E. 以上均否

23. 择期全麻气管内插管的绝对禁忌证是
   A. 急性喉水肿　　　　　　　　　B. 气管内肿瘤　　　　　　　　C. 凝血功能障碍
   D. 喉返神经麻痹　　　　　　　　E. 慢性颅内压增高

24. 经鼻气管内插管前鼻腔滴入 3% 麻黄碱的目的是
　　A. 局部麻醉　　　　　　　　B. 润滑鼻腔　　　　　　　　C. 收缩鼻黏膜血管
　　D. 预防诱导时低血压　　　　E. 预防感染

25. 为预防吸痰、拔管时的呛咳反应,宜选
　　A. 硫喷妥钠 5mg/kg 静脉注射　　　　　B. 利多卡因 1~1.5mg/kg 静脉注射
　　C. 芬太尼 2μg/kg 静脉注射　　　　　　D. 氯胺酮 2mg/kg 静脉注射
　　E. 琥珀胆碱 1.5mg/kg 静脉注射

26. 气道评估中**不属于**颈部评估的是
　　A. 甲颏间距　　　　　　　　B. 胸颏间距　　　　　　　　C. 颈椎活动度
　　D. 颈围　　　　　　　　　　E. 张口度

27. **不属于** Wilson 评分内容的是
　　A. 年龄　　　　　　　　　　B. 体重　　　　　　　　　　C. 颈椎活动度
　　D. 下颌活动度　　　　　　　E. 门齿凸出程度

28. 导致气管内插管时发生心血管反应的主要激素是
　　A. 促肾上腺皮质激素(ACTH)　B. 皮质醇　　　　　　　　　C. 心房钠尿肽
　　D. 去甲肾上腺素　　　　　　E. 肾上腺素

29. 判断气管导管误入食管的最佳方法是
　　A. SpO_2 下降　　　　　　　B. 手控通气阻力大　　　　　C. 通气时腹部隆起
　　D. 听诊　　　　　　　　　　E. 呼气末 CO_2 曲线消失

30. 用喉镜显露声门时,下列**错误**的是
　　A. 根据解剖标志循序推进喉镜　　　　　B. 显露声门的操作要迅速准确
　　C. 麻醉转浅时应重新加深　　　　　　　D. 将上门齿作为支点显露声门
　　E. 上提喉镜显露声门

31. 超声评估气道的用途**不包括**
　　A. 识别环甲膜位置　　　　　　　　　　B. 引导喉上神经阻滞
　　C. 评估膈肌运动　　　　　　　　　　　D. 评估反流误吸风险
　　E. 清楚显示声门周围的病变

32. 2 号喉罩适用于
　　A. 学龄前儿童　　　　　　　B. 8~12 岁儿童　　　　　　　C. 3 月龄~12 岁儿童
　　D. 婴儿　　　　　　　　　　E. 成人

33. 适用于正常成人的喉罩是
　　A. 2 号　　　B. 4 号　　　C. 1 号　　　D. 5 号　　　E. 3 号

34. 下列适用喉罩通气的是
　　A. 呼吸心搏骤停的患者　　　B. 可能发生呕吐的患者　　　C. 气管肿瘤患者
　　D. 喉痉挛的患者　　　　　　E. 气管软化的患者

35. 下列适用喉罩通气的是
　　A. 饱胃的急诊患者　　　　　B. 广泛和重度外伤的患者　　C. 心搏骤停的患者
　　D. 腹部外伤的患者　　　　　E. 药物中毒的患者

36. 4 号喉罩密封罩一般充气
　　A. 15ml　　　B. 20ml　　　C. 30ml　　　D. 40ml　　　E. 50ml

37. 下列表明喉罩置入位置**不正常**的是
    A. 机械通气胸廓起伏良好
    B. 未闻及明显漏气
    C. 胸部听到清晰呼吸音
    D. 纤维支气管镜检查喉罩位置良好
    E. 气道压>30cmH$_2$O

38. 下列**不适用**喉罩通气的是
    A. 眼科浅表手术
    B. 纤维支气管镜检
    C. 急腹症
    D. 小儿疝修补术
    E. 急救复苏

39. 下列有关喉罩的准备,**错误**的是
    A. 选择适当型号的喉罩
    B. 检查密封罩是否漏气
    C. 消毒前抽尽密封罩内空气
    D. 可用酒精消毒
    E. 可用高压蒸气消毒

40. 下列有关喉罩的应用,**错误**的是
    A. 准备型号合适的喉罩
    B. 置入喉罩前应给予表面麻醉或施全麻
    C. 置入喉罩后即行密封罩充气
    D. 听诊双肺呼吸音,观察胸廓起伏
    E. 气道阻力很大时,应托起下颌加压通气

41. 下列置入喉罩的操作,**错误**的是
    A. 置入喉罩前在密封罩和管下端涂上润滑剂
    B. 右手持喉罩顺患者舌正中一直插至咽喉部
    C. 必要时可借助喉镜上抬舌体,避免将会厌向下推
    D. 直入后加压通气,判断有无漏气及位置是否正常
    E. 使用口咽通气道固定导管,防止咬管

42. 下列**不属于**喉罩通气并发症的是
    A. 喉痉挛
    B. 反流和误吸
    C. 呼吸道梗阻
    D. 呼吸停止
    E. 术后咽喉痛

43. 下列有关喉罩的优点,**错误**的是
    A. 携带方便
    B. 操作简便易学
    C. 对喉头的刺激小
    D. 呛咳、喉痉挛等的发生率低
    E. 可以完全避免反流误吸

44. 使用 LMA 时,下列**不正确**的是
    A. 改变枕骨角度,使头、颈和呼吸气流呈一直线
    B. 插入时压迫环状软骨是否有助于 LMA 正确到位,效果并不确切
    C. 小口、大舌对 LMA 在插入过程中有一定固定作用,故此类患者插入较易
    D. LMA 置入失败最常见的原因是麻醉深度不够,其前端由咽后壁向咽下行进困难
    E. LMA 置入失败的原因与尺寸无关

45. 正确插入 LMA 的方法是
    A. 开口向后,插入过程中旋转 180°
    B. 开口向前,插入过程中旋转 180°
    C. 开口向后,插入过程中旋转 90°
    D. 开口向左,插入过程中旋转 90°
    E. 开口向右,插入过程中旋转 90°

46. LMA 的绝对适应证是

    A. 已预料的气管内插管困难患者　　　　　　B. 咽反射强烈患者

    C. 饱胃患者　　　　　　　　　　　　　　　D. 小口畸形患者

    E. 咽后移者

47. LMA 置入后漏气的处理, **不正确**的是

    A. 退出后再次置入　　　　　　　　　　　　B. 只需要给罩囊继续充气

    C. 调节患者头位　　　　　　　　　　　　　D. 选择大一号的喉罩

    E. 必要时气管内插管

48. LMA 适用于

    A. 饱胃患者　　　　　　　　　　　　　　　B. 咽喉部感染患者

    C. 张口度小于 2.5cm 者　　　　　　　　　　D. 颈部有放疗史者

    E. 作为心肺复苏时的急救气道工具

49. 明确气管导管位置的正确方法**不包括**

    A. 肺部听诊　　　　　　　B. 视诊胸廓起伏程度　　　　　　C. 观测 $P_{ET}CO_2$ 波形

    D. 纤维支气管镜检查　　　E. 凭操作手感与经验判断

50. 手法解除舌后坠, 下列方法中最有效的是

    A. 抬颈法　　　　　　　　B. 单手抬下颏法　　　　　　　　C. 张口法

    D. 偏头法　　　　　　　　E. 吸痰法

51. 下列关于改良的 Mallampati 分级的描述, **错误**的是

    A. 是一种常用的气道评估筛查方法

    B. 可以用于评估舌与口咽腔之间的关系

    C. 患者需要最大限度地张口伸舌, 并发出"啊"音

    D. Ⅱ级可见部分悬雍垂、软腭和硬腭

    E. Ⅲ级可见软腭和硬腭

52. 解除喉痉挛的方法应首选

    A. 解除诱发因素　　　　　　B. 吸氧　　　　　　　　　　C. 加深麻醉

    D. 静脉注射琥珀胆碱　　　　E. 静脉注射硫喷妥钠

53. 关于解除支气管痉挛的方法, **错误**的是

    A. 去除诱因　　　　　　　　B. 加深麻醉　　　　　　　　C. 使用肌松药

    D. 吸入支气管扩张药　　　　E. 肾上腺素

54. 麻醉中出现支气管痉挛, 首先应考虑

    A. 静脉注射阿托品　　　　　　　　　　　　B. 去除原因

    C. 雾化吸入异丙肾上腺素　　　　　　　　　D. 静脉注射 β 受体拮抗药

    E. 肌内注射沙丁胺醇

55. 关于困难气道处理注意事项, **不正确**的是

    A. 对困难气道处理工具的使用培训, 需予以高度重视

    B. 已预料的困难气道处理要制订完备的计划

    C. 完善的人员准备对于困难气道的处理至关重要

    D. 当插管失败后, 同一个人采用同一种方法可反复操作

    E. 气道操作时注意动作轻柔, 尽量减少损伤

56. **不属于**气管内插管前常规准备的物品的是
    A. 纤维支气管镜   B. 管芯   C. 负压吸引器
    D. 气管导管   E. 牙垫

57. 下列**不属于**困难面罩通气预测指标的是
    A. 年龄大于 55 岁   B. 阻塞性睡眠呼吸暂停低通气综合征
    C. 浓密的胡须   D. 满口活动性义齿
    E. 多颗牙齿松动

58. 插双腔管时,**不正确**的是
    A. 明视下插管
    B. 可辅以气管以及隆嵴表面麻醉
    C. 到位时应充起气囊,两肺上下分别通气听诊
    D. 翻身改变体位后应再次两肺分别通气听诊
    E. 快诱导时肌松药剂量应酌减

59. 以下属于气管内插管的相对禁忌证的是
    A. 俯卧位手术   B. 心肺复苏患者
    C. 全麻神经外科手术   D. 颈部肿物患者
    E. 患者喉水肿伴凝血功能障碍

60. 相比于置入喉罩,气管内插管相对少见的并发症是
    A. 咽后壁黏膜损伤   B. 气管导管打折
    C. 导管尖端深入右侧支气管   D. 反流误吸
    E. 导管脱出

61. 气管内插管后导管梗阻的原因,**不包括**
    A. 气管导管扭曲打折
    B. 导管气囊充气过多
    C. 体位改变使导管前端斜开口处贴向气管壁
    D. 痰液或血液阻塞
    E. 导管插入过深

62. 下列属于上唇咬合试验Ⅱ级的是
    A. 仰卧"嗅花位",单手扣面罩即可获得良好通气
    B. 下切牙去咬上唇,能超过上唇
    C. 需要双人加压辅助通气,能够维持 $SpO_2 \geq 90\%$
    D. 置入口咽和/或鼻咽通气道,单手扣面罩可获得良好通气
    E. 下切牙去咬上唇,低于上唇线

63. 下列属于非紧急困难气道处理的有创方法的是
    A. 面罩通气   B. 喉罩通气
    C. 食管-气管联合导管   D. 逆行气管内插管
    E. 喉管

64. 下列**不属于**困难气道经气管导管类处理工具的是
    A. 管芯类   B. 光棒   C. 可视管芯
    D. 纤维支气管镜   E. 可视喉镜

65. 下列体征提示困难气道可能的是
    A. Mallampati 分级 I 级
    B. 张口度大于 4cm
    C. 甲颏间距大于 6.5cm
    D. 头颈活动度不足 80°
    E. 下颌骨水平长度大于 9cm

【A2 型题】

66. 患儿,女性,9 岁。餐后下颏部被运动中的秋千击中,疼痛难忍,下颌活动障碍。查体:血压 85/50mmHg,脉搏 120 次/分,呼吸 22 次/分,神志清楚,左下颌骨开放性骨折。X 线片示:左下颌开放性骨折,拟急诊手术切开复位。最好的麻醉方法是
    A. 局麻
    B. 神经安定镇痛术
    C. 氯胺酮麻醉
    D. 气管内插管全麻
    E. 针刺麻醉

67. 患者,女性,69 岁,53kg,拟行眼眶肿瘤切除术,准备术中行喉罩通气。喉罩插入后,通气阻力很大,相应的处理应为
    A. 增加潮气量,克服气道阻力
    B. 更换小一号喉罩
    C. 更换大一号喉罩
    D. 拔出喉罩重新插入
    E. 旋转喉罩管,调整喉罩位置

68. 患者,56 岁,身高 170cm,体重 95kg,饱胃,拟行急腹症手术。下列诱导插管法不当的是
    A. 清醒表面麻醉下可视喉镜经口明视下插管
    B. 清醒表面麻醉下纤维支气管镜引导经鼻插管
    C. 快速顺序诱导气管内插管
    D. 置入喉罩
    E. 清醒表面麻醉下纤维支气管镜引导经口插管

69. 患者,男性,18 岁,因颞下颌关节僵直入院,既往无特殊疾病史,拟在全身麻醉下行颞下颌关节成形术,应选择
    A. 快速顺序诱导气管内插管
    B. 清醒表面麻醉下经鼻明视气管内插管
    C. 气管切开术
    D. 经口清醒气管内插管
    E. 以上均可

70. 患者,男性,58 岁,身高 160cm,体重 120kg,因胆囊结石在全身麻醉下行胆囊切除术,术后清醒拔管后约 5 分钟患者出现打鼾,氧饱和度降至 88%,考虑患者出现舌后坠,最简单有效的方法
    A. 单手抬下颏法或双手托下颌法
    B. 放置喉罩
    C. 口咽通气道
    D. 侧卧位
    E. 鼻咽通气道

71. 患儿,女性,2 岁,因扁桃体肿大在全身麻醉下行扁桃体切除术,术后在麻醉后监护治疗病房清醒后拔管,拔管后患儿出现吸气相和呼气相的喉鸣音,氧饱和度无明显下降,维持在 93%,考虑患儿发生喉痉挛,应该给予
    A. 解除刺激
    B. 面罩加压给氧,必要时以短效麻醉药加深麻醉,并辅助通气
    C. 加深麻醉,甚至可加用肌松药以解除痉挛
    D. 紧急气管内插管
    E. 环甲膜穿刺术

72. 患者,男性,65 岁,喉癌患者,现为三度喉梗阻,拟在全身麻醉下行急诊肠梗阻手术,选择的气道管理方法为

A. 喉罩通气术 　　　　　　B. 经口气管内插管 　　　　　C. 支气管内插管术

D. 气管切开术 　　　　　　E. 环甲膜穿刺术

73. 患者,女性,45 岁,肺脓肿患者,拟在全身麻醉下行肺脓肿切开引流术,术中最好选择的气道管理方法是

A. 喉罩通气术 　　　　　　B. 经口气管内插管 　　　　　C. 支气管内插管术

D. 气管切开术 　　　　　　E. 食管-气管联合导管

【B 型题】

(74~78 题共用备选答案)

A. 梨状隐窝 　　　　　　　B. 咽鼓管圆枕 　　　　　　C. 腭扁桃体

D. 会厌 　　　　　　　　　E. 软腭

74. 属于鼻咽结构的是

75. 属于口咽结构的是

76. 属于喉咽结构的是

77. 属于喉的结构的是

78. 不属于咽、喉的解剖结构的是

(79~83 题共用备选答案)

A. 颈胸部 CT 　　　　　　B. 经鼻内镜 　　　　　　　C. 超声

D. Wilson 评分 　　　　　E. 纤维支气管镜

79. 对于声嘶的患者,术前需要完善的检查是

80. 快速识别饱胃患者的方式是

81. 显示气道断面解剖的重要工具是

82. 适合适度镇静清醒气管内插管的工具是

83. 属于气道评估量表的是

(84~87 题共用备选答案)

A. 28~32cm 　　　　　　　B. 13~15cm 　　　　　　　C. 10~12cm

D. 3.5~5.5cm 　　　　　　E. >6.5cm

84. 成人门齿距隆嵴一般为

85. 成人门齿距声门一般为

86. 成人正常张口度为

87. 成人正常甲颏间距为

(88~91 题共用备选答案)

A. 口咽通气道 　　　　　　B. 鼻咽通气道 　　　　　　C. 面罩通气

D. 喉罩 　　　　　　　　　E. 气管内插管

88. 鼻腔出血、颅底骨折患者禁用

89. 置入刺激小,但难以避免反流误吸的是

90. 预充氧的最常见方式是

91. 反流误吸风险低,多种不同体位的全麻患者均适用的是

(92~95 题共用备选答案)

A. 软腭,腭咽弓,悬雍垂,硬腭 　　B. 软腭,悬雍垂,硬腭 　　　C. 软腭,硬腭

D. 硬腭 　　　　　　　　　E. 咽喉

92. Mallampati Ⅰ级可见

93. Mallampati Ⅱ级可见

94. Mallampati Ⅲ级可见

95. Mallampati Ⅳ级可见

三、简答题

1. 简述改良的 Mallampati 分级。

2. 简述呼吸道评估的一般方法。

3. 简述确认气管导管在气管内的方法。

4. 简述气管内插管的适应证。

5. 简述喉罩通气的禁忌证。

6. 简述气管内插管的并发症。

7. 简述通气不足的表现。

参考答案

一、名词解释

困难气道指经历过正规培训的麻醉科医师遇到以下一项或多项的困难或失败情况,这些情况包括面罩通气、喉镜显露、声门上气道通气、气管内插管、气管拔管和建立有创气道。这些情况可以是已预料或未预料的。

二、选择题

【A1 型题】

1. E	2. E	3. C	4. E	5. D	6. D	7. E	8. E	9. E	10. D
11. B	12. D	13. E	14. E	15. E	16. D	17. A	18. E	19. C	20. A
21. D	22. A	23. A	24. C	25. B	26. E	27. A	28. D	29. E	30. E
31. E	32. C	33. B	34. A	35. C	36. C	37. E	38. C	39. D	40. E
41. E	42. D	43. E	44. E	45. A	46. A	47. E	48. E	49. E	50. E
51. C	52. A	53. C	54. B	55. D	56. A	57. E	58. E	59. E	60. D
61. E	62. E	63. D	64. E	65. D					

【A2 型题】

66. D	67. E	68. D	69. B	70. A	71. B	72. D	73. C

【B 型题】

74. B	75. C	76. A	77. D	78. E	79. B	80. C	81. A	82. E	83. D
84. A	85. B	86. D	87. E	88. B	89. D	90. C	91. E	92. A	93. B
94. C	95. D								

三、简答题

1. 简述改良的 Mallampati 分级。

答:改良的 Mallampati 分级是气道评估最常使用的筛查方法之一,通常用于评估舌的大小、口咽腔大小及它们之间的关系。让患者保持端坐位,最大限度地张口伸舌,于不发"啊"音时进行评估。根据观察到的结构将暴露程度分为四级:Ⅰ级可见咽峡弓、悬雍垂、软腭和硬腭;Ⅱ级可见部分悬雍垂、软腭和硬腭;Ⅲ级可见软腭和硬腭;Ⅳ级仅见硬腭。级数越高提示喉镜暴露和气管内插管的难度越大。

2. 简述呼吸道评估的一般方法。

答：麻醉科医师在术前访视时应复习病史，并对可以配合的患者进行完善的体格检查。评估呼吸道的一般方法包括：

（1）头面部评估：包括张口度、改良的 Mallampati 分级、上唇咬合试验。其他的头面部评估包括是否存在门齿凸出、无牙、活动性义齿、牙齿松动、舌体肥大、下颌后缩、下颌前伸、多胡须等。

（2）颈部评估包括甲颏间距、胸颏间距和颈椎活动度。其他测量指标包括颈围、舌颏间距、甲颏高度等，还应对颈部进行视诊，评估是否存在巨大甲状腺、呼吸困难相关的三凹征以及既往气管切开史等。

（3）胸部评估：麻醉科医师在术前床旁评估患者时，需要对患者进行肺部的听诊，判断是否存在异常呼吸音，如哮鸣音、痰鸣音、鼾音及啰音等。

3. 简述确认气管导管在气管内的方法。

答：理想的导管位置是其前端位于气管的中段，隆嵴上 3~7cm。确认气管导管位置的常用方法包括：①将气管导管与 CO_2 探测器或呼气末 CO_2 监测仪相连，行数次人工通气，出现正常的 $P_{ET}CO_2$ 波形是气管导管位于气管内的最可靠指标。②听诊双肺的呼吸音并观察正压通气时胸廓起伏幅度是否一致。③喉镜直视下看到气管导管经声带间置入气管内或使用纤维支气管镜经导管检查可见隆嵴和气管环。④透明导管在吸气时管壁清亮，呼气时管壁见白雾。

4. 简述气管内插管的适应证。

答：气管内插管的适应证包括：①全身麻醉时，因手术方式或体位难以保证患者呼吸道通畅者（如颅内手术、开胸手术、俯卧位手术等）；②因疾病难以保持呼吸道通畅者（如肿瘤压迫气管），饱胃或反流误吸高风险者，需要使用对呼吸有明显抑制作用的全麻药或应用肌松药者；③出于各种原因需要进行机械通气者、心肺复苏、新生儿严重窒息等。

5. 简述喉罩通气的禁忌证。

答：喉罩通气的禁忌证包括：①饱胃、腹内压过高、有反流误吸高风险的患者；②张口度过小（<2.5~3.0cm）的患者；③存在咽喉部感染、水肿、活动性出血、肿瘤和组织损伤等病变或下咽部、颈部放疗史的患者；④通气压力需大于 $25cmH_2O$ 的气道狭窄和慢性阻塞性肺疾病患者等。

6. 简述气管内插管的并发症。

答：气管内插管的并发症包括：①气管内插管操作所引起的创伤；②气管导管扭曲打折、导管气囊充气过多而阻塞导管开口、痰液或血液阻塞或体位变动使导管前端斜开口处贴向气管壁，均可引起气道梗阻；③气管导管插入过深，误入一侧支气管；④气道痉挛，多见于麻醉过浅的状态。

7. 简述通气不足的表现。

答：通气不足的表现包括：呼气末二氧化碳波形的缺失或低平，无胸部起伏或胸部起伏不佳，未闻及呼吸音或较弱的呼吸音，氧饱和度下降，发绀，胃部胀气，呼出气流量不足或缺失，以及与低氧血症或高碳酸血症相关的血流动力学改变（如高血压和/或心律失常）。其他可能的临床症状包括精神状态改变或嗜睡。

（刘克玄）

第四章 | 呼吸功能的监测和临床应用

学习目标

1. **掌握** 呼吸运动的一般监测;氧交换功能监测;呼气末二氧化碳分压监测。
2. **熟悉** 气道压力监测;氧供与氧耗。
3. **了解** 压力-容量环;流速-容量环。

重点和难点内容

一、呼吸功能的一般监测

(一)呼吸运动的监测
呼吸运动的监测包括呼吸频率、幅度、模式等,监测方法简单实用且易行。

(二)胸部听诊与叩诊
听诊与叩诊是了解肺部病变的基本方法。

(三)常用简易呼吸功能检测方法
1. 屏气试验 见第三章。
2. 吹火柴试验 点燃火柴置于距离患者口部 15cm 处,让患者吹灭。能吹灭说明肺功能良好;如果不能吹灭,可以估计 FEV_1/FVC 小于 60%,FEV_1 小于 1.6L,MVV 小于 50L/min。
3. 登楼试验 患者按自己的步幅及步频登楼,但不能停顿。通常定义 20 个阶梯为一层,每个阶梯高约 15cm。能登 3 层楼或更多楼层,术后并发症发生率及死亡率显著降低;登楼不足 2 层被认为是一个高危因素。

二、通气功能的监测

(一)常用通气量监测
包括潮气量、每分通气量和肺泡通气量、最大自主通气量(简称最大通气量)、用力肺活量和用力呼气量等,通过肺功能检测或麻醉机/呼吸机可得出有关参数。

(二)二氧化碳的监测
包括动脉血二氧化碳分压($PaCO_2$)、经皮二氧化碳分压($P_{tc}CO_2$)和呼气末二氧化碳分压($P_{ET}CO_2$)及其波形图。$P_{ET}CO_2$ 及其波形图的监测对于麻醉期间患者和危重患者的通气功能、机械通气时气道环路与心肺复苏效果的评估等具有重要意义。

(三)呼吸力学的监测
包括气道压力、气道阻力、肺顺应性、压力-容量环、流速-容量环以及呼吸功的监测。这些参数对于监测并管理机械通气患者以及指导通气参数的调节具有重要意义。

31

三、氧合功能的监测

(一) 氧交换功能

1. 吸入气氧浓度(FiO₂)　根据测得的 FiO_2 和呼出气氧浓度(FeO_2)的差值可计算氧耗量。

2. 动脉血氧分压(PaO_2)　指物理溶解在动脉血浆内的氧所产生的张力。健康人在海平面呼吸空气时,PaO_2 的正常值为 80~100mmHg。60~79mmHg 为轻度低氧血症;40~59mmHg 为中度低氧血症;低于 40mmHg 为重度低氧血症。当 PaO_2 为 60mmHg 时,血氧饱和度为 90%;如 PaO_2 低于 60mmHg,血氧饱和度则显著降低。

3. 氧合指数(PaO_2/FiO_2)　为 PaO_2 与吸入氧浓度的比值,即 PaO_2(mmHg)/FiO_2(%),正常者为 400~500mmHg。$PaO_2/FiO_2 \leq 300$mmHg 提示发生急性呼吸窘迫综合征(ARDS)。轻度 ARDS:$200 < PaO_2/FiO_2 \leq 300$mmHg;中度 ARDS:$100 < PaO_2/FiO_2 \leq 200$mmHg;重度 ARDS:$PaO_2/FiO_2 \leq 100$mmHg。

4. 动脉血氧含量(CaO_2)　为 100ml 血液中实际携带的氧量,包括血液中物理溶解的氧量和与血红蛋白结合的氧量。每 100ml 血液的正常氧含量为 19ml。CaO_2 是决定氧供的主要因素之一。

5. 氧摄取率(oxygen extraction ration,O_2ER)　指在毛细血管处组织细胞从动脉血中摄取氧的百分比,可用公式 O_2ER=氧耗(VO_2)/氧供(DO_2)×100% 计算。正常值为 22%~32%。

6. 脉搏血氧饱和度(pulse oxygen saturation,SpO_2)　SpO_2 是用脉搏血氧饱和度仪经皮测得的动脉血氧饱和度值。正常 SpO_2>94%;若 SpO_2<90% 提示低氧血症。最新全球 ARDS 诊断及分级标准将脉搏血氧饱和度也纳入了指标体系(参见理论教材第二十三章)。

7. 混合静脉血氧饱和度(mixed venous saturation of oxygen,SvO_2)　指肺动脉血氧饱和度,是反映由心排血量、动脉血氧饱和度、血红蛋白量决定的氧供与氧耗之间平衡关系的指标,氧供减少或氧耗增加都将会导致 SvO_2 下降。

8. 肺泡气-动脉血氧分压差[$P(A-a)O_2$]　指肺泡气和动脉血之间的氧分压差值,是衡量肺弥散功能及肺内分流量的重要参数。健康人吸空气时,$P(A-a)O_2$ 的正常值为 5~10mmHg,而吸纯氧时为 40~50mmHg。

9. P_{50}　当动脉血氧饱和度(SaO_2)为 50% 时的 PaO_2 称为 P_{50},是反映血红蛋白(Hb)与 O_2 亲和力的指标,正常值为 26.5mmHg。

(二) 肺内分流率(Q_S/Q_T)

Q_S/Q_T 指每分钟未经氧合即直接进入左心的血流量占心排血量的比例。Q_S/Q_T 大于 10% 时说明有病理性分流。若 Q_S/Q_T 大于 30%,即使吸入高浓度氧也难以改善低氧血症,需要进行呼吸支持治疗。

(三) 氧供与氧耗

1. 氧供(oxygen delivery,DO_2)　氧供是机体通过循环系统在单位时间内向组织提供的氧量,也就是动脉血在单位时间内运送氧的速率。其数值为心指数与 CaO_2 的乘积,即 DO_2=CI×CaO_2。

$$CaO_2=1.38 \times Hb \times SaO_2 + 0.003\ 1 \times PaO_2$$

2. 氧耗(oxygen consumption,oxygen uptake,VO_2)　氧耗是指单位时间全身组织消耗氧的总量,取决于机体的功能代谢状态。正常值为 110~180ml/(min·m²)。生理状态下,DO_2 与 VO_2 相互匹配,维持组织氧供需平衡。

四、呼吸功能监测和评估

(一) 常用监测指标和方法

1. 麻醉期间可通过现代麻醉机获得相关参数如潮气量、吸呼比、气道压力等,并据此调节通气参数。也可通过呼吸感应体积描记法（respiratory inductive plethysmography，RIP）监测呼吸参数。

通过气体检测仪可监测 O_2、$P_{ET}CO_2$ 和吸入麻醉药浓度，并进行相应处理。

2. 脉搏血氧饱和度（SpO_2）　SpO_2 监测能及时发现低氧血症。

3. 动脉血气分析　主要用于评估氧合、通气和酸碱平衡状态。

（二）肺功能评估

1. 通气功能评估　常用指标包括用力肺活量（FVC）、第 1 秒用力呼气量（FEV_1）、FEV_1/FVC、最大呼气中段流量（MMEF）、最大自主通气量（MVV）等，这些参数以占预计值的百分比表示，可用于预测术后肺部并发症风险等。

2. 肺实质功能评估　气体弥散功能的常见指标有一氧化碳弥散量（DL_{CO}）和动脉血气分析。

3. 心肺联合功能评估　主要指心肺运动试验。

习题

一、名词解释

1. 潮气量（V_T）

2. 肺泡通气量（V_A）

3. 氧合指数（PaO_2/FiO_2）

4. 脉搏血氧饱和度（SpO_2）

5. 混合静脉血氧饱和度（SvO_2）

6. P_{50}

7. 氧供（oxygen delivery，DO_2）

8. 氧耗（oxygen consumption，oxygen uptake，VO_2）

9. 气道峰压（peak airway pressure，P_{peak}）

10. 压力-容量环（P-V 环）

二、选择题

【A1 型题】

1. 上呼吸道梗阻时出现的呼吸特征是

 A. 呼气时腹肌紧张   B. 呼气期延长   C. 呈现三凹征

 D. 呼吸频率减慢   E. 呼吸幅度变浅

2. 呼气末二氧化碳分压增高的原因**不包括**

 A. 二氧化碳吸收剂失效   B. 通气量不足   C. 机体代谢增加

 D. 缺氧   E. 静脉注射碳酸氢钠

3. 判断低氧血症的指标是

 A. pH   B. 吸入气氧浓度   C. 呼出气氧浓度

 D. PaO_2 E. 中心静脉血氧饱和度

4. 混合静脉血氧饱和度是指

 A. 肺动脉血氧饱和度   B. 肺静脉血氧饱和度   C. 中心静脉血氧饱和度

 D. 颈内静脉血氧饱和度   E. 股静脉血氧饱和度

【A2 型题】

5. 一例肠穿孔导致腹腔内严重感染的患者接受开腹探查术，行肠切除、肠吻合、腹腔冲洗引流术。术后第 2 天因呼吸困难和低氧血症被送入重症监护治疗病房行气管内插管和机械通气治疗。动脉血气分析示 PaO_2 78mmHg，$PaCO_2$ 60mmHg，吸入气氧浓度为 60%，呼气末正压为 $6cmH_2O$。此时患者的氧合指数为

  A. 130   B. 100   C. 13   D. 10   E. 200

 6. 一例拟行腹腔镜下胆囊切除术的患者接受全身麻醉，容量控制通气模式下机械通气设置为潮气量 500ml、呼吸频率 12 次/分，呼气末正压为 $3cmH_2O$。测得气道峰压为 $15cmH_2O$。此患者的每分通气量为

  A. 6L/min   B. 25L/min   C. 7.5L/min

  D. 1.5L/min   E. 4.5L/min

【B 型题】

（7~8 题共用备选答案）

  A. 体温升高   B. 交感神经兴奋   C. 吸入 30% 的氧气

  D. 大面积烧伤   E. 使用镇静催眠药

 7. 使氧耗降低的因素是

 8. 不改变氧耗的因素是

（9~10 题共用备选答案）

  A. $P_{ET}CO_2$ 逐渐升高   B. $P_{ET}CO_2$ 突然降低，迅速呈指数下降

  C. 二氧化碳波形图基线抬高   D. $P_{ET}CO_2$ 突然降为零

  E. $P_{ET}CO_2$ 突然升高

 9. 心搏骤停时出现

 10. 气管导管脱出时出现

三、简答题

1. 简述术中 $PaCO_2$ 增高的常见原因。

2. 简述氧合指数的概念及在 ARDS 分级中的应用。

3. 简述影响 SpO_2 准确性的因素。

4. 简述氧供的主要决定因素。

参考答案

一、名词解释

1. 潮气量（V_T）指平静呼吸时，每次吸入或呼出的气体量。正常自主呼吸时潮气量为 5~7ml/kg。机械通气时 V_T 根据患者具体情况而定。

2. 肺泡通气量（V_A）指每分钟吸入肺泡的新鲜气量，V_A=（潮气量－无效腔量）× 呼吸频率。

3. 氧合指数（PaO_2/FiO_2）为 PaO_2 与吸入氧浓度的比值，即 PaO_2(mmHg)/FiO_2(%)，正常值为 400~500mmHg。

4. 脉搏血氧饱和度（SpO_2）指脉搏血氧饱和度仪经皮测得的动脉血氧饱和度值，为临床常用的评价氧合功能的指标。

5. 混合静脉血氧饱和度（SvO_2）指肺动脉血氧饱和度，是反映由心排血量、动脉血氧饱和度、血红蛋白量决定的氧供与氧耗之间平衡关系的指标，氧供减少或氧耗增加都将会导致 SvO_2 下降。

6. P_{50} 指动脉血氧饱和度（SaO_2）为 50% 时的 PaO_2 值，是反映血红蛋白（Hb）与 O_2 亲和力的指

标,正常值为 26.5mmHg。

7. 氧供(oxygen delivery,DO_2)是机体通过循环系统在单位时间内向组织提供的氧量,也就是动脉血单位时间内运送氧的速率。其数值为心指数与 CaO_2 的乘积,即 $DO_2=CI×CaO_2$。

8. 氧耗(oxygen consumption,oxygen uptake,VO_2)是指单位时间内全身组织消耗氧的总量,取决于机体的功能代谢状态。正常值为 110~180ml/$(min·m^2)$。

9. 气道峰压(peak airway pressure,P_{peak})指呼吸周期中气道内达到的最高压力。在胸肺顺应性正常的患者应低于 $20cmH_2O$。

10. 压力-容量环(P-V 环)是指受试者在平静呼吸或接受机械通气时,用肺功能测定仪描绘的一次呼吸周期潮气量与相应气道压力(或气管隆嵴压力、胸腔内压、食管内压)相互关系的曲线环。

二、选择题

【A1 型题】

1. C　　2. D　　3. D　　4. A

【A2 型题】

5. A　　6. A

【B 型题】

7. E　　8. C　　9. B　　10. D

三、简答题

1. 简述术中 $PaCO_2$ 增高的常见原因。

答:术中 $PaCO_2$>45mmHg 常见于:①CO_2 生成增加,如高热、寒战、输入碳酸氢钠溶液等。②中枢性或外周性呼吸抑制导致肺泡通气不足,如术后全身麻醉药残余作用、椎管内麻醉平面过高时。③手术需要行 CO_2 气腹,导致腹内压增加和膈肌上移,使呼吸受限。CO_2 吸收入血也可使 $PaCO_2$ 增高。④机械通气时也可由于通气量设置过低、无效腔量过大或钠石灰失效、呼出活瓣失灵导致重复吸入而使 $PaCO_2$ 增高。

2. 简述氧合指数的概念及在 ARDS 分级中的应用。

答:氧合指数为 PaO_2 与吸入氧浓度的比值,即 PaO_2(mmHg)/FiO_2(%),正常者为 400~500mmHg。根据氧合指数将 ARDS 严重程度分为三级:轻度:200<PaO_2/FiO_2≤300mmHg;中度:100<PaO_2/FiO_2≤200mmHg;重度:PaO_2/FiO_2≤100mmHg。

3. 简述影响 SpO_2 准确性的因素。

答:SpO_2 是用脉搏血氧饱和度仪经皮测得的动脉血氧饱和度值,为临床常用的评价氧合功能的指标。影响 SpO_2 准确性的因素有:①低温(<35℃)、低血压(平均动脉压<50mmHg)或应用血管收缩药使脉搏减弱;②血液中存在与氧合血红蛋白或还原型血红蛋白可吸收光一致的物质,如亚甲蓝、高铁血红蛋白(MetHb)、碳氧血红蛋白(COHb);③不同测定部位、外部光源干扰等也影响其结果。

4. 简述氧供的主要决定因素。

答:氧供是机体通过循环系统在单位时间内向组织提供的氧量,也就是动脉血单位时间内运送氧的速率,其数值为心指数与 CaO_2 的乘积,即

$$DO_2=CI×CaO_2=CI×(1.38×Hb×SaO_2+0.003\ 1×PaO_2)$$

从公式中可以看出,决定向组织供氧量的因素有循环因素、呼吸因素和血液因素。DO_2 正常值为 520~720ml/$(min·m^2)$。在临床中,麻醉药抑制心脏功能使心排血量降低、失血导致 Hb 浓度降低或氧合不足使 SaO_2 降低均可使 DO_2 下降。

(崔晓光)

第五章 | 血流动力学监测

学习目标

1. **掌握** 一般监测指标、有创动脉血压、中心静脉压的监测方法及临床应用。
2. **熟悉** 心排血量、肺动脉压和肺动脉楔压的测定方法及临床应用。
3. **了解** 外周血管阻力和肺血管阻力的测定方法及临床应用；重要器官血流灌注的监测手段。

重点和难点内容

血流动力学监测是评估患者心血管功能和判断循环状态的重要工具，主要分为无创性血流动力学监测和有创性血流动力学监测两大类。前者安全方便，患者易于接受；后者能获得较全面的血流动力学参数，适用于危重患者的诊治。临床工作中应根据患者的病情及诊治需要考虑具体采用哪种监测方法。

一、血流动力学监测指标和临床应用

（一）一般监测指标

一般监测指标包括：无创动脉压、心率和脉搏。无创动脉压是一种间接测量动脉血压的方法，具有无创、重复性好、操作简单、易于掌握、适用范围广泛、可按需定时测压、自动报警等优点，但通常存在不能迅速、实时、连续地显示动脉压力改变等缺点。心率是指心脏每分钟搏动的次数，反映心脏对代谢改变、应激反应、容量改变以及心功能改变的代偿能力。脉搏即脉率，指动脉搏动的频率，一般以每分钟脉搏的次数来计量。

（二）有创动脉血压监测

动脉血压是反映心肌收缩力和组织灌注情况的重要指标。在无主动脉瓣狭窄的患者中，收缩压反映左心室最大压力，可用于监测左心室后负荷；舒张压反映动脉内血流速度和血管弹性，并决定冠状动脉的灌注压。

有创动脉血压主要取决于心排血量和外周血管阻力，并且与血容量、血管弹性和血液黏度等因素有关，是反映心脏负荷、心肌氧耗及组织灌注的重要指标。有创动脉血压监测具有实时、准确、连续等优点，对危重患者和大手术患者的血流动力学监测具有重要意义。

对于行正压通气的患者，动脉血压监测可用于评估容量负荷。随着呼吸的周期性变化，动脉血压可衍生出收缩压变异度（SPV）、脉压变异度（PPV）及每搏量变异度（SVV）等动态指标，其在评估容量状态方面有较高的敏感性和特异性。

（三）中心静脉压

中心静脉压（CVP）是指位于胸腔内的上、下腔静脉近右心房入口处的压力，主要用于反映右

心室前负荷。CVP 用于评估机体血容量及指导液体治疗时,必须结合其他指标如血压、尿量等,同时动态观察该项指标的变化趋势,综合判断机体循环状况。

(四) 肺动脉压和肺动脉楔压

肺动脉压(PAP)是指肺动脉内血流对肺动脉壁的侧压力,是反映右心室后负荷的重要指标,包括肺动脉收缩压、肺动脉舒张压和平均肺动脉压。肺动脉楔压(PAWP)又称肺毛细血管楔压(PCWP),是指将肺小动脉楔嵌阻断血流后,在其远端测得的压力,反映肺静脉系统及左心房的压力,也可间接反映左心室前负荷。静息时平均肺动脉压超过 25mmHg 或动态下超过 30mmHg 即可诊断为肺动脉高压。PAP 降低常见于低血容量;升高多见于左心衰竭、输液过多、慢性阻塞性肺疾病、原发性肺动脉高压、心肺复苏后、心内分流等;此外,缺氧、高碳酸血症、ARDS、肺栓塞等所引起的肺血管阻力增加也可以引起 PAP 升高。肺动脉压监测无绝对禁忌证,对于三尖瓣或肺动脉瓣狭窄、右心房或右心室内肿瘤、法洛四联症等病例一般不宜使用。严重心律失常、凝血功能障碍、近期放置起搏导管者常作为相对禁忌证。

(五) 心排血量

心排血量(CO)是指单位时间内心脏的射血量,是反映心泵功能的重要指标,受心率、心肌收缩力、前负荷和后负荷等因素影响。CO 监测的临床意义包括:①监测心脏泵功能:监测 CO 不仅可对心脏泵功能的变化进行全面、动态的分析和判断,而且可根据心功能曲线指导输液和血管活性药的应用。②计算血流动力学参数:结合其他指标,利用 CO 可计算 CI(心指数)、SV(每搏量)、SVI(每搏量指数)、SVV(每搏量变异度)、PPV(脉压变异度)、SVR(外周血管阻力)、PVR(肺血管阻力)、GEDV(全心舒张末期容积)、PiCCO(脉搏指示连续心排血量)等一系列重要的血流动力学参数。③判断组织氧供需平衡:通过监测血红蛋白浓度、心排血量、动脉血氧饱和度以及混合静脉血氧饱和度(SvO_2),可以分别计算氧供(DO_2)和氧耗(VO_2),了解组织灌注、氧合和代谢状态,指导临床治疗和评价疗效。

(六) 外周血管阻力和肺血管阻力

外周血管阻力(SVR)指外周小动脉和微动脉对血流的阻力,是左心室后负荷指标。SVR 降低提示外周血管阻力下降,常发生在药物影响、脓毒症等情况下;心力衰竭、心源性休克时,交感神经系统和肾素-血管紧张素系统张力增加,此时 SVR 显著升高,提示外周血管阻力高,可能会影响心脏射血功能和器官组织的血液灌注。

肺血管阻力(PVR)反映肺循环状态,是右心室后负荷指标。PVR 升高可能是可逆的,见于心力衰竭或低氧血症;也可能为不可逆的解剖改变,如原发性肺动脉高压或重度左向右分流的先天性心脏病。

二、重要器官灌注的监测

(一) 脑血流灌注的监测

脑血流灌注监测方法包括:有创脑血流灌注监测和无创脑血流灌注监测。

1. 颈静脉球血氧饱和度(jugular bulb venous oxygen saturation,SjvO₂)监测　这是最早的脑氧监测方法。$SjvO_2$ 可代表颅静脉血氧饱和度,间接反映全脑氧供和氧耗情况,术中动态监测 $SjvO_2$ 可以对患者脑血流和脑代谢进行综合评价。$SjvO_2$>75% 提示脑代谢率降低或脑组织过度灌注;$SjvO_2$<50% 提示脑去氧饱和状态,提示脑血流量和脑氧供率下降或脑代谢率增高。

2. 热弥散血流测定(thermal diffusion flowmetry,TDF)　是近年来引入临床的新型脑血流监测技术。优点是可以连续监测,对定位具有高度敏感性;缺点是容易受到环境光、温度和体位的影响,只能反映局部脑血流的变化。

3. 激光多普勒血流检测仪(laser Doppler flowmetry,LDF) 需要将 LDF 探头放置在颅内(通常选择脑白质区域),然后连接监测器。该法的优点是可以连续和简便监测;缺点是容易受到环境光、温度和体位的影响,且测定范围小,只能反映局部变化。

4. 无创脑血流灌注监测 包括:经颅多普勒(transcranial Doppler,TCD)以及影像学监测技术,如 CT、MRI 及正电子发射断层成像(PET)均广泛用于脑血管疾病手术的术中监测,脑梗死、脑缺血的诊断,以及脑灌注的评估。近红外光谱技术是目前临床上使用广泛的非侵入性的床旁脑血氧监测技术,具有简单、无创、实时、连续等优点,已广泛用于小儿、心脏及移植手术患者脑氧饱和度监测,但容易受到患者年龄、血红蛋白水平、监测电极放置、颅外组织、颅外循环等影响。

(二) 其他重要器官血流灌注的监测和指标

其他重要器官血流灌注的监测包括:肝脏血流灌注监测、肾脏血流灌注监测等。此外,血红蛋白、胃肠道黏膜 pH、血乳酸、微循环监测,如皮温、皮肤颜色、毛细血管再充盈时间等也是重要器官灌注监测的重要组成部分。

习题

一、名词解释

1. 中心静脉压(CVP)
2. 心排血量
3. 外周血管阻力(SVR)
4. 每搏量变异度(SVV)

二、选择题

【A1 型题】

1. 以下能迅速、实时、连续地监测外周血压的方式是
   A. 听诊测血压法
   B. 心电监护仪连续测血压
   C. 颈内静脉置管测压
   D. 有创直接动脉测压
   E. Swan-Ganz 导管测压

2. 平均动脉压(MAP)约为
   A. (收缩压+舒张压)/2
   B. 收缩压–1/3 脉压
   C. 舒张压+1/3 脉压
   D. 舒张压–1/3 脉压
   E. 收缩压–1/2 脉压

3. 脉压是指
   A. (收缩压+舒张压)/2
   B. (收缩压–舒张压)/2
   C. 收缩压–1/3 舒张压
   D. 舒张压+1/3 收缩压
   E. 收缩压–舒张压

4. 无主动脉瓣狭窄时,以下可反映左心室最大压力的是
   A. 动脉收缩压
   B. 动脉舒张压
   C. 平均动脉压
   D. 中心静脉压
   E. 肺动脉楔压

5. 以下压力最能反映右心前负荷状态的是
   A. 颈内静脉压
   B. 锁骨下静脉压
   C. 股静脉压
   D. 上腔静脉入右心房处静脉压
   E. 门静脉压

6. 以下压力中,决定冠状动脉灌注压的是

    A. 动脉收缩压   B. 动脉舒张压   C. 平均动脉压

    D. 肺动脉压   E. 左心房压

7. 肺动脉高压的诊断标准中,静息时平均肺动脉压大于

    A. 20mmHg   B. 25mmHg   C. 30mmHg

    D. 35mmHg   E. 40mmHg

8. 以下属于动脉血压衍生指标的是

    A. 肺血管阻力(PVR)   B. 外周血管阻力(SVR)

    C. 每搏量变异度(SVV)   D. 心指数(CI)

    E. 每搏量指数(SVI)

9. 以下关于肺动脉压监测禁忌证的描述,正确的是

    A. 肺动脉压监测无绝对禁忌证

    B. 适用于三尖瓣或肺动脉瓣狭窄患者

    C. 右心房或右心室内肿瘤患者可安全使用

    D. 可用于严重心律失常患者

    E. 严重肺功能不全患者禁忌使用

10. 关于脑血流灌注的监测,描述**不正确**的是

    A. 脑血流量每分钟约 750~1 000ml

    B. 脑组织的糖原贮备充足,可满足脑组织的氧需求量

    C. 脑耗氧量占全身氧供的 20%

    D. 脑的葡萄糖摄取量占全身用量的 25%

    E. 静息时脑血流量约占心排血量的 15%

【A2 型题】

11. 患者,女性,28 岁,因腹痛 6 小时入院,诊断为"异位妊娠破裂出血",拟行手术治疗,入室监测生命体征:无创血压 80/51mmHg,心率 130 次/分,SpO₂ 93%。为加强监测,保证患者安全,以下选项中,需首先考虑并立即进行的监测项目是

    A. 血乳酸   B. 有创动脉血压   C. 中心静脉压

    D. 经食管心脏超声   E. 肺动脉压

12. 患者,男性,75 岁,因肠梗阻 3 天入院,诊断为"肠梗阻、脓毒症休克",拟全麻下行剖腹探查术,入室监测生命体征:血压 100/51mmHg,心率 120 次/分,SpO₂ 93%。以下监测相对**不必要**的是

    A. 监测有创动脉血压   B. 监测外周血管阻力

    C. 监测中心静脉压   D. 监测肺动脉压

    E. 血气分析

13. 患者,男性,65 岁,诊断为"风湿性心脏病:二尖瓣重度狭窄;重度肺动脉高压",拟体外循环下行二尖瓣置换术。入室予吸氧,监测生命体征,该患者术中血流动力学监测内容包括:有创动脉血压、中心静脉压、心电图、心排血量、外周血管阻力、经食管超声心动图,还应包括的检测项目是

    A. 血乳酸水平   B. 脑氧

    C. 肺动脉压和肺动脉楔压   D. 冠状动脉灌注压

    E. 每搏变异指数

14. 患者,男性,62 岁,既往史无特殊,诊断为腰椎恶性肿瘤,拟全麻下行腰椎肿瘤切除术。入室后行桡动脉穿刺置管监测有创血压,行中心静脉穿刺置管监测中心静脉压。影响该患者中心静脉压准确性的因素**不包括**

    A. 导管置入深度   B. 中心静脉选择入路   C. 零点定位

    D. 胸腔内压   E. 测压系统的通畅度

【B 型题】

(15~17 题共用备选答案)

    A. 血容量不足

    B. 心功能差,心排血量减少

    C. 容量血管过度收缩,肺循环阻力增高

    D. 心功能减低,容量血管过度收缩,血容量不足或正常

    E. 心功能良好,血容量轻度不足

15. 当 CVP 降低且动脉压也降低时,其原因为

16. 当 CVP 升高但动脉压降低时,其原因为

17. 当 CVP 升高但动脉压正常时,其原因为

(18~20 题共用备选答案)

    A. 外周小动脉和微动脉对血流的阻力

    B. 肺动脉内血流对管壁的侧压力

    C. 反映肺循环状态,是右心室后负荷指标

    D. 心脏每次收缩的射血量

    E. 在一个呼吸周期中左心室每搏量的变异度

18. SVR 是指

19. PVR 是指

20. SVV 是指

三、简答题

1. 引起中心静脉压变化的原因及处理有哪些?

2. 简述动脉血压的衍生指标及其临床意义。

3. 简述行肺动脉压监测的适应证。

4. 简述监测肺动脉楔压的临床意义。

5. 简述脑血流灌注的监测方法。

参考答案

一、名词解释

1. 中心静脉压(CVP)是指位于胸腔内的上、下腔静脉近右心房入口处的压力,主要反映右心功能与静脉回心血量之间的平衡关系。监测 CVP 对于评估右心功能与其前负荷之间的关系具有十分重要的临床意义。

2. 心排血量是指单位时间内心脏的射血量,是反映心脏泵功能的重要指标,受心率、心肌收缩力、前负荷和后负荷等因素影响。

3. 外周血管阻力(SVR)是指心脏射血的血管阻力,左心室后负荷即为外周血管阻力。

4. 每搏量变异度(SVV)是指在一个呼吸周期中左心室每搏量的变异度,通常以 13% 作为 SVV 的阈值,SVV 增高提示容量不足,需要进行补液治疗。

二、选择题

【A1 型题】

1. D　　2. C　　3. E　　4. A　　5. D　　6. B　　7. B　　8. C　　9. A　　10. B

【A2 型题】

11. B　　12. D　　13. C　　14. B

【B 型题】

15. A　　16. B　　17. C　　18. A　　19. C　　20. E

三、简答题

1. 引起中心静脉压变化的原因及处理有哪些?

答:引起中心静脉压变化的原因及处理如下表所示。

中心静脉压	平均动脉压	原因	处理
低	低	血容量不足	补充血容量
低	正常	心功能良好,血容量轻度不足	适当补充血容量
高	低	心功能差,心排血量减少	强心、供氧、利尿、纠正酸中毒,适当控制补液或谨慎选用血管扩张药
高	正常	容量血管过度收缩、肺循环阻力增高	应用血管扩张药扩张容量血管及肺血管
正常	低	心功能减低、容量血管过度收缩、血容量不足或正常	强心、补液试验,容量不足时适当补液

2. 简述动脉血压的衍生指标及其临床意义。

答:(1)动脉血压的衍生指标包括:①收缩压变异度(SPV):SPV 作为一个动态血流动力学参数,可经有创动脉波形测得。全麻机械通气时,正常 SPV 为 7~10mmHg,低血容量时,SPV 增大。②脉压变异度(PPV):是通过机械正压通气的呼吸周期中动脉血压脉压的最大值、最小值之差,除以最大和最小脉压的平均值计算得出,通常不超过 15%。低血容量时,PPV 值增大。③每搏量变异度(stroke volume variation,SVV):是指在一个呼吸周期中左心室每搏量的变异度,SVV 增高提示容量不足,需要进行补液治疗。

(2) 动脉血压衍生指标的临床意义:SPV、PPV 及 SVV 均属于动态参数,在评估容量状态方面有较高的敏感性和特异性。如患者 SPV、PPV、SVV 超过正常范围,即使动脉血压正常,仍可能有容量不足。它们用来预测容量反应性,当血容量不足(左心室前负荷降低)时,左心室前负荷处于曲线上升段,由于机械通气导致的每搏量(SV)变化比血容量正常时更为显著,此时,扩容引起前负荷增加后可以显著提高 SV 和血压;当左心室前负荷处于曲线平坦段时,SV 的变化不明显,扩容不会引起 SV 增加,过度补液反而使容量负荷过重,引起组织水肿、心力衰竭等。所以,容量治疗应该使患者的前负荷处于曲线的拐点,SV 处于最大值,以保证组织灌注。

3. 简述行肺动脉压监测的适应证。

答:肺动脉压监测的适应证包括:①血流动力学不稳定,如严重心脏疾病、严重肺功能不全、肾功能不全者;合并其他可能导致血流动力学不稳定的因素,如高龄、内分泌系统紊乱、脓毒症、创伤、烧伤等;②ASA 分级为Ⅳ、Ⅴ级,合并血流动力学紊乱,可能导致器官功能不全者;③可导致大量体液丢失,引起血流动力学紊乱,并可能引起重要器官功能损害的高危手术。

4. 简述监测肺动脉楔压的临床意义。

答:监测肺动脉楔压的临床意义在于:由于左心房和肺静脉之间不存在瓣膜,左心房压可逆向经肺静脉传到肺毛细血管。若无肺血管病变,PAWP 可反映肺静脉压、左心房压(LAP);若无二尖瓣病变,PAWP 可间接反映左心室舒张末压力(LVEDP),有助于判断左心室前负荷。①当左心功能不全时,心排血量减少,PAP 和 PAWP 升高;②若 PAWP 在 8~12mmHg,提示心室功能良好;③在有低心排血量或循环功能障碍征象时,若 PAWP<8mmHg,提示血容量相对不足;④若 PAWP>20mmHg,提示左心室功能欠佳,心室顺应性降低,LVEDP 显著升高且常常超过肺动脉舒张压(PADP)和 PAWP;当 PAWP 为 18~20mmHg 时,肺开始充血;PAWP 为 21~25mmHg 时,肺出现轻至中度充血;PAWP 为 26~30mmHg 时,肺出现中至重度充血;PAWP 为>30mmHg 时,则会发生肺水肿。

5. 简述脑血流灌注的监测方法。

答:脑血流灌注监测方法包括有创脑血流灌注监测和无创脑血流灌注监测。其中颈静脉球血氧饱和度监测和脑血氧监测技术在临床使用较为广泛。

(1)有创脑血流灌注监测方法:①颈静脉球血氧饱和度(jugular bulb venous oxygen saturation, SjvO$_2$)监测是最早的脑氧监测方法。约 80%~90% 颅内静脉血经乙状窦回流至颈内静脉球,该处的血液很少与颅外静脉血混合,因此将监测导管置入颈静脉球,监测到的 SjvO$_2$ 数值可代表颅内静脉血氧饱和度,间接反映全脑氧供和氧耗情况,术中动态监测 SjvO$_2$ 可以对患者脑血流和脑代谢进行综合评价。SjvO$_2$ 正常值为 55%~75%;SjvO$_2$>75% 提示脑代谢率降低或脑组织过度灌注;SjvO$_2$<50% 提示脑去氧饱和状态,提示脑血流量和脑氧供率下降或脑代谢率增加。②热弥散血流测定(thermal diffusion flowmetry, TDF)是近年来引入临床的新型脑血流监测技术。优点是可以连续监测,对定位具有高度敏感性;缺点是容易受到环境光、温度和体位的影响,只能反映局部脑血流的变化。③激光多普勒血流检测仪(laser Doppler flowmetry, LDF)需要将 LDF 探头放置在颅内(通常选择脑白质区域)。LDF 的优点是可以连续和简便监测;缺点是容易受到环境光、温度和体位的影响,且测定范围小,只能反映局部变化。

(2)无创脑血流灌注监测方法:包括经颅多普勒(transcranial Doppler, TCD)以及一些影像学监测技术,如 CT、MRI 及正电子发射断层成像(positron emission tomography, PET)等。这些方法均广泛用于脑血管疾病手术的术中监测,以及脑梗死、脑缺血的诊断及脑灌注的评估。近红外光谱技术(near infrared spectroscopy, NIRS)是目前临床上使用最广泛的非侵入性的床旁脑血氧监测技术,具有简单、无创、实时、连续、真实等优点。

(严 敏)

第六章 | 围手术期危重患者的监测与评估

学习目标

1. **掌握** 围手术期危重患者的呼吸功能监测;围手术期危重患者的循环功能监测;休克患者的临床评估;严重创伤患者的临床评估。

2. **熟悉** 围手术期危重患者的中枢神经系统功能监测;围手术期危重患者的消化系统功能监测;围手术期危重患者的肾功能监测;围手术期危重患者的血液系统监测;严重感染患者的临床评估;多器官功能障碍综合征(MODS)患者的临床评估。

3. **了解** 围手术期危重患者的营养监测;围手术期危重患者的免疫功能监测。

重点和难点内容

一、围手术期危重患者的监测

(一)围手术期危重患者的呼吸功能监测

围手术期对危重患者进行呼吸功能监测的目的主要包括:对患者的呼吸功能状态进行评估;了解危重患者呼吸功能的动态变化;用于指导和调整医疗干预措施。

1. 呼吸运动监测 呼吸运动的变化能反映呼吸中枢功能、呼吸机功能、胸廓完整性、肺功能、循环功能的状态。

(1)一般性观察:包括呼吸频率、呼吸幅度、呼吸节律、吸呼比以及胸腹式呼吸活动是否正常。

(2)呼吸肌功能监测:包括最大吸气压、最大呼气压、最大跨膈压等。

(3)呼吸力学监测:包括气道阻力、肺顺应性、压力-容量环、流速-容量环、呼吸功等。

2. 肺功能监测

(1)通气功能监测:①静态肺容量:包括潮气量、补吸气量、补呼气量、残气量、深吸气量、功能残气量、肺活量、肺总量等指标。②动态肺容量:是单位时间内进出肺的气体量,反映气道的状态,包括每分通气量、肺泡通气量、用力呼气量、最大呼气中段流量、最大呼气流量-容积曲线、最大通气量、流速-容量环等。③小气道功能监测:主要包括闭合容积和闭合容量等指标。④动脉血二氧化碳分压和呼气末二氧化碳分压:主要反映肺的通气功能,同时也可反映循环功能、肺血流情况。

(2)换气功能监测:换气功能受到通气/血流比值、肺内分流、生理无效腔、弥散功能等影响,常用的监测指标包括一氧化碳弥散量、肺泡动脉氧分压差、肺内分流量和分流率、脉搏血氧饱和度、动脉氧分压和氧合指数等。

(二)围手术期危重患者的循环功能监测

循环功能监测是反映危重患者心脏、血管、循环容量以及组织氧供、氧耗等多方面的功能指标,可为围手术期危重患者监测和治疗提供动态变化的依据。

1. 动脉血压监测　动脉血压是反映心脏负荷、心肌氧耗及组织灌注的重要指标。动脉血压监测方法分为无创间接测压法和有创直接动脉测压法。由于有创直接动脉测压法具有实时、准确、连续等优点，适用于危重患者围手术期的动脉血压监测。

2. 中心静脉压监测　中心静脉压的大小与循环容量、静脉张力以及右心功能有关，因此不能将其作为评估血容量及液体治疗的唯一指标。

3. 肺动脉压监测　当患者无肺部疾病时，肺动脉压和肺动脉楔压是分别反映右心后负荷和左心前负荷的监测指标，尤其适用于存在左心功能不全的危重患者。

4. 心排血量监测　心排血量是反映心泵功能的重要指标，受心率、心肌收缩性、前负荷和后负荷等因素影响。

5. 超声心动图　超声心动图检查的快速评估能力大大超过有创监测，可在建立有创监测前即迅速提供前、后负荷及心肌收缩力等指标。

6. 心电图监测　心电图监测是围手术期必要的监测项目之一，可监测心率、心律及 ST-T 变化，发现和诊断心律失常、心肌缺血以及评估心脏起搏器功能和药物治疗的效果等。

（三）围手术期危重患者的中枢神经系统功能监测

目前常用的中枢神经系统功能监测指标包括颅内压监测、脑电监测与麻醉深度监测、脑血流监测和脑代谢监测。

1. 颅内压监测　颅内压监测是诊断颅内压增高最迅速、最准确的方法，其影响因素包括：动脉血二氧化碳分压、动脉血氧分压、动脉压、中心静脉压以及药物和低温等。颅内压的监测方法包括有创性颅内压监测和无创性颅内压监测。有创性颅内压监测方法包括腰椎穿刺测压、脑室内测压、脑实质内测压、蛛网膜下腔测压和硬脑膜外测压。无创性颅内压监测方法主要有经颅多普勒超声和无创脑电阻抗监测。

2. 脑电生理监测　采用脑电信号监测麻醉期间镇静催眠深度的变化，能够预测可能产生的伤害性刺激。合理有效的脑电信号监测指标不仅有利于控制麻醉深度，消除术中知晓和记忆，避免伤害性刺激反应，更能避免麻醉药过度使用，促进康复，提高麻醉质量。目前常用的监测指标包括脑电双频指数（bispectral index，BIS）、听觉诱发电位指数（auditory evoked potential index，AEP index）、非线性脑电分析（近似熵）等。

3. 脑血流监测　脑血流监测的方法有多种，经颅多普勒超声成像技术（transcranial Doppler ultrasound，TCD）是目前临床最为常用的监测脑血流的技术。TCD 是利用低频超声波来检测 Willis 环周围脑动脉的血流速度、方向及侧支循环状态，从而无创检测颅内血流动力学。TCD 技术测定的是脑动脉的血流速度，而不是血流量，但两者之间有显著相关性。

4. 脑组织氧合与代谢的监测　在颅内压增高或全身低血压的情况下，脑灌注压降低，产生继发性脑缺血缺氧，加重脑水肿，使颅内压进一步增高，形成恶性循环。因此在监测颅内压时，为防止继发性脑损害，应同时监测脑氧供需平衡状态。目前临床上开展的脑氧监测技术主要包括：颈静脉血氧饱和度监测、无创脑血氧饱和度监测和脑组织氧监测。

（四）围手术期危重患者的消化系统功能监测

1. 肝功能监测

（1）反映肝脏合成功能的监测指标：主要包括血清蛋白质（血清总蛋白、血清白蛋白、血清球蛋白）测定、凝血因子测定和凝血相关检测、脂质和脂蛋白代谢测定、血清胆碱酯酶测定、蛋白质代谢产物测定等。

（2）反映肝脏排泄功能的监测指标：主要包括胆红素代谢（血清总胆红素、血清结合胆红素）和胆汁酸代谢的测定。

（3）反映肝细胞损害的监测指标：常用的监测指标包括血清转氨酶及其同工酶（谷丙转氨酶、谷草转氨酶）、乳酸脱氢酶及其同工酶、谷氨酸脱氢酶等。

（4）反映胆汁淤积的监测指标：主要包括碱性磷酸酶、γ-谷氨酰转移酶、血清亮氨酸氨基肽酶、脂蛋白等。

（5）肝血流量监测：精确地连续测定平均血流量及搏动血流量的方法有电磁流量计测定法和多普勒超声流量计测定法等。

（6）肝脏影像学检查：主要包括 X 线检查、磁共振成像检查、放射性核素显像及超声检查等。

2. 胃肠道黏膜 pH 和 CO_2 分压监测　胃肠道黏膜 pH 和 CO_2 分压监测能反映胃肠道黏膜组织灌注和氧合情况，从侧面反映重要器官组织的灌注情况。胃肠道黏膜 pH 和 CO_2 分压监测往往较全身血流动力学监测（如血压、心排血量和尿量监测）更为敏感。

（五）围手术期危重患者的肾功能监测

围手术期对肾功能监测不仅能评价肾脏本身的功能状态，还可作为评估细胞外液和心血管功能的重要方面，尤其对于有可能发生急性肾衰竭的危重患者，肾功能监测能及时发现肾功能不全的早期征兆。

1. 影像学检查　主要包括 X 线及 CT 检查、血管造影（肾动脉造影、肾静脉造影）、肾脏核素扫描以及超声检查。

2. 肾小球滤过功能监测

（1）肾小球滤过率（glomerular filtration rate，GFR）：正常人的肾小球滤过率为 90~120ml/min。

（2）血尿素氮（blood urea nitrogen，BUN）：成人的正常值范围是 3.2~7.1mmol/L。BUN 并非反映肾小球滤过功能的敏感指标。

（3）血肌酐：血肌酐正常值范围是 44~133μmol/L，当血肌酐超过 133μmol/L 时意味着肾功能受损。

（4）肾血流量：肾血流量是指单位时间内流经肾脏的血浆量，可以通过染料稀释法、温度稀释法、造影或者多普勒超声技术来进行测定。

（5）肾小管功能监测：主要包括尿量、尿 pH、尿比重、尿渗透压、尿糖等指标。

（六）围手术期危重患者的血液系统监测

1. 组织氧供/氧耗及内环境监测指标　主要包括血红蛋白（Hb）、血细胞比容（hematocrit，HCT）、血小板计数、血乳酸、动脉血气分析等。

2. 凝血功能监测指标

（1）反映血管壁和血小板相互作用的指标：主要包括出血时间（bleeding time，BT）和毛细血管脆性试验。

（2）反映血液凝固机制的指标：主要包括凝血酶原时间（prothrombin time，PT）、国际标准化比值（international normalized ratio，INR）、活化部分凝血活酶时间（activated partial thromboplastin time，APTT）、活化凝血时间（activated clotting time，ACT）等。

（3）反映纤维蛋白溶解系统的指标：主要包括血浆纤维蛋白原、纤维蛋白降解产物（fibrin degradation product，FDP）、D-二聚体（D-Dimer）等。

（4）血栓弹力图（thromboelastogram，TEG）：是一种动态监测血液凝固过程（包括纤维蛋白-血小板血凝块的形成速度，溶解状态和血凝块的强度，弹力度）的技术。应用 TEG，可及时了解凝血因子的水平、血小板功能、纤维蛋白的形成速度和纤溶状况，了解凝血功能状。

（七）围手术期危重患者的营养监测

通过对危重患者的营养监测，可判断患者是否存在营养不良及其种类和程度，估计患者各种营养素的需要量，比较患者营养支持前后的营养状态以了解营养支持的效果和患者代谢改变。参见第二十八章。

（八）围手术期危重患者的免疫功能监测

1. 非特异性免疫功能测定 主要包括周围血白细胞（粒细胞、淋巴细胞、单核细胞）计数及分类测定；中性粒细胞趋化、吞噬及杀菌功能测定；血清溶菌酶测定；C反应蛋白测定等。

2. 特异性免疫功能测定 淋巴细胞是机体最复杂的细胞系统，分为T淋巴细胞、B淋巴细胞、自然杀伤细胞（NK细胞）等。淋巴细胞数量或功能异常均可引起机体免疫功能的紊乱或缺陷。主要监测项目包括T淋巴细胞亚群的检测、B淋巴细胞亚群的检测、淋巴细胞转化的检测和以及白细胞介素测定等。

3. 体液免疫功能测定 主要包括对各种免疫球蛋白、补体（含量及活性）、免疫复合物的测定。

二、围手术期常见危重患者的临床评估

（一）休克患者的临床评估

快速评估患者的病史和临床表现非常有价值。休克的临床特征包括心动过速、呼吸急促和低血压等。由于循环系统自身的稳态调节机制，在休克早期阶段低血压可能不明显。外周血压的维持依赖于心排血量（CO）和外周血管阻力（SVR）的共同作用。

不同类型休克的临床过程各有不同的特点。根据休克的病程演变，休克可分为三个阶段，即休克代偿期（休克早期）、休克进展期（休克中期）和休克难治期（休克晚期）。术前各种检查可帮助判断休克的类型和分期。失血性休克除了有上述休克的共同临床表现外，突出的症状为急性大量失血导致的面色、球结膜苍白，皮肤湿冷，脉搏细速，低血压、脉压减小。脓毒症休克的临床表现因血流动力学分型的不同而不同。

（二）严重感染患者的临床评估

严重感染患者常表现为脓毒症和脓毒症休克，可迅速发展为多器官功能障碍和衰竭，伴随累及的器官增多，死亡率也增高。革兰氏阴性菌感染时，病原菌大多数为胃肠道的共生菌，但必须注意患者在进院后不久，消化道和呼吸道的微生物可变换为医院内的常见菌株，这些菌株几乎都对抗生素耐药，伤情越危重，越易感染这类菌株。患者的基础疾病常决定主要的病灶所在，即：在腹部手术时肠道是可能的病灶；生殖泌尿道器械检查时病灶主要在生殖泌尿道；烧伤患者的主要病灶在皮肤和皮下组织；免疫抑制患者的病灶在肺；而体弱的患者如广泛播散的癌肿或肝硬化患者，其原发病灶不明显，轻微的感染便可导致休克。因此，至关重要的措施是诊断并有效处理原发病灶，并适时监测致病微生物的变化。

（三）严重创伤患者的临床评估

创伤尤其是严重创伤常伴有大量失血，晚期还可伴有严重感染。严重创伤患者除出现休克的常见症状和体征外，早期还因严重创伤或处置措施不力而迅速出现致命三联征（triad of death）：凝血功能障碍、低温、代谢性酸中毒。

凝血功能障碍：机体受到创伤后，血管内皮细胞的完整性被破坏，暴露的内皮下基质介导了血小板的活化、黏附以及血小板血栓的形成。血小板血栓参与活化凝血蛋白，加速凝血过程，致使凝血因子耗损。组织损伤、缺氧和休克等因素会激活凝血过程，随之激活纤溶系统，导致大量出血。

低温：创伤后机体因开放的伤口、大量失血、快速容量复苏、手术散热、腹腔冲洗等出现体温降低。低体温与损伤严重程度直接相关，是导致死亡的独立危险因素。

代谢性酸中毒：代谢性酸中毒是严重创伤患者的并发症。当动脉血pH达7.2以下时，可出现心肌收缩力下降和心排血量降低，可表现为血管扩张、低血压、心动过缓以及重要脏器血流减少。酸中毒可影响凝血功能，使凝血因子Ⅶa活性降低。

由于严重创伤患者迅速出现以"凝血功能障碍、低体温、酸中毒"为特征的致命三联征，对此

类患者应考虑实施损伤控制性手术（damage control surgery，DCS），其目的在于控制活动性出血，并即刻展开损伤控制性复苏（damage control resuscitation，DCR）治疗和积极实施麻醉处理。损伤控制性复苏的中心内容包括在有效循环血容量接近正常的基础上，维持"允许性低血压"，应用新鲜血液或血液制品补充凝血因子，纠正早期凝血功能障碍，应用等量血浆、红细胞和血小板（1∶1∶1）进行容量复苏，减少晶体液应用，纠正酸中毒，恢复体温等急救措施。应避免持续、大量应用血管收缩药维持血压"正常"的假象，以免造成后续的急性肾衰竭。

（四）MODS 患者的临床评估

在严重感染、创伤、烧伤及休克等危重病过程中，可以同时或相继出现两个或两个以上进行性、可逆性的器官或系统的功能障碍，从而影响全身内环境的稳定。这种序贯性、渐进性、可逆性的临床综合征，称为多器官功能障碍综合征（multiple organ dysfunction syndrome，MODS）。

目前常用的 ICU 病情评分系统主要包括 Mashall 评分、序贯器官衰竭评分（sequential organ failure assessment，SOFA）等。Marshall 评分以呼吸系统、肾脏、肝脏、心血管系统、血液系统和神经系统 6 个器官系统的客观指标来衡量脏器功能，总分 24 分，得分越高则死亡率越高。SOFA 评分强调早期动态监测，评估内容包括 6 个器官系统，每项 0~4 分，每日记录最差值。

习题

一、名词解释

1. 肾小球滤过率　2. MODS

二、选择题

【A1 型题】

1. 下列**不属于**动态肺容量的监测指标的是

    A. 肺活量   B. 每分通气量   C. 用力呼气量

    D. 最大呼气中段流量   E. 肺泡通气量

2. 下列**不属于**心排血量的主要影响因素的是

    A. 心肌收缩性   B. 前负荷   C. 后负荷   D. 心律   E. 心率

3. 对于无肺部疾病的患者，肺动脉楔压反映的是

    A. 右心前负荷   B. 右心后负荷   C. 左心前负荷

    D. 左心后负荷   E. 心肌血供

4. 混合静脉血氧饱和度是指

    A. 肺动脉血氧饱和度   B. 肺静脉血氧饱和度   C. 中心静脉血氧饱和度

    D. 颈内静脉血氧饱和度   E. 股静脉血氧饱和度

5. 以下**不属于**经食管超声心动图检查适应证的是

    A. 术中出现难以解释的低血压、低氧血症、低碳酸血症，且难以纠正

    B. 循环功能障碍（如休克）类型的鉴别诊断

    C. 急诊手术胸痛的鉴别诊断，如夹层动脉瘤、肺栓塞、心肌梗死的鉴别

    D. 心脏瓣膜功能检查

    E. 食管肿瘤

6. 正常心电图**不包括**

    A. P 波   B. PR 间期   C. f 波   D. U 波   E. ST 段

7. 颅内压的影响因素**不包括**

    A. 动脉血二氧化碳分压　　　　　B. 血脂　　　　　　　　　C. 动脉血氧分压

    D. 血压　　　　　　　　　　　　E. 代谢性酸中毒

8. **不属于**肾功能监测项目的是

    A. 肾血流量　　　B. 胆红素　　　C. 血尿素氮　　　D. 血肌酐　　　E. 尿比重

9. 属于凝血功能监测指标的是

    A. 血红蛋白　　　　　　　　　　B. 白细胞计数　　　　　　C. 凝血酶原时间

    D. 碱性磷酸酶　　　　　　　　　E. 红细胞沉降率

10. 严重创伤患者早期可能因处置措施不力而迅速出现致命三联征,此三联征包括

    A. 凝血功能障碍、低温、代谢性酸中毒　　　　B. 凝血功能障碍、低温、代谢性碱中毒

    C. 大量失血、低温、代谢性酸中毒　　　　　　D. 大量失血、低温、代谢性碱中毒

    E. 凝血功能障碍、发热、代谢性酸中毒

三、简答题

1. 简述损伤控制性复苏的中心内容。

2. 简述纽约心脏协会提出的心功能分级标准。

参考答案

一、名词解释

1. 肾小球滤过率是指单位时间内由肾小球滤过的血浆量。一般来说,正常人的肾小球滤过率为 90~120ml/min。

2. MODS 即多器官功能障碍综合征(multiple organ dysfunction syndrome),是指在严重感染、创伤、大手术、大面积烧伤等发病 24 小时后相继或同时出现两个或两个以上器官或系统功能障碍,其恶化的结局是多器官功能衰竭(mutiple organ failure,MOF)。

二、选择题

【A1 型题】

1. A　　2. D　　3. C　　4. A　　5. E　　6. C　　7. B　　8. B　　9. C　　10. A

三、简答题

1. 简述损伤控制性复苏的中心内容。

答:损伤控制性复苏的中心内容包括:在有效循环血容量接近正常的基础上,维持"允许性低血压",应用新鲜血液或血液制品补充凝血因子,纠正早期凝血功能障碍,应用等量血浆、红细胞和血小板(1∶1∶1)进行容量复苏,减少晶体液应用,纠正酸中毒,恢复体温等急救措施。应避免持续、大量应用血管收缩药维持血压"正常"的假象,以免造成后续的急性肾衰竭。

2. 简述纽约心脏协会提出的心功能分级标准。

答:纽约心脏协会提出的心功能分级标准,按诱发心力衰竭症状的活动程度将心功能的受损状况分为四级。Ⅰ级:患者有心脏病,但日常活动量不受限制,一般体力活动不引起过度疲劳、心悸、气喘或心绞痛。Ⅱ级:心脏病患者的体力活动轻度受限制,休息时无自觉症状,一般体力活动引起过度疲劳、心悸、气喘或心绞痛。Ⅲ级:患者有心脏病,以致体力活动明显受限制。休息时无症状,但小于一般体力活动即可引起过度疲劳、心悸、气喘或心绞痛。Ⅳ级:心脏病患者不能从事任何体力活动,休息状态下也出现心力衰竭症状,体力活动后加重。

(邓小明　范晓华)

第七章 | 围手术期意识状态监测与评估

学习目标

1. **掌握** 围手术期意识状态监测的主要生理指标与评估。
2. **熟悉** 围手术期意识状态监测的主要脑电图指标与评估。
3. **了解** 全身麻醉苏醒期间意识状态监测。

重点和难点内容

一、监测围手术期意识状态的主要生理指标与评估

1. 视线追踪 嘱患者注视麻醉科医师的手指,眼球随麻醉科医师的手指移动而转动,意识消失时眼球突然固定于正中位置。

2. 头眼反射 头眼反射消失标志着全身麻醉药已作用于控制眼球运动的相关神经核团。

3. 角膜反射 全身麻醉诱导时,头眼反射和角膜反射消失与意识消失同时发生。因此,全身麻醉诱导时可以通过上述生理效应判断意识状态。

二、监测围手术期意识状态的主要脑电图(EEG)指标与评估

(一)监测指标

1. 脑电双频指数(bispectral index,BIS) BIS 是监测全身麻醉和镇静患者意识水平的有效方法,已得到广泛的临床应用。BIS 值(取值范围为 0~100 的整数)随意识水平变化而变化,目前公认术中适宜的镇静深度的 BIS 值范围是 40~60。

2. 患者安全指数(patient safety index,PSI):维持适宜的镇静深度的 PSI 值范围是 25~50。PSI 监测的患者意识水平与 BIS 呈显著相关,但目前临床应用不及 BIS 广泛。

3. Narcotrend 指数 将镇静深度分为 A~F 级,每个分级代表不同的意识状态。A 代表患者完全清醒,F 代表脑电暴发抑制直至等电位状态。

4. 熵指数(entropy index,EI) EI 设有反应熵(response entropy,RE)和状态熵(state entropy,SE)。RE 用于间接评估伤害性刺激(取值范围:0~91)。SE 用于评估镇静深度(取值范围:0~100)。当患者意识消失时,RE 比 SE 下降更快,这有助于鉴别意识消失和体动干扰。

5. 听觉诱发电位(auditory evoked potential,AEP) AEP 反映了丘脑和初级听觉皮质内的脑电活动。≥60~100 代表清醒状态;≥40~60 代表嗜睡状态;≥30~40 代表浅麻醉状态;低于 30 代表麻醉状态(临床适宜的麻醉深度为 15~25);低于 10 代表深度麻醉状态。

6. 脑状态指数(cerebral state index,CSI) CSI 范围:0~100。不同的取值范围代表的镇静状态与 BIS 类似。

7. 意识指数(index of consciousness,IOC)　IOC 主要包括量化意识指数(quantum consciousness index,qCON)和量化伤害指数(quantum nociceptive index,qNOX)。qCON 是对镇静的监测,而 qNOX 是对伤害性刺激的监测。指数值范围均为 0~99。因此,IOC 监护仪是可同时监测镇静和伤害性刺激的麻醉深度监测仪。

8. 麻醉深度指数(depth of anesthesia index,Ai)　Ai 取值范围:0~100。Ai 基于国人的脑电数据研发,Ai 与 BIS 在意识预测方面的性能相似,均能客观反映患者实时的麻醉深度。

(二)局限性

首先,患者自身的生理或病理因素,可作用于原始 EEG 信号,进而影响 EEG 信号作为判断意识和麻醉深度状态指标的可靠性。其次,部分麻醉药如氧化亚氮、氯胺酮和氙气不会明显改变脑电指数,但可显著影响患者的麻醉状态。其他局限性还包括 EEG 信号中可能存在未滤除的伪迹,以及麻醉深度变化后麻醉指数显示滞后。

三、全身麻醉苏醒期间意识状态监测

(一)脑电图主要相关指数变化

尽管苏醒期间 EEG 相关指数的数值逐渐回升,但目前没有一种 EEG 指数能够预测在某一数值时患者意识完全恢复。BIS、PSI 和 Narcotrend 指数一般回升至 90 及 90 以上预示绝大多数全身麻醉患者的意识已恢复。

(二)主要临床体征与脑电波的改变

1. 意识消失阶段　患者对唤醒无反应;闭眼、瞳孔对光反射存在;无体动,无痛觉;EEG 表现为 δ 波、α 波的活动甚至出现暴发抑制。

2. 苏醒第一阶段　自主呼吸从无到有,从不规律到规律;无自主活动;EEG 表现为 α 波、β 波活动增加。

3. 苏醒第二阶段　自主神经反应恢复;对疼痛刺激有反应;心率增快、血压升高;皱眉;流泪;吞咽和咳嗽;肌张力恢复;可拔除气管内插管或喉罩;EEG 表现为 α 波、β 波活动进一步增加。

4. 苏醒第三阶段　睁眼;正确地执行语言指令;可拔除气管内插管或喉罩;EEG 相关指数值如 BIS 一般大于 90,EEG 表现为清醒模式。

习题

一、名词解释

1. 脑电双频指数(BIS)

2. 术中知晓

二、选择题

【A1 型题】

1. 人类的特征性标志是

    A. 行走、跳高　　　　　　　　B. 意识、记忆　　　　　　　　C. 喜怒哀乐

    D. 语言表达　　　　　　　　E. 觉醒、睡眠

2. 视线追踪要求患者跟随麻醉科医师的手指转动眼球,意识快消失时,眼球的侧向移动逐渐减少,并可出现眨眼增加和眼球震颤,最后眼球突然

    A. 左右移动　　　　　　　　B. 固定于左边　　　　　　　　C. 固定于中线位置

D. 固定于右边　　　　　　　　　　E. 上下移动

3. 脑电双频指数作为一种监测全身麻醉和镇静患者意识水平的方法已经得到广泛应用,其数值随意识水平变化而变化,维持患者意识消失(麻醉达到了合适的深度)的范围是

A. 40~60　　　　　　　B. 大于 60　　　　　　　C. 小于 40

D. 大于 90　　　　　　E. 小于 90

4. 维持患者意识消失的患者安全指数的范围是

A. 60~100　　　B. 小于 60　　　C. 25~50　　　D. 50~60　　　E. 0~25

5. 脑电 Narcotrend 指数监护仪将脑电信号转化为字母 A~F,表示不同的意识状态,以下代表全身麻醉阶段的是

A. B_1　　　　　B. D_1　　　　　C. C_1　　　　　D. E_1　　　　　E. F_1

6. 脑电 Narcotrend 指数监护仪将 EEG 转化为字母 A~F,表示不同的意识状态。代表患者完全清醒的是

A. B_1　　　　　B. D_1　　　　　C. C_1　　　　　D. A　　　　　E. F_1

7. 以下有关熵指数描述正确的是

A. 当患者进入深度意识消失时,反应熵比状态熵下降更快,这有助于鉴别意识消失和体动干扰,因此反应熵和状态熵之间的差异增大可认为麻醉深度过浅或过深

B. 当患者进入深度意识消失时,状态熵比反应熵下降更快,这有助于鉴别意识消失和体动干扰,因此反应熵和状态熵之间的差异增大可认为麻醉深度过浅或过深

C. 当患者进入深度意识消失时,反应熵和状态熵相同程度下降,这有助于鉴别意识消失和体动干扰,因此反应熵和状态熵之间的差异减小可认为麻醉深度过浅或过深

D. 当患者进入深度意识消失时,反应熵比状态熵上升更快,这有助于鉴别意识消失和体动干扰,因此反应熵和状态熵之间的差异增大可认为麻醉深度过浅或过深

E. 当患者进入深度意识消失时,反应熵和状态熵相同程度上升,这有助于鉴别意识消失和体动干扰,因此反应熵和状态熵之间的差异减小可认为麻醉深度过浅或过深

8. 听觉诱发电位指数是通过耳机传递双侧声音刺激,从混杂的脑电信号中识别、提取刺激诱发的脑电信号并处理为中潜伏期听觉诱发电位。该指数主要反映的是

A. 小脑和高级听觉皮质内的脑电活动　　　B. 丘脑和初级听觉皮质内的脑电活动

C. 脑桥和初级听觉皮质内的脑电活动　　　D. 延髓和高级听觉皮质内的脑电活动

E. 脊髓和初级听觉皮质内的脑电活动

9. 听觉诱发电位指数的不同取值范围代表不同的意识状态。代表麻醉状态(临床适宜的麻醉深度)的是

A. 60~100　　　B. 40~60　　　C. 30~40　　　D. 15~25　　　E. 低于 10

10. 意识指数主要包括

A. 量化意识指数和量化体动指数　　　B. 量化意识指数和量化镇静指数

C. 量化意识指数和量化感觉指数　　　D. 量化意识指数和量化运动指数

E. 量化意识指数和量化伤害指数

11. 下列有关全身麻醉意识消失阶段的描述,**错误**的是

A. 是由于麻醉药物的持续作用　　　B. 患者无反应,不可唤醒

C. 脑电模式为 α 波、δ 波活动增加　　　D. 失去活动能力,无痛觉

E. 患者闭眼,但瞳孔有反应

12. 关于苏醒第二阶段的描述,正确的是
    A. 自主神经反应恢复,对疼痛刺激无反应
    B. 心率、血压降低
    C. 脑电图的 β 和 δ 波活动进一步减弱
    D. 皱眉、流泪、吞咽和咳嗽、肌张力恢复
    E. 不可拔除气管内插管

【A2 型题】

13. 患者,女性,52 岁,体重 56kg,在全身麻醉下行乳腺癌根治术。手术结束后患者清醒时情绪激动,哭泣,诉说自己手术期间听见医师谈话等内容。该患者最可能的诊断是
    A. 术后谵妄　　　　　　　　　　B. 术后躁动
    C. 术后认知障碍　　　　　　　　D. 术中知晓
    E. 术后抑郁

14. 患者,女性,32 岁,体重 65kg,在全身麻醉下行隆乳术。入手术室后常规监测无创血压、心电图和 SpO_2,全身麻醉诱导后顺利置入喉罩,连接麻醉机正压通气,吸入 2% 七氟烷维持麻醉。术中因患者反复多次体动,静脉追加全麻药丙泊酚和镇痛药,最后一次静脉追加药物时发现七氟烷挥发罐缺药。给予添加后,七氟烷吸入浓度仍为 2%,直至手术结束未再发生体动。患者清醒时哭泣,诉说自己手术期间听见医师谈话等内容。在该患者手术期间,有关防止术中知晓发生,监测方面的描述,下列说法正确的是
    A. 因该患者年轻,可以不做脑电双频指数监测
    B. 因麻醉机七氟烷挥发罐上有气体浓度显示,行呼出气七氟烷浓度监测无必要
    C. 如果该患者术中监测了呼出气七氟烷浓度,再行脑电双频指数监测无必要
    D. 如果该患者术中实施了丙泊酚静脉持续泵注,术中仍需行脑电双频指数监测
    E. 如果该患者术中实施了丙泊酚静脉持续泵注,行七氟烷吸入麻醉时不需行呼出气七氟烷浓度监测

【B 型题】
    A. 手术时间长
    B. 全麻下手术期间未行意识状态监测
    C. ASA Ⅳ级,为了保证血流动力学稳定,麻醉科医师有意识减浅麻醉
    D. 体外循环下心脏手术
    E. 麻醉科医师缺乏经验或管理不当

15. 患者全身麻醉下发生术中知晓,主要来自患者方面的原因是
16. 患者全身麻醉下发生术中知晓,主要来自麻醉方面的原因是
17. 患者全身麻醉下发生术中知晓,主要来自手术方面的原因是

参考答案

一、名词解释

1. 脑电双频指数(BIS)是通过四导联的前额集成电极采集脑电图,测定脑电频谱、双频谱特征及暴发抑制水平,采用预设的加权方式把这些特征转换而得出的指数。BIS 监测仪可显示 0~100 指数值和未经处理的 EEG、频谱图及肌电活动。BIS 监测作为一种监测全身麻醉和镇静患者意

识水平的方法,已经得到广泛应用。BIS 值随意识水平变化而变化,维持患者意识消失的范围是 40~60。

2. 术中知晓是指患者在全身麻醉状态下的手术过程中出现了有意识的状态,且术后可以回忆起术中发生的与手术相关联的不良事件。除患者病情和手术因素外,麻醉管理不当,如短效诱导药和麻醉维持药物衔接不当、过早停药导致意识过早恢复、维持期过度依赖肌松药导致无体动患者麻醉过浅,以及全凭静脉麻醉等,是发生术中知晓的主要因素。

二、选择题

【A1 型题】

1. D　　2. C　　3. A　　4. C　　5. B　　6. D　　7. A　　8. B　　9. D　　10. E

11. C　　12. D

【A2 型题】

13. D　　14. D

【B 型题】

15. C　　16. E　　17. D

（王晓斌）

第八章 | 围手术期体液平衡的评估与调控

学习目标

1. **掌握** 体液中的水、电解质成分；常见水、电解质平衡失常的诊断与处理；常见酸碱平衡失调的诊断与处理；液体治疗原则。

2. **熟悉** 水、电解质平衡的调节；常见体液渗透平衡失常的诊断与处理；酸碱平衡的基本原理；酸碱平衡的监测。

3. **了解** 体液渗透的基本概念；麻醉手术期间的液体需要量；常用输液制剂。

重点和难点内容

一、围手术期水、电解质平衡的监测

（一）体液中的水、电解质成分

1. **水** 水是人体所有体液的主要成分。人体总水量约占成年人体重的60%。体液分为细胞内液（intracellular fluid, ICF）和细胞外液（extracellular fluid, ECF）；ICF约占总水量的2/3（约为体重的40%），ECF约占总水量的1/3（约为体重的20%）。ECF中约3/4分布在间质腔隙和细胞周围结缔组织中，称为组织间液（interstitial fluid, ISF）；约1/4分布在血管内，称为血管内液（intravascular fluid, IVF），是血浆的主要组成部分。

2. **电解质**

（1）钠：是细胞外液中含量最多的阳离子，对维持细胞外液的渗透浓度有决定性作用。

（2）钾：是细胞内液中含量最多的阳离子，体内约98%的钾分布在细胞内。

（3）钙：肾脏是机体钙平衡的主要调节器官。

（4）镁：与约300种酶系统的激活有关，参与体内很多生化反应，其缺乏会导致严重后果。

（二）体液水、电解质平衡的调节

1. 神经（神经递质）调节机制

（1）口渴中枢调节：下丘脑视上核和室旁核存在渗透压感受器。

（2）交感神经调节：肾交感神经由T_{6-12}脊髓侧角发出，其兴奋最终可刺激近球小体中的颗粒细胞释放肾素，增加循环中血管紧张素和醛固酮的含量，继而增加肾脏对Na^+和水的重吸收。

（3）多巴胺受体调节：小剂量多巴胺可扩张肾血管，增加肾血流量，从而增加尿量。

2. 内分泌调节机制

（1）心房钠尿肽：主要存在于心房肌细胞的细胞质中。通过增加肾小球滤过率、抑制肾髓质集合管对Na^+的重吸收而发挥利钠、利尿作用。

（2）抗利尿激素：主要由下丘脑视上核及室旁核神经细胞分泌，能促进肾远曲小管和集合管上

皮细胞对水的重吸收。

(3) 肾素-血管紧张素-醛固酮系统:作用是在应激情况下调节钠的稳态和肾功能。血管紧张素转换酶可将血管紧张素 I 降解成为血管紧张素 II,其有较强的缩血管作用,并可刺激醛固酮分泌。醛固酮是肾上腺皮质球状带分泌的盐皮质激素,其分泌主要受肾素-血管紧张素系统和血浆 Na^+、K^+ 浓度的调节。

(4) 前列腺素:前列腺素可使血管对去甲肾上腺素和血管紧张素的敏感性降低。在低血容量时前列腺素使肾血管舒张,对维持肾血流量有重要意义。

3. 肾脏的效应器调节 正常情况下,每天约 60% 的水经肾排出。若环境温度升高或运动量增加,经皮肤以汗液排出的水将增加;随着通气增加,经呼吸道不显性排水也增加。此时,由肾排出的水将随之减少,以补偿经汗液和不显性排水所减少的体液量。

(三) 常见水、电解质平衡失常的诊断与处理

1. 低钠血症(hyponatremia)

【定义与诊断】

血清钠浓度低于 135mmol/L 即为低钠血症。根据血清渗透浓度的高低可将低钠血症分为:

(1) 高渗性低钠血症:细胞外液溶质含量过多(如静脉推注甘露醇、高血糖等)引起血浆渗透浓度升高,使水从细胞内向细胞外转移,导致循环容量增加、血清钠浓度降低。

(2) 等渗性低钠血症:由于血浆中固体物质增加,单位容积内水含量减少,血浆钠浓度因水分减少而降低。见于高脂血症和高蛋白血症。

(3) 低渗性低钠血症:①高容量性低钠血症,多为水潴留超过钠潴留所致,如肾衰竭;也可因短时间内水摄入过多,如经尿道前列腺电切术综合征(TURP 综合征)。②等容量性低钠血症,多为水摄入过多、肾脏排水功能异常所致,如精神性烦渴、慢性肾上腺皮质功能不全等。③低容量性低钠血症,主要由丢失含 Na^+ 等电解质的体液而补充了不含 Na^+ 的液体导致。

【临床表现】

(1) 急性低钠血症时,临床症状及体征较显著;慢性低钠血症时,临床症状及体征较轻。

(2) 血清钠高于 125mmol/L 时多无明显临床表现;血清钠低于 125mmol/L 时主要表现为消化系统症状(如食欲减退、恶心、呕吐、乏力等);血清钠低于 120mmol/L 时脑细胞水肿明显,以中枢神经系统的症状及体征为主,表现为凝视、共济失调、惊厥、木僵,甚至出现昏睡、抽搐、昏迷和颅内压升高症状。

(3) 高容量性低钠血症患者可有明显水肿,甚至出现全身水肿和腹水;短时间内水摄入/吸收过多者可出现肺水肿、高血压、充血性心力衰竭。而低容量性低钠血症患者可出现血压低、脉搏细速和循环衰竭,同时有脱水的体征。

【治疗】

(1) 去除病因,如停止输注低张无钠液,TURP 综合征患者及时终止手术并限液、利尿等。

(2) 纠正低血钠:可按下式计算钠的需要量:

$$需要补充的 Na^+ 量(mmol)=体重(kg) \times [140-Na^+(mmol/L)] \times 0.6$$

最佳纠正速度是使血浆 $[Na^+]$ 每小时增高 1~2mmol/L,直至血浆 $[Na^+]$ 升至 130mmol/L;此后减缓纠正速度。可在最初的 8 小时内补充一半缺失量,如果症状缓解,剩下的可在 1~3 天内补完。快速补钠期间每 1~2 小时复查一次血 Na^+ 浓度。

(3) 维持血容量:处理好低钠血症和血容量的关系,维持正常的细胞外液容量。

(4) 纠正低钠血症的同时,注意补钾、补镁、纠正酸碱平衡失调等。

2. 高钠血症（hypernatremia）

【定义与诊断】

血清钠浓度大于 145mmol/L 即为高钠血症。根据是否伴有细胞外液容量的改变,可将高钠血症分为三种:

(1) 高容量性高钠血症:常为医源性原因所致,如术中输注过多碳酸氢钠和高渗氯化钠溶液等,也见于某些内分泌性疾病如原发性醛固酮增多症等。

(2) 等容量性高钠血症:常见原因为水摄入少、肾脏排水多、不显性失水增加等。

(3) 低容量性高钠血症:又称高渗性脱水,为低渗液丢失所致,常见于尿崩症、严重腹泻、呕吐等。

【临床表现】

(1) 口渴。

(2) 中枢神经系统的症状及体征:随着血清钠浓度及渗透浓度的升高,逐渐出现淡漠、嗜睡、易激动、共济失调、震颤、肌张力增加、癫痫发作,甚至死亡。在急性严重高钠血症时,脑细胞脱水会导致脑皱缩、脑膜血管撕裂和颅内出血。

【治疗】

(1) 治疗原则:主要是补水,逐步纠正高钠血症。可通过给予利尿剂和低张晶体液,恢复细胞外液正常的渗透浓度和容积,排出体内多余的钠,切记不要纠正过快。

(2) 纠正高钠血症:纠正速度取决于高钠血症发生的速度和伴随的症状。对急性高钠血症患者可以快速降低血浆渗透浓度,使脑恢复原有容积。但慢性高钠血症时患者已经适应,快速纠正反而会引发脑水肿,甚至可造成持久性脑损害,严重者可致死。因此必须严格掌握纠正速度,血清 Na^+ 降低的速度以每小时 0.7mmol/L 为宜,降低的幅度不超过血清 Na^+ 浓度的 10%。

(3) 维持血容量。

3. 低钾血症（hypokalemia）

【定义与诊断】

血清钾浓度低于 3.5mmol/L 即为低钾血症。造成低钾血症的病因包括:摄入不足;胃肠道丢失,如呕吐、腹泻等;肾脏丢失过多,如应用排钾利尿剂;钾向细胞内转移,如急性碱中毒、胰岛素治疗等。

【临床表现】

(1) 心血管系统:引起心肌收缩力下降,心脏传导异常,可见期前收缩、阵发性心动过速,严重者可发生心室扑动、心室颤动而猝死。低钾血症时还易发生洋地黄中毒。

(2) 骨骼肌:骨骼肌无力,腱反射迟钝或消失,严重者可出现肌麻痹、呼吸困难。

(3) 消化系统:腹胀、便秘,严重者出现麻痹性肠梗阻。

(4) 中枢神经系统:烦躁不安、情绪激动、精神不振、嗜睡,严重者发生意识障碍。

【治疗】

慎用可进一步降低血钾的药物和治疗措施,治疗原发病和补钾。神志清楚、可进食的轻度低钾血症患者可以口服补钾;不能口服或缺钾量大者需静脉输注补钾。

4. 高钾血症（hyperkalemia）

【定义与诊断】

血清 K^+ 浓度>5.3mmol/L 即为高钾血症。病因包括:①摄入增多,临床上发生较多的情况是补钾过快;②肾脏排出减少,见于肾功能不全、有效循环血容量减少、肾素或醛固酮分泌减少、远端肾小管分泌障碍等患者;③钾从细胞内向细胞外移动,如剧烈运动、挤压综合征、缺血再灌注后、代谢性酸中毒、胰岛素分泌减少、大量输入库存血等;④假性高钾血症,如标本中细胞被破坏、实验室技术误差等。

【临床表现】

(1) 心血管系统:高钾血症对心肌有抑制作用,表现为收缩力降低、兴奋性降低、传导减慢、自律性降低,可发生严重心律失常,甚至心脏停搏。心电图表现为 T 波高尖、PR 间期延长、QRS 波增宽等。

(2) 神经肌肉系统:血钾升高可使神经肌肉系统的兴奋性升高;但血钾进一步升高时兴奋性降低,出现四肢、躯干麻木,甚至瘫软、呼吸肌麻痹。

(3) 消化系统:出现恶心、呕吐、腹痛。

(4) 中枢神经系统:表现为淡漠、迟钝、嗜睡、昏睡。

【治疗】

(1) 给予钙剂以对抗高钾血症对心脏的抑制。

(2) 促进钾向细胞内转移:静脉输注葡萄糖、胰岛素、碳酸氢钠和/或 β 肾上腺素受体激动药。

(3) 促进钾排泄:静脉给予利尿剂、醛固酮激动药(如氟氢可的松),肾功能不全者可行肾脏替代治疗。

(4) 限制钾的摄入,避免应用库存血等。

(5) 治疗原发疾病。

二、围手术期体液渗透浓度的平衡

(一) 体液渗透的基本概念

1. 渗透、渗透压与渗透浓度

(1) 渗透:是一种物理现象,指半透膜两侧因为可溶解物质浓度的差别而造成水在半透膜两侧的净移动。

(2) 渗透压(osmotic pressure):指溶质浓度高的一侧产生的促进水跨膜移动以稀释溶质的压力。渗透压包括晶体渗透压和胶体渗透压。

(3) 渗透浓度:是溶液中产生渗透效应的溶质粒子的浓度,即各种溶质粒子(如电解质离解的阴、阳离子等)浓度的总和。渗透浓度有两种单位:①重量渗透摩尔浓度(osmolality),以 mOsm/kg 为单位;②容积渗透摩尔浓度(osmolarity),以 mOsm/L 为单位。体温 37℃时,正常人的血浆总渗透浓度为 280~310mOsm/(kg·H$_2$O),低于 280mOsm/(kg·H$_2$O)为低渗,高于 310mOsm/(kg·H$_2$O)为高渗。

2. 有效渗透分子与无效渗透分子 能产生渗透现象的溶质称为有效渗透分子,如钠离子和葡萄糖。可以自由通过细胞膜,在膜的两侧不能产生渗透现象的溶质称为无效渗透分子,如尿素。

3. 体液渗透平衡 是指细胞内液与细胞外液之间、血浆与组织间液之间的渗透压或渗透浓度保持动态平衡。

(二) 体液渗透浓度的监测方法

1. 冰点渗透浓度测定法。

2. 半透膜式测定法 主要用于胶体渗透压测定。

3. 计算法

(1) 晶体渗透压计算方法:常用以下两种方法。

血浆渗透浓度=2×([Na$^+$]+[K$^+$])+[血糖]+[BUN]

血浆渗透浓度=1.75×[Na$^+$]+[BUN]+[血糖]+1.84×[K$^+$]+0.56×[Ca^{2+}]+0.56×[Mg^{2+}]

式中浓度单位均为 mmol/L。由于体液中的各种成分较复杂,计算出的结果总是小于实测值,不能真正完全替代渗透浓度的测定。

（2）胶体渗透压计算方法：血浆胶体渗透压与血浆蛋白的多少有关，常用计算方法如下。

$$血浆胶体渗透压=白蛋白×5.54+球蛋白×1.43$$

$$血浆胶体渗透压=2.1×总蛋白+0.16×总蛋白^2+0.009×总蛋白^3$$

式中各成分的浓度单位均为 g/dl，血浆胶体渗透压的单位为 mmHg。

（三）常见体液渗透平衡失常的诊断与处理

1. 低渗血症

【定义】

指血浆渗透浓度<280mOsm/(kg·H_2O)。病因包括：体内水过多（如水中毒）；溶质短缺；溶质丢失；溶质丢失多于水丢失。常见的类型包括低钠性低渗状态、低蛋白血症及水中毒。

【临床表现】

低渗可导致体液由血管内向血管外转移、由细胞外向细胞内转移，所以表现为组织水肿及细胞内水肿。脑细胞水肿可导致出现全身乏力、嗜睡、头痛、恶心、心悸、抽搐、昏迷，甚至死于急性脑水肿。有些患者还会有血管内容量不足的表现。

【诊断】

根据病史、临床表现和血浆渗透浓度<280mOsm/(kg·H_2O)即可诊断低渗血症。病因诊断时，常需同时测定尿渗透浓度和血清电解质、葡萄糖、尿素氮、蛋白质及动脉血气分析等指标，进行综合考虑。

【治疗】

治疗原则是限制水的摄入，使用利尿剂促进水的排出，适当补充溶质以提高血浆渗透浓度。低渗性低钠血症的治疗可参照低钠血症的治疗。

2. 高渗血症

【定义】

是指血浆渗透浓度>310mOsm/(kg·H_2O)。病因包括：纯水丢失；水摄入不足；低渗液体丢失；溶质过载。临床常见类型有高钠性高渗血症和高血糖性高渗血症。

【临床表现】

高渗会使体液由细胞内向细胞外转移，导致细胞脱水；高渗引起的渗透性利尿会引起血容量减少和组织灌注不足。临床表现为细胞脱水和血容量不足的症状。高血糖症除血浆渗透浓度升高外，多数还伴有严重的代谢性酸中毒和血容量减少。高渗状态引起的脑细胞脱水可表现为极度口渴、全身无力、肌肉软弱、昏迷、抽搐，最后死亡。

【诊断】

根据病史、临床表现及实验室检查（包括血糖、血/尿酮体和尿糖浓度等）可明确诊断。

【治疗】

（1）补液：补液治疗对于高血糖症患者至关重要，不仅可纠正血容量不足和高渗状态，而且有助于降低血糖和消除酮体。一般推荐输注等渗盐溶液。

（2）胰岛素治疗：先静脉注射胰岛素 0.1~0.2U/kg，然后以 0.1U/(kg·h)的速度持续静脉输注，使血糖以每小时 3.3~5.5mmol/L 的速度下降。当血糖下降至 14~17mmol/L 时，应开始给予 5% 葡萄糖溶液，并减半胰岛素剂量［即 0.05U/(kg·h)］，以防止血糖及血浆渗透压下降过快而造成脑水肿。

（3）纠正电解质紊乱：应注重低血钾的预防和纠正。

（4）纠正酸中毒：轻度酸中毒不需要用碱性溶液；如 pH<7.1，可静脉给予 1.4% 碳酸氢钠溶液 200~400ml，4~6 小时后复查。避免应用高渗的碳酸氢钠溶液或乳酸钠溶液。

（5）治疗病因。

三、围手术期酸碱平衡的监测

（一）酸碱平衡的基本生理

1. 酸、碱和缓冲系统　根据 Brønsted-Lowry 的酸碱定义，可释放氢离子（H^+）的物质是酸，可结合 H^+ 的物质是碱。缓冲对由弱酸（HA）及其解离产生的弱共轭碱（A^-）组成：$HA \leftrightarrow A^- + H^+$，既能给出 H^+ 又能接受 H^+，是人体内调节酸碱平衡的缓冲系统。主要的缓冲对有 HCO_3^-/H_2CO_3、$HPO_4^{2-}/H_2PO_4^-$、血浆蛋白根/血浆蛋白酸（Pr^-/HPr）以及血红蛋白/氧合血红蛋白，其中 HCO_3^-/H_2CO_3 在细胞外液中含量最多。

2. 体内氢离子浓度和 pH　酸（碱）血症是以 pH 为诊断标准；当 pH<7.35 时为酸血症，pH>7.45 时为碱血症。临床上一般将动脉血的测定结果作为反映细胞外液酸碱平衡状态的指标。人体可耐受的 pH 范围是 6.8~7.8。酸碱平衡就是机体维持体内[H^+]稳定的过程。

3. 酸碱平衡的调节　当酸碱失衡引起 pH 改变时，主要通过呼吸、肾脏和体内缓冲系统来进行缓冲、代偿和纠正，维持 pH 在正常值范围内。

（1）缓冲系统的调节：通过缓冲对来中和任何可使 pH 改变的酸或碱的效应，维持体液 pH 在正常范围内。

（2）肺的调节作用：当代谢因素致[H^+]改变（升高）而影响 pH 时，可兴奋外周化学感受器而使呼吸增强，从而使 $PaCO_2$ 降低，以维持 $HCO_3^-/PaCO_2$ 为 20：1、pH 接近正常。

（3）肾脏代偿纠正：肾脏可通过对 $NaHCO_3$ 重吸收、肾小管尿液内 Na_2HPO_4 的酸化（成为 NaH_2PO_4）以及远端肾小管的泌氨作用，将体内多余的 H^+ 排出体外，以维持体液 pH 的正常。

（4）组织、细胞的调节作用：组织细胞通过离子交换发挥缓冲作用。当细胞外液 H^+ 过多时，H^+ 可弥散进入细胞内，K^+ 转移到细胞外；当细胞外液 H^+ 过少时，则发生相反方向的离子交换。

（二）酸碱平衡的常用监测参数

1. pH　以动脉血的 pH 测定值来反映内环境的酸碱状态。

2. 碳酸氢盐（bicarbonate，HCO_3^-）　是反映机体酸碱代谢状况的指标，包括实际碳酸氢盐（actual bicarbonate，AB）和标准碳酸氢盐（standard bicarbonate，SB）。

3. 动脉血二氧化碳分压（$PaCO_2$）　是动脉血中物理溶解的 CO_2 分子所产生的压力。正常值为 35~45mmHg，平均值为 40mmHg。$PaCO_2$ 是衡量肺泡通气量的指标，是呼吸性酸碱平衡的标志。

4. 缓冲碱（buffer bases，BB）　是血液（全血或血浆）中一切具有缓冲作用的碱（负离子）的总和，包括 HCO_3^-、血红蛋白、血浆蛋白和 HPO_4^{2-} 等，正常值为 45~55mmol/L。

5. 碱剩余（base excess，BE）及碱缺失（base deficient，BD）　是指在标准条件（血液温度 37℃、$PaCO_2$ 40mmHg、血红蛋白充分氧合）下，将血浆或全血的 pH 滴定至 7.40 时所需用的酸或碱量。正常值为±3mmol/L。

6. 阴离子间隙（anion gap，AG）　为血清中常规测得的阳离子总浓度与阴离子总浓度之差，计算公式为 AG=[Na^+]−([HCO_3^-]+[Cl^-])，正常值为 8~16mmol/L。AG 在诊断代谢性酸中毒时具有重要意义。不论 pH 是否正常，只要 AG 大于 16mmol/L 就可以诊断为代谢性酸中毒。

（三）常见酸碱平衡失调的诊断与处理

1. 呼吸性酸中毒（respiratory acidosis）　是由于原发性呼吸紊乱导致 $PaCO_2$ 升高而出现的酸碱失衡，表现为动脉血 pH<7.35、$PaCO_2$>45mmHg。

【病因】

由于肺泡通气量不足，不能排除机体代谢所产生的 CO_2，导致 $PaCO_2$ 升高。

【临床表现】

(1) 中枢神经系统:焦虑、定向力障碍、意识错乱、呼吸困难等。$PaCO_2$ 过高(>70mmHg)可导致 CO_2 麻醉,表现为嗜睡、木僵甚至昏迷;全麻患者可出现苏醒延迟。高碳酸血症可导致脑血管扩张,出现颅内压升高的症状。

(2) 心血管系统:交感肾上腺系统兴奋表现为高血压、心动过速、心排血量增加等循环高动力状态。$PaCO_2$ 过高可产生负性肌力作用,表现为低血压、心排血量降低等循环抑制状态。

(3) 呼吸性酸中毒时由于 H^+ 从细胞外向细胞内流动,而 K^+ 从细胞内向细胞外流动,患者可出现高钾血症。

【诊断】

根据病史和血气分析结果即可诊断。如果血气结果与期望值比较存在明显差异,应考虑有混合性酸碱平衡紊乱。

【治疗】

改善肺泡通气功能,使 $PaCO_2$ 恢复至基础水平。

2. 呼吸性碱中毒(respiratory alkalosis) 是由原发性呼吸障碍导致 $PaCO_2$ 降低而出现的酸碱失衡,表现为动脉血 pH>7.45、$PaCO_2$<35mmHg。

【病因】

肺泡过度通气,原因为:

(1) 通气量过高,如低氧血症、低血压、中枢神经系统疾病等。

(2) 机体 CO_2 产生量减少,如麻醉、体温下降等引起的代谢率降低。

与麻醉相关的主要是:机械通气过度,呼吸兴奋剂的使用,麻醉过浅或效果不佳。

【临床表现】

急性低碳酸血症可引起:

(1) 中枢神经系统功能障碍,患者出现眩晕、判断力下降、意识错乱,甚至昏迷。

(2) 神经肌肉的应激性增强,出现感觉异常、手足搐搦或癫痫样发作等。

(3) 脑血管收缩,可导致局部脑缺血。

(4) 心排血量下降;常伴有低钾血症,严重者可导致心律失常。

【诊断】

根据病史和血气分析结果即可诊断。如果血气分析[HCO_3^-]的结果与期望值比较存在明显差异,可能存在混合性酸碱平衡紊乱。

【治疗】

处理以治疗原发病为主,如适当降低人工呼吸机的通气量,或加大无效腔使患者重复吸入无效腔空气,应用镇静药以适当减少通气量,停用呼吸兴奋剂,减轻疼痛,治疗感染与发热。对合并低氧血症的患者应积极处理缺氧。

3. 代谢性酸中毒(metabolic acidosis) 原发性代谢紊乱导致[HCO_3^-]减少和[H^+]增加而出现的酸碱失衡,表现为动脉血 pH<7.35,同时[HCO_3^-]<20mmol/L 或 BE<-3mmol/L。

【病因】

(1) 代谢性酸中毒伴阴离子间隙增加的原因:①酸性物质过多,如乳酸酸中毒、糖尿病酮症酸中毒等;②肾功能不全,主要因肾小球的滤过率降低使有机酸阴离子排出减少。

(2) 代谢性酸中毒伴阴离子间隙正常的原因:①直接 HCO_3^- 丢失,见于腹泻、肠瘘等,或使用碳酸酐酶抑制剂(如乙酰唑胺)时;②间接 HCO_3^- 丢失,有机酸阴离子经肾小球滤过后不被重吸收,造成体内 H^+ 蓄积。

代谢性酸中毒是临床最常见的酸碱平衡紊乱类型,与麻醉相关的主要原因包括术前禁食、术中缺氧、低血压及大量输注库存血。

【临床表现】

(1) 中枢神经系统:患者出现疲乏、嗜睡、意识模糊,甚至昏迷。

(2) 呼吸系统:最初是通气量增加,但酸中毒可损害肌肉收缩力,最终可导致呼吸衰竭。

(3) 心血管系统:早期为交感肾上腺系统兴奋表现;当 pH 低于 7.20 时心肌收缩力逐渐降低,加之容量血管和阻力血管扩张,患者常出现低血压;如果因低血压发生组织血流灌注和氧供下降,可进一步加重乳酸酸中毒。

(4) 长时间代谢性酸中毒可使机体的 K^+ 储备耗竭,血钾虽可维持正常,但一旦代谢性酸中毒得以纠正,K^+ 分布恢复正常,即可出现低钾血症。

(5) 急性酸中毒时血红蛋白与氧的亲和力下降,导致血液携氧和运输氧的能力降低。

【诊断】

可按照以下步骤分析:

(1) 是否存在代谢性酸中毒。

(2) 呼吸系统反应是否正常。如果 $PaCO_2$ 不能恢复至适当水平,提示患者同时存在呼吸性酸碱平衡紊乱。

(3) 是否存在无血浆阴离子间隙增加的代谢性酸中毒。

【治疗】

(1) 明确病因,治疗原发病。

(2) 应用碱性药物。首选 $NaHCO_3$,$NaHCO_3$ 的剂量可根据细胞外液中 HCO_3^- 的缺失量计算:$[HCO_3^-]$ 总缺失量(mmol)=体重(kg)×0.3(ECF 占体重的百分比)× $[HCO_3^-]$缺失量(mmol/L),可先给与半量后复查血气分析,再决定进一步治疗。

(3) 应注意补 K^+,因为随着酸血症的纠正,K^+ 向细胞内流动,可加重低钾血症。

4. 代谢性碱中毒(metabolic alkalosis)　原发性代谢紊乱导致$[HCO_3^-]$增加和$[H^+]$减少而出现的酸碱失衡,表现为动脉血 pH>7.45,同时 $[HCO_3^-]$>30mmol/L 或 BE>3mmol/L。

【病因】

碱中毒通常是由酸丢失过多或给予外源性碱导致。酸丢失的情况见于:①呕吐或持续胃管吸引时直接丢失 H^+ 和 Cl^-;②使用噻嗪类利尿剂和袢利尿剂时,尿中 Cl^- 的丢失多于 Na^+ 和 K^+ 的丢失,过多的 Cl^- 与 H^+ 或 NH_4^+ 共同排出。与麻醉相关的原因主要是某些碱性药物用量过大、大量输血后血中枸橼酸钠含量增加、术后呕吐等。

【临床表现】

代谢性碱中毒最严重的后果是呼吸抑制导致通气量不足和 $PaCO_2$ 升高,机械通气患者会出现脱机困难。如发生低氧血症,$PaCO_2$ 降低可在一定程度上抵消碱血症的呼吸抑制作用;但接受氧治疗的患者可出现严重的呼吸抑制。碱血症时血红蛋白与 O_2 的亲和力增加、氧离曲线左移,可进一步加重组织缺氧。代偿性高碳酸血症可导致患者意识错乱、昏睡、昏迷,因为 $PaCO_2$ 很容易透过血-脑屏障。另外,代谢性碱中毒患者常合并低钾血症。

【诊断】

诊断:根据病史常能确定导致代谢性碱中毒的原因(碱摄入过多或酸丢失)。多数患者 ECF 容量减少、尿$[Cl^-]$降低(<20mmol/L),可结合病史进行鉴别诊断。

【治疗】

治疗代谢性碱中毒时,应特别强调纠正电解质紊乱的重要性,因为两者因果关系密切。在明确病因的基础上,纠正诱发因素如利尿剂使用不当或呕吐等。对症治疗主要是明确缺失的成分,并予以补充。细胞外液容量不足者,应补充 Na^+ 和 Cl^-。由于此类患者常伴有缺 K^+,往往还需同时补 K^+。严重碱血症($pH>7.70$)时,可给予 HCl 或 NH_4Cl 直接补充 H^+;透析的患者可通过减少透析液中[HCO_3^-]或乙酸盐的浓度来减轻碱血症。出现手足抽搐时,可用 10% 葡萄糖酸钙 20ml 静脉注射纠正缺钙。另一个治疗途径是使用碳酸酐酶抑制剂减少近端肾小管对 HCO_3^- 的重吸收,此时应注意 K^+ 丢失也增加。

5. 混合型酸碱失衡　混合型酸碱失衡是指由两个或两个以上原发改变和相应的代偿所构成的酸碱失衡,即各种单纯性代谢性酸碱失常与单纯性呼吸性酸碱失常同时出现,甚至表现为三重酸碱失衡。如代谢性酸中毒与代谢性碱中毒合并呼吸性酸碱失衡。混合型酸碱失衡比较复杂,可见于围手术期和危重患者,需根据病因、电解质与酸碱检测结果等进行动态观察、综合分析,才能作出准确诊断,以指导治疗。

四、围手术期液体治疗

(一)麻醉手术期间液体需要量

麻醉手术期间液体治疗的目的是维持体液量正常、满足机体需求,并维持正常的电解质浓度和可接受的血糖水平。输液总量包括:①血管扩张增加量;②生理需要量;③累计缺失量;④继续丢失量;⑤第三间隙损失量。

(二)围手术期有效循环血容量的评估

1. 体液量的评估　根据病史、术前基本病情、一般监测(包括症状、体征)、血流动力学监测及大血管超声影像监测结果进行综合分析。

2. 无创循环监测指标　为了能正确评估围手术期血容量,麻醉手术期间应常规监测心率、血压、尿量、脉搏血氧饱和度波形及其随呼吸的变化等。

3. 有创血流动力学监测指标　对于施行大手术的患者或合并复杂术前疾病的危重患者,除了常规无创监测指标外,往往还需要进行有创血流动力学监测及重要器官灌注监测等,以辅助评估围手术期血容量是否充足。详见第五章“血流动力学监测”及第六章“围手术期危重患者的监测与评估”。

(三)液体治疗的一般原则

1. 优先补充血容量　当有效循环血容量不足时,应优先予以纠正,以保障血流动力学的稳定。对于相对健康的普通手术患者,术中输液应在心率、血压、尿量等生命体征监测下进行。大手术或危重患者常需在严密监测下实施目标导向液体治疗(goal-directed fluid therapy,GDFT)。

2. 术中失血的处理　参阅第十章“围手术期患者血液管理”。

3. 合理选择输液制剂。

4. 输液的顺序与速度　主要根据体液缺失情况和病情而定,一般而言对刚入手术室患者应先输注晶体液,以补充禁食禁饮引起的累计缺失。术中活动性大量失血时可先输注人工胶体液,待手术止血成功后再输注血液制品;但血红蛋白低于输血阈值时应及早输血。输液的速度取决于体液缺失的程度、监测所得的循环指标、基础疾病情况及输液的种类。

(四)常用输液制剂

1. 晶体液

(1)葡萄糖注射液:5% 葡萄糖液经静脉输入后仅有 1/14 可保留在血管中,主要用于补充水和热量、治疗低血糖症、与胰岛素合用以促进钾离子向细胞内转移从而治疗高钾血症。

(2)生理盐水:为等渗等张溶液,可补充血容量和钠、氯离子,不含缓冲剂和其他电解质成分。但 Cl^- 含量超过细胞外液,大量输注会导致高氯血症。

(3)乳酸林格液:属于平衡盐溶液,电解质浓度与细胞外液相似,是围手术期最常用的细胞外液补充液。

（4）醋酸盐平衡晶体液：与乳酸林格液相比，其电解质成分更接近细胞外液，pH 为 7.4。

（5）高张盐溶液：为高渗的氯化钠溶液，其 Na^+ 浓度为 250~1 200mmol/L。由于较小的容量可获得较好的复苏效果，近年来在创伤（包括战伤）中的应用价值受到重视。

2. 胶体液

（1）白蛋白（albumin）：5% 白蛋白或血浆蛋白成分制品的胶体渗透压为 20mmHg，接近生理胶体渗透压。当胶体渗透压低而晶体液不能有效维持血容量时，可用 5% 白蛋白来扩容。尤其适用于血管内蛋白丢失的患者。25% 白蛋白含有纯化的 5 倍于正常浓度的白蛋白，使用时扩容效果可达输注量的 5 倍。

（2）右旋糖酐：适用于抗休克、各种血栓性疾病以及断肢再植术。

（3）羟乙基淀粉（hydroxyethyl starch）：羟乙基淀粉适用于麻醉后低血压防治、术中容量补充、等容或高容性血液稀释等。羟乙基淀粉用于危重患者或重症脓毒症患者时容量复苏的效果不佳，甚至可能增加死亡率及肾脏损害或出血风险。

（4）明胶（gelatin）：由牛胶原水解而成，是人造胶体溶液，临床用于补充血浆容量。目前最常用制剂为 4% 琥珀酰明胶，分子量为 35 000Da，血管内留滞时间为 2~3 小时，时间短于右旋糖酐 70 和羟乙基淀粉。可反复使用，对凝血系统无明显影响。

习题

一、名词解释

1. 第三间隙（the third space）　　　　　2. 血液高渗状态（blood hyperosmolar status）

3. 代谢性酸中毒（metabolic acidosis）

二、选择题

【A1 型题】

1. 使抗利尿激素分泌增加的主要原因是
   A. 血浆晶体渗透压升高　　　B. 血浆晶体渗透压降低　　　C. 肾小管液晶体渗透压升高
   D. 肾小管液晶体渗透压降低　　　E. 血浆胶体渗透压升高

2. Ⅱ型呼吸衰竭的血气分析特点是
   A. $PaO_2<50mmHg$，$PaCO_2>60mmHg$　　　　B. $PaO_2>60mmHg$，$PaCO_2<50mmHg$
   C. $PaO_2<60mmHg$，$PaCO_2<50mmHg$　　　　D. $PaO_2<60mmHg$，$PaCO_2>50mmHg$
   E. $PaO_2<55mmHg$，$PaCO_2>50mmHg$

3. 以下补钾注意事项中正确的是
   A. 补钾时应增加磷的摄入　　　　　　　B. 血钾浓度出现变化时心电图不会发生变化
   C. 补钾过程要注意监测血清电解质的水平　　D. 酸中毒患者应先纠正酸中毒再补钾
   E. 外周血管补钾时浓度不超过 6‰

4. 成人在麻醉期间出现代谢性酸中毒，通常是由于
   A. 麻醉药本身的影响　　　　　　　　B. 组织血液灌注量减少
   C. 通气过度　　　　　　　　　　　　D. 各种麻醉气体中都有酸性基团
   E. 血液中有过多的碳酸氢盐

5. 慢性腹泻患者易发生
   A. 高氯性代谢性碱中毒　　　B. 高氯性代谢性酸中毒　　　C. 低氯性代谢性酸中毒
   D. 低氯性代谢性碱中毒　　　E. 碱中毒伴氯离子正常

6. 患儿体重 13kg,术中补液时,其生理需要量为

  A. 13ml/h B. 23ml/h C. 46ml/h D. 92ml/h E. 100ml/h

7. 术中体液补充**不包括**

  A. 术前机体的液体缺失量 B. 手术期间的生理需要量 C. 手术出血量

  D. 第三间隙液体损失量 E. 术后引流量

8. **不适宜**使用人工胶体液的情况是

  A. 脓毒症休克终末期 B. 蛛网膜下腔阻滞 C. 失血性休克

  D. 心肺循环机预充 E. 全麻诱导后低血压

9. 为达到血流动力学稳定,晶体液用量通常是等效胶体液的

  A. 1 倍 B. 2 倍 C. 3 倍 D. 10 倍 E. 20 倍

10. 术中患者血压稳定,但创面渗血较多,急查血气分析提示:Hb 101g/L,此时**不应**为患者补充

  A. 新鲜冰冻血浆 B. 羟乙基淀粉 C. 冷沉淀

  D. 普通冰冻血浆 E. 血小板

【A2 型题】

11. 肺源性心脏病患者因急性呼吸衰竭入院,查血气分析结果如下:pH 7.18,$PaCO_2$ 76.6mmHg,HCO_3^- 23mmol/L,BE −5.6mmol/L,最可能的诊断是

  A. 呼吸性酸中毒 B. 代谢性酸中毒 C. 代谢性碱中毒

  D. 呼吸性碱中毒 E. 呼吸性酸中毒合并代谢性酸中毒

12. 术前呼吸功能正常的女性患者在全麻下行腹腔镜子宫全切术,气腹半小时后其呼气末 CO_2 分压达到 70mmHg,出现 CO_2 蓄积的早期征象是

  A. 血压下降 B. 面部潮红 C. 呼吸深而慢

  D. 肌张力减退 E. 心率减慢

13. 患者,女性,67 岁,大面积烧伤,创面有大量液体渗出,血压 90/60mmHg。血常规检查结果为:红细胞 $5.5×10^{12}$/L,血红蛋白 160g/L,血细胞比容 56%。患者需要补液,以下最佳的补液方式为

  A. 输全血 B. 输入血浆和/或白蛋白 C. 输入红细胞浓缩液

  D. 输入生理盐水 E. 输入 10% 葡萄糖溶液

14. 患者,男性,38 岁。诊断:慢性肾炎,慢性肾功能不全。近 3 天来恶心、呕吐、腹泻,呼吸深快。血气示:血 pH 7.25,血 HCO_3^- 19mmol/L,碱剩余(BE)−7mmol/L,$PaCO_2$ 42mmHg。患者酸碱平衡紊乱的类型应为

  A. 呼吸性酸中毒 B. 酮症酸中毒 C. 代谢性酸中毒

  D. 乳酸酸中毒 E. 代谢性酸中毒+代谢性碱中毒

15. 小儿,体重为 10kg,禁食 4 小时,施行肠套叠松解手术 2 小时,手术禁食所导致的液体缺失量约为

  A. 100ml B. 150ml C. 200ml D. 250ml E. 300ml

16. 患者,女性,55 岁。因乳腺癌准备择日行右乳切除+淋巴结清扫术。有肝硬化病史 15 年,心、肺检查无异常。术前凝血检查显示:活化部分凝血活酶时间(APTT)68s,凝血酶原时间(PT)28s,凝血酶原时间 31.5s,D-二聚体 0.8mg/L。血红蛋白 88g/L,白蛋白 28g/L。术前准备最重要的是

  A. 输血,使血红蛋白达到 100g/L 以上 B. 补充白蛋白 C. 输入新鲜冰冻血浆

  D. 留置尿管 E. 留置胃管

17. 患者,男性,81 岁。有 COPD、冠心病病史。因右肝占位性病变拟行右肝肿块切除术,术中失血 2 000ml。患者术后转运至麻醉后监护治疗病房(PACU),复苏过程中患者逐渐出现呼吸深慢,

颜面潮红,神志逐渐淡漠,血压升高,心率增快,最先考虑的诊断是

    A. 缺氧   B. 二氧化碳潴留   C. 低血压   D. 肺水肿   E. 脑出血

【B 型题】

(18~19 题共用备选答案)

    A. 细胞内液   B. 组织间液   C. 血管内液

    D. 血浆   E. 非功能性细胞外液

18. 只含有少量蛋白质,**不含**红细胞的体液成分为

19. 结缔组织液和跨细胞液(transcellular fluid),如脑脊液、胸膜液、腹膜液、关节液属于

(20~21 题共用备选答案)

    A. 钠离子   B. 钾离子   C. 镁离子   D. 钙离子   E. 氯离子

20. 作为细胞内许多酶系统的激活剂,可激活将近 300 种酶系统的电解质是

21. 在维持神经、肌肉的正常兴奋性,调节肌肉收缩过程,影响心肌电生理的电解质是

(22~23 题共用备选答案)

    A. 高钠血症   B. 急性低钠血症   C. 慢性低钠血症

    D. 高钾血症   E. 低钾血症

22. 心电图表现为 T 波高尖、PR 间期延长、QRS 波增宽、心室颤动,直到出现心脏停搏的是

23. 患者出现头痛、恶心、呕吐、无力、惊厥、昏迷等症状,有可能是发生了

(24~25 题共用备选答案)

    A. 浓缩红细胞   B. 新鲜冰冻血浆   C. 血小板

    D. 生理盐水   E. 白蛋白

24. 因凝血因子缺乏而引发的出血及出血倾向症状,应该输注

25. 对于颅脑外伤、代谢性碱中毒或低钠血症患者,可优先输注

三、简答题

1. 临床上处理高钾血症的措施有哪些?

2. 呼吸性酸中毒常见的临床表现是什么?

3. 调节体液水、电解质平衡的机制有哪些?

4. 血小板输注的指征是什么?

参考答案

一、名词解释

1. 第三间隙(the third space)是指人体内的潜在腔隙,主要由细胞外液组成,包括胸腔、腹腔和关节腔等。创伤、手术或疾病等原因可导致第三间隙液体增多,甚至影响血流动力学,并可能引起一系列并发症。

2. 血液高渗状态(blood hyperosmolar status)是指血浆渗透浓度>310mOsm/(kg·H₂O)。

3. 代谢性酸中毒(metabolic acidosis)是指由于原发性代谢紊乱导致[HCO₃⁻]减少和[H⁺]增加而出现的酸碱失衡,表现为动脉血 pH<7.35,同时[HCO₃⁻]<20mmol/L 或 BE<−3mmol/L。

二、选择题

【A1 型题】

1. A   2. D   3. C   4. B   5. B   6. C   7. E   8. A   9. C   10. B

【A2 型题】

11. E　　12. B　　13. B　　14. C　　15. B　　16. C　　17. B

【B 型题】

18. B　　19. E　　20. C　　21. D　　22. D　　23. B　　24. B　　25. D

三、简答题

1. 临床上处理高钾血症的措施有哪些?

答:临床上处理高钾血症的措施包括:①给予钙剂以对抗高钾血症对心脏的抑制;②促进钾向细胞内转移:静脉输注葡萄糖、胰岛素、碳酸氢钠和/或 β 肾上腺素受体激动药;③促进钾排泄:静脉给予利尿剂、醛固酮激动药(如氟氢可的松),肾功能不全者可行肾脏替代治疗;④限制钾的摄入,避免应用库存血等;⑤治疗原发疾病。

2. 呼吸性酸中毒常见的临床表现是什么?

答:呼吸性酸中毒常见的临床表现包括以下几方面。

(1) 中枢神经系统:焦虑、定向力障碍、意识错乱、呼吸困难等。$PaCO_2$ 过高(>70mmHg)可导致高 CO_2 反应,表现为嗜睡、木僵甚至昏迷;全麻患者会出现苏醒延迟。高碳酸血症可导致脑血管扩张,出现颅内压升高的症状,如头痛、反应迟钝、视盘水肿等。

(2) 心血管系统:早期交感肾上腺系统兴奋,表现为高血压、心动过速、心排血量增加等循环高动力状态。$PaCO_2$ 过高可产生负性肌力作用,表现为低血压、心排血量降低等循环抑制状态。

(3) 呼吸性酸中毒时由于 H^+ 从细胞外向细胞内流动,而 K^+ 从细胞内向细胞外流动,患者可出现高钾血症。

3. 调节体液水、电解质平衡的机制有哪些?

答:调节体液水、电解质平衡的机制有以下几方面。

(1) 神经(神经递质)调节机制:①口渴机制:下丘脑视上核侧面有口渴中枢,饮水后刺激因素缓解,口渴感消失。②交感神经:肾交感神经由 T_{6-12} 脊髓侧角发出,其兴奋可引起入球小动脉和出球小动脉收缩、肾小管周围血流量减少、肾小球滤过率减少,从而刺激近球小体中的颗粒细胞释放肾素、增加循环中血管紧张素和醛固酮的含量,继而增加肾脏对 Na^+ 和水的重吸收。③多巴胺受体:小剂量多巴胺可扩张肾血管,增加肾血流量,从而增加尿量。

(2) 内分泌调节机制:①心房钠尿肽(ANP):主要存在于心房肌细胞的细胞质中,通过增加肾小球滤过率、抑制肾髓质集合管对 Na^+ 的重吸收而发挥利钠、利尿的作用。②抗利尿激素(ADH):主要由下丘脑视上核和室旁核神经细胞分泌并贮存在神经垂体,能促进肾远曲小管和集合管对水的重吸收。③肾素-血管紧张素-醛固酮系统:在应激情况下调节钠的稳态和肾功能。④前列腺素:可使血管对去甲肾上腺素和血管紧张素的敏感性降低,在低血容量时前列腺素使肾血管舒张,对维持肾血流量有重要意义。

(3) 肾脏的效应器调节:正常情况下肾是水排出的主要器官,每日大约有 60% 的水经尿排出。若环境温度升高或运动量增加,经汗液丢失的水将增加,可能占当天排出水分的主要部分。

4. 血小板输注的指征是什么?

答:血小板输注主要用于患者血小板数量减少或功能异常并伴有出血倾向或表现的情况。根据 2000 年卫生部制定的《临床输血技术规范》建议:①血小板计数>$100×10^9$/L,可以不输注;②血小板计数<$50×10^9$/L,应考虑输注;③血小板计数在(50~100)×10^9/L,应根据是否有自发性出血或伤口渗血决定是否输注;④如术中出现不可控渗血,明确存在血小板功能低下(如应用抗凝血药或体外循环后),输注血小板不受上述限制。

(王东信)

第九章 | 血流动力学调控

学习目标

1. **掌握** 围手术期高血压、低血压、心肌缺血和梗死及心律失常的原因与治疗。
2. **熟悉** 心电图各波形的意义;心肌缺血和梗死的心电图特征。
3. **了解** 控制性降压的生理基础,控制性降压对机体的影响;控制性降压的适应证和禁忌证;控制性降压的技术和方法;控制性降压的并发症及防治。

重点和难点内容

一、围手术期高血压、低血压、心肌缺血与梗死以及心律失常的治疗

1. **围手术期高血压的治疗** 为预防全麻诱导期气管内插管引起的高血压,应达到适当的麻醉深度。如为麻醉过浅,应加深麻醉;如为镇痛不全,应给予镇痛药;如为明显应激反应引起的高血压,加深麻醉的同时可根据情况给予 α 或 β 受体拮抗药,或血管扩张药(如钙通道阻滞药尼卡地平、硝酸酯类药物硝酸甘油等);如为缺氧或 CO_2 蓄积引起的高血压,应加大通气量,同时提高吸入氧浓度。

2. **围手术期低血压的治疗** 如为麻醉过深,应适当减浅麻醉;如为血容量不足,应积极补充血容量;如为低氧血症引起的酸中毒,应加强呼吸管理,增加吸入氧浓度,必要时纠正酸中毒。对椎管内麻醉和神经阻滞引起的低血压,可以静脉注射麻黄碱(5~10mg)。对手术牵拉内脏所致的神经反射性低血压,应暂停手术操作,应用血管活性药治疗。对失血性休克所致的低血压,应在积极补足血容量的基础上加用血管活性药,以恢复血压。

3. **围手术期心肌缺血与梗死的处理** 主要包括药物治疗及再灌注治疗。常用的药物包括:β 受体拮抗药如普萘洛尔,钙通道阻滞药如地尔硫䓬,血管紧张素转换酶抑制剂如卡托普利,硝酸酯类药物如硝酸甘油。再灌注治疗即通过溶栓药或介入治疗,开通病变冠状动脉,使心肌重新恢复血供。可采用静脉溶栓或经皮冠状动脉腔内成形术(PTCA)。

4. **麻醉期间心律失常处理的基本原则** 包括:①消除诱发因素,如暂停手术操作、解除气道梗阻、改善通气功能及纠正水电解质紊乱等;②如有严重血流动力学改变,应进行循环功能支持;③如出现阵发性室上性心动过速、严重心动过缓、心房扑动或心室颤动、心室率在 100 次/分以上及二度以上房室传导阻滞等,均需用药物治疗。

二、控制性降压的技术和方法

1. **控制性降压常用的药物** 血管扩张药、吸入麻醉药及静脉麻醉药,其中常用的血管扩张药包括钙通道阻滞药、硝普钠、硝酸甘油、肾上腺素受体拮抗药、右美托咪定、前列腺素 E_1、嘌呤衍生物等。

2. **控制性降压的安全限度** 一般认为,收缩压或 MAP 允许降至基础血压的 2/3,成年人收

缩压可降至 60~70mmHg,而老年人应维持在 80mmHg 以上。MAP 不应低于 50mmHg,必须降至 50mmHg 时,持续时间不应超过 30 分钟。手术时间较长者,若以降低基础血压 30% 为标准,每次降压时间最长不宜超过 90 分钟。

3. 降压期间的管理

(1) 控制性降压一般在全身麻醉下进行,降压期间必须充分供氧,避免通气不足或过度通气引起脑缺血、缺氧。

(2) 降压及升压过程应缓慢。无论采用何种措施施行控制性降压,降压开始或停止时都应使血压逐渐降低或回升,使机体尤其是脑循环系统逐渐适应该过程。

(3) 利用体位调节血压。由于降压药使血管舒缩功能受抑制,血液可受重力影响随体位变动。保持术野处于最高点可减少渗血。

(4) 降压效果不明显时应及时更换降压措施,或联合应用其他降压药。

(5) 及时补充血容量,有效循环血容量不足可造成血压剧降或重要器官灌注不足。另外,适当输液可轻度降低血液黏度,防止血流减慢导致血栓形成。

(6) 尽量减少降压幅度,缩短降压时间。在主要手术步骤结束后,应立即终止降压措施。

(7) 俯卧位时注意眼部保护,避免局部长期受压而导致术后视力受损。

习题

一、名词解释

1. 围手术期高血压
2. 围手术期低血压
3. 控制性降压

二、选择题

【A1 型题】

1. 下列血管扩张药中主要作用于静脉容量血管的是
   - A. 硝普钠
   - B. 奈西立肽
   - C. 硝酸甘油
   - D. 维拉帕米
   - E. 肼屈嗪

2. 对于某脓毒症患者,为了治疗围手术期低血压,以维持平均动脉压在 65mmHg 以上,首选的升压药是
   - A. 肾上腺素
   - B. 多巴胺
   - C. 多巴酚丁胺
   - D. 去甲肾上腺素
   - E. 去氧肾上腺素

3. 脑血流自动调节的最重要因素是
   - A. 交感缩血管神经
   - B. 副交感舒血管神经
   - C. 交感舒血管神经
   - D. 副交感缩血管神经
   - E. 动脉血二氧化碳分压

4. 对于麻醉期间高血压,下列错误的是
   - A. 神经反射是气管内插管时高血压的重要机制
   - B. 高血压患者气管内插管时血压升高反应剧烈
   - C. CO_2 蓄积通过化学感受器反射使周围血管收缩,血压升高
   - D. 颅内手术刺激到三叉神经,可引起血压升高
   - E. 浅麻醉时刺激腹膜可导致心率增快、血压升高

5. 麻醉中低血压的原因**不包括**

    A. 血容量不足　　　　　　　B. CO_2 蓄积　　　　　　　C. 过敏反应

    D. 麻醉过深　　　　　　　　E. 神经反射

6. 关于麻醉中低血压,下列表述**不正确**的是

    A. 局麻药中毒时心肌和心血管运动中枢受抑制,导致低血压

    B. 阿片类与巴比妥类药物合用,低血压的发生率增加

    C. 异氟烷与恩氟烷直接扩张血管产生低血压

    D. 维库溴铵释放组胺导致血压下降

    E. 硫喷妥钠和丙泊酚扩张周围血管,使血压下降

7. 酚妥拉明引起血压降低时,升压可用

    A. 肾上腺素　　　　　　　　B. 间羟胺　　　　　　　　　C. 多巴胺

    D. 去甲肾上腺素　　　　　　E. 异丙肾上腺素

8. 控制性降压时,调控最主要针对的是

    A. 心排血量　　　　　　　　　　B. 血黏度

    C. 大血管弹性　　　　　　　　　D. 循环血容量与总血容量的比值

    E. 外周血管阻力

9. 控制性降压期间,应避免

    A. MAP 低于 80mmHg　　　　　　B. 头高足低位

    C. 麻醉适度　　　　　　　　　　D. 动脉血二氧化碳分压低于 25mmHg

    E. 应用 β 受体拮抗药

10. 下列**不属于**控制性降压的适应证的是

    A. 垂体瘤　　　　　　　　　　　B. 坐位麻醉下颅后窝手术

    C. 大量输血受限制的手术　　　　D. 严重开放性颅脑外伤

    E. 右肝叶切除术

11. 吸入麻醉药用于控制性降压的缺点是

    A. 增加灌注压　　　　　　　　　B. 氟烷致癫痫样脑电活动

    C. 增加心肌血流　　　　　　　　D. 抑制器官血流的自身调节作用

    E. 与剂量相关

12. 严重冠状动脉狭窄是指冠状动脉狭窄程度达

    A. 50% 以上　　　　　　　　B. 70% 以上　　　　　　　　C. 80% 以上

    D. 90% 以上　　　　　　　　E. 95% 以上

13. 以下均是围手术期急性心肌缺血的危险因素,**除了**

    A. 日常活动可诱发心绞痛　　　　B. 安静状态下 ECG 持续存在 ST 段改变

    C. 合并高血压　　　　　　　　　D. 偶发室性期前收缩

    E. 二联律

14. 监测心肌缺血较敏感和准确的是

    A. 心电图监测　　　　　　　　B. PCWP　　　　　　　　　C. 中心静脉压

    D. 食管二维超声心动图　　　　E. 以上均不是

15. 麻醉期间引起心肌缺血和心肌梗死的主要原因是

    A. 应用异氟烷造成心肌缺血　　B. 术中控制性低血压

　　C. 术中心动过速　　　　　　　　　　D. 术中支气管痉挛导致缺氧

　　E. 术中胃肠牵拉反应

16. 洋地黄化患者与某种肌松药联用,可发生严重心律失常。该肌松药是

　　A. 泮库溴铵　　　　　　　　B. 维库溴铵　　　　　　　C. 琥珀胆碱

　　D. 哌库溴铵　　　　　　　　E. 阿曲库铵

17. 关于心房颤动的治疗,**错误**的是

　　A. 洋地黄制剂适用于合并心功能不全的心房颤动患者

　　B. 永久性心房颤动的治疗策略是控制心室率和抗凝

　　C. 合并冠心病、心功能不全等器质性心脏病的心房颤动患者的复律推荐用胺碘酮,其安全性优于普罗帕酮

　　D. 新型Ⅲ类抗心律失常药决奈达隆可用于窦性心律的维持,其对预防心房颤动复发的效果优于胺碘酮

　　E. 导管消融治疗是阵发性心房颤动的重要治疗手段

18. 心室颤动波较纤细时,为了使心室颤动波转为粗波、易于转复,可使用

　　A. 利多卡因　　　　　　　　B. 胺碘酮　　　　　　　　C. 肾上腺素

　　D. 异丙肾上腺素　　　　　　E. 阿托品

19. 心电图上反映心室绝对不应期的是

　　A. PR 间期　　　B. RT 间期　　　C. QT 间期　　　D. QR 间期　　　E. T 波

【A2 型题】

20. 患者,女性,45 岁,风湿性关节炎 10 余年,服糖皮质激素以及中药治疗。此次因"急性胆囊炎"入院,行全麻下胆囊切除术,术前 24 小时患者未进饮食,术中发生严重低血压,血压为 70/40mmHg,心率为 120 次/分。经快速补液、纠酸及应用血管活性药(麻黄碱及大剂量多巴胺)等抗休克措施,效果不明显,此时应首先考虑为

　　A. 甲亢危象　　　　　　　　　　B. 急性肾上腺皮质功能减退危象

　　C. 严重感染性休克　　　　　　　D. 胆心反射

　　E. 低血糖

21. 患者,男性,55 岁,拟在常温下行脑膜血管瘤摘除术,术前血压 160/95mmHg,ECG 及肝、肾功能正常,术中拟行控制性降压。控制性降压时若行心电图监测,最常见的异常变化是

　　A. 出现心室颤动波　　　　　　　B. 出现病理性 Q 波

　　C. P 波降低,ST 段升高或降低　　D. 传导阻滞

　　E. P 波升高,ST 段降低

22. 患者,女性,47 岁,在全麻下行结肠癌根治术,术中失血较多,曾出现低血压和窦性心动过速,经积极止血、补充血容量后情况趋于平稳。术后送 ICU 监护,比较理想的心电导联是

　　A. 标准肢体导联　　　　　　　B. 加压单极肢体导联　　　　C. 胸前导联

　　D. 改良胸前导联　　　　　　　E. 食管心电图导联

23. 患者,男性,75 岁,因降主动脉真性动脉瘤,拟行降主动脉覆膜支架型人工血管腔成形术。既往高血压病史 20 年,药物控制不佳。进入手术室时心率 100 次/分,右桡动脉血压 120/80mmHg,左桡动脉血压 200/100mmHg。术中控制血压措施选择

　　A. 硝普钠+艾司洛尔　　　　　　B. 丙泊酚+艾司洛尔　　　　C. 丙泊酚+异氟烷

　　D. 硝普钠+普罗帕酮　　　　　　E. 不需要控制血压

24. 患者,男性,39岁,在心脏手术过程中突然出现三度房室传导阻滞,术中检查无心脏传导束缝扎,此时急救处理应选择

  A. 静脉注射阿托品   B. 静脉滴注异丙肾上腺素 C. 静脉注射肾上腺素

  D. 静脉滴注麻黄碱   E. 静脉滴注去甲肾上腺素

25. 患者,男性,60岁,因胃癌拟于全麻下行胃癌根治术。该患者有冠心病病史20余年,手术期间发生了室性心动过速,以下**不适宜**作为室性心动过速治疗药物的是

  A. 利多卡因 B. 氟卡尼 C. 普萘洛尔 D. 胺碘酮 E. 维拉帕米

26. 患者,男性,65岁,有心律失常病史。患者慢性肾功能不全(尿毒症期),出现无尿1天,需行血液透析治疗。予以留置右颈内静脉三腔深静脉导管,术中穿入导丝时突发心搏骤停,可能与心搏骤停有关的操作是

  A. 导丝置入过深   B. 穿刺出血   C. 导丝置入时弯曲

  D. 胸膜损伤   E. 以上都不是

【B 型题】

(27~30 题共用备选答案)

  A. 硝普钠 B. 麻黄碱 C. 多巴胺 D. 尼卡地平 E. 艾司洛尔

27. 可引起代谢产物氰化物蓄积,导致细胞缺氧的是

28. 对于椎管内麻醉引起的低血压,首选的药物是

29. 心动过速可以选用的药物是

30. 心脏手术后发生低心排血量综合征时,首选

三、简答题

1. 简述控制性降压与休克引起的低血压的生理改变的本质区别。

2. 简述控制性降压的适应证及禁忌证。

3. 简述控制性降压的并发症。

参考答案

一、名词解释

1. 围手术期高血压是指麻醉和手术过程中出现血压升高幅度超过基础值的20%或达到140/90mmHg以上。

2. 围手术期低血压是指麻醉和手术期间收缩压下降幅度超过基础值的20%或平均动脉压低于65mmHg。

3. 控制性降压是指在麻醉和手术期间,在保证重要器官氧供的情况下,应用各种药物和方法,有目的地降低患者血压,并能控制降压程度和持续时间,避免重要器官的缺血缺氧性损害,终止降压后血压可以迅速恢复至正常水平,不产生永久性器官损害。

二、选择题

【A1 型题】

1. C 2. D 3. E 4. E 5. B 6. D 7. D 8. E 9. D 10. B

11. D 12. B 13. D 14. D 15. C 16. C 17. C 18. C 19. C

【A2 型题】

20. B 21. C 22. A 23. A 24. B 25. E 26. A

【B 型题】

27. A   28. B   29. E   30. C

三、简答题

1. 简述控制性降压与休克引起的低血压的生理改变的本质区别。

答:控制性降压与休克引起的低血压的生理改变的本质区别如下表所示。

比较要点	控制性低血压	休克	比较要点	控制性低血压	休克
心率	不变	增快	皮肤颜色	红润	苍白
周围血管阻力	降低	增加	皮肤温度	温暖	寒冷
组织供血供氧	良好	极差	皮肤湿度	干燥	潮湿发黏
毛细血管再充盈时间	正常	延迟			

2. 简述控制性降压的适应证及禁忌证。

答:控制性降压的适应证包括:

(1) 预计出血较多、止血困难的手术,如巨大脑膜瘤、盆腔手术。

(2) 血管手术,如主动脉瘤、动脉导管未闭、颅内血管畸形的手术。

(3) 显微外科手术、区域狭小而要求术野清晰的精细手术,如中耳手术、鼻内镜手术。

(4) 嗜铬细胞瘤手术切除前实施控制性降压,有利于补充血容量及防止高血压危象。

(5) 麻醉期间血压、颅内压和眼内压过度升高,可能导致严重不良后果者。

(6) 大量输血有困难或有输血禁忌证者;或因宗教信仰拒绝输血者。

控制性降压的禁忌证包括:

(1) 重要器官实质性病变,如心功能不全、严重呼吸功能不全、严重肝或肾功能不全。

(2) 血管病变如脑血管疾病、严重高血压、动脉硬化、外周血管性跛行及器官灌注不良等。

(3) 严重贫血或低血容量。

(4) 颅内压增高患者,在手术开颅前禁忌降压。

(5) 对有明显机体、器官、组织氧运输能力降低的患者,应仔细衡量术中控制性降压的利弊后再酌情使用。

(6) 未治疗的青光眼。

3. 简述控制性降压的并发症。

答:控制性降压的并发症包括:

(1) 脑栓塞与脑缺氧。

(2) 冠状动脉供血不足,心肌梗死,心力衰竭甚至心搏骤停。

(3) 急性肾损伤。

(4) 血管栓塞。

(5) 降压后反跳性出血。

(6) 持续性低血压,休克。

(7) 嗜睡、苏醒延迟或苏醒后精神障碍。

(8) 呼吸功能障碍。

(9) 失明。

(马 虹)

第十章 | 围手术期患者血液管理

学习目标

1. **掌握** 患者血液管理的概念;贫血的定义和术前贫血的治疗;我国《临床输血技术规范》红细胞输注指征;新鲜冰冻血浆的输注指征;血小板的输注原则。

2. **熟悉** 术中体温的维持;输血策略与红细胞输注阈值;自体输血的种类;自体血液回收。

3. **了解** 外科技术的提高和改进;控制性降压;止血药的种类和应用;主动脉内球囊阻断术和选择性动脉造影介入栓塞术的应用;术前自体血储备;急性等容性血液稀释;凝血功能的检查。

重点和难点内容

患者血液管理(patient blood management,PBM)的概念:PBM强调以患者的转归为中心,应用循证医学的证据,降低患者对于同种异体输血的需求,避免不必要的输血,减少输血相关并发症,以及在最恰当的时机给予患者最适合的血液制品,从而改善患者预后。

一、围手术期贫血的治疗与造血功能的优化

1. **贫血的定义** 根据世界卫生组织(WHO)的定义,血红蛋白(hemoglobin,Hb)水平在成年男性<130g/L,成年非妊娠女性<120g/L、孕妇<110g/L即为贫血。

2. 术前贫血患者最常见的贫血原因是缺铁,静脉补充铁剂是治疗缺铁性贫血的有效措施。

3. 择期手术患者术前28天应进行血红蛋白水平的测定以了解是否有术前贫血、纠正贫血的时间是否足够,以及是否需准备浓缩红细胞或推迟手术。贫血患者在术前需进行相关实验室检查以了解贫血的病因,选择相应治疗从而达到相对正常的目标血红蛋白水平,以降低贫血相关的围手术期风险。

4. 我国的《临床输血技术规范》推荐的红细胞输注指征 Hb水平在100g/L以上通常不需要输注红细胞;而低于60g/L或70g/L,特别是急性失血时常需要输注红细胞;当Hb水平在60~100g/L或70~100g/L时,应根据器官缺血的速度和程度、患者是否存在血容量及氧合不足相关并发症,以及心肺代偿能力、机体代谢和耗氧情况等危险因素来决定是否输注红细胞。

二、减少围手术期失血的措施

1. **外科技术的提高和改进** 外科手术相关设备的进展和手术方式的改进,是减少围手术期失血最主要的措施。临床上提出了"微创外科"的概念,在不影响患者各方面预后的情况下,可显著缩短ICU入住时间、总住院时间以及围手术期的输血需求。

2. **术中体温的维持** 体温每降低1℃,手术失血增加约16%,保持正常体温可显著减少失血,采取的措施包括:应用热风机结合温毯、将输注的液体放置于37℃恒温水浴箱内加温、使用输血输

液加温设备、使用温盐水或加温冲洗液等。

3. **控制性降压**　控制性降压指在手术中应用麻醉技术或药物将血压控制在可接受的相对较低水平,从而减少术中失血。

4. **止血药的合理应用**　针对出血和凝血的生理过程,围手术期应用不同作用机制的止血药,例如来源于血浆的凝血酶原复合物和纤维蛋白原浓缩物、非血浆来源的重组活化Ⅶ因子、抗纤维蛋白溶解的药物氨甲环酸等,可减少手术相关失血。

5. **其他措施**　主动脉内球囊阻断术、选择性动脉造影介入栓塞术的应用可减少术中出血。

三、围手术期自体输血

1. **自体输血的概念和种类**　自体输血是指将自身的血液通过术前储存或术中、术后回收洗涤后,输回给患者,有三种方式:术前自体血储备(preoperative autologous donation,PAD)、自体血回收(cell saver,CS)以及急性等容性血液稀释(acute normovolemic hemodilution,ANH)。

2. **术前自体血储备**　PAD是指确定了择期手术时间、无贫血并具备良好的静脉通路的患者,在术前2~4周采集自身血液储存,术中或术后输回给患者。

3. **自体血回收**　术中或术后均可应用自体血回收装置,将手术过程中的失血或术后引流的血液经抗凝、离心、洗涤、浓缩等步骤输回到患者体内,从而提高血红蛋白水平。CS的适应证包括:预期失血量较大的手术,患者血红蛋白水平低或出血风险高,患者体内存在多种抗体或为稀有血型,以及患者拒绝接受同种异体输血等。

4. **急性等容性血液稀释**　ANH是指在手术的关键步骤之前采集患者一定量的自身血液,同时输入等量的晶体液或胶体液以维持正常血容量来稀释血液从而降低血细胞比容,减少手术中有效血液成分的丢失。

四、围手术期合理输血

1. **红细胞输注策略**　最初的输注策略是"10/30标准",即在围手术期维持血红蛋白水平>100g/L或血细胞比容(Hct)>30%,此称为"开放性输血策略"。Hb水平下降到70g/L或80g/L再启动红细胞输注为限制性输血策略。目前不主张"开放性输血策略"。

2. **凝血功能的监测**　凝血功能的监测项目包括出血时间或毛细血管抵抗力试验、血小板计数、国际标准化比值、活化部分凝血活酶时间(APTT)以及血浆凝血酶原时间(PT)等。血栓弹力图(thromboelastogram,TEG)可动态反映凝血和纤溶的过程。

3. **新鲜冰冻血浆、冷沉淀和血小板**　新鲜冰冻血浆(fresh frozen plasma,FFP)是采血后6~8小时内、经4℃离心制备的血浆迅速在-30℃以下冰冻成块而制成,其中含有全部的凝血因子。冷沉淀是单份FFP在(4±2)℃下融化后的沉淀部分,含有较高浓度的Ⅷ因子和纤维蛋白原。这些血液制品在围手术期均用于治疗或预防凝血功能障碍。

启动FFP输注的指征为:病史或临床过程表现有先天性或获得性凝血功能障碍,PT或APTT延长超过正常1.5倍、纤维蛋白原<1g/L或INR>2.0,且输注剂量须达到10~15ml/kg。对于口服华法林的患者,行急诊手术前,可应用FFP紧急对抗华法林的抗凝血作用。

冷沉淀的临床输注主要用于血友病A(Ⅷ因子缺乏)、血管性血友病、获得性凝血因子缺乏、肝衰竭导致纤维蛋白原<1g/L、凝血功能严重障碍等。在围手术期主要用于大量失血、肝移植,以及溶栓治疗后出血患者的凝血功能改善。

血小板的输注原则为:血小板计数>100×10⁹/L,可以不输;血小板计数<50×10⁹/L,应考虑输

注;血小板计数在(50~100)×10⁹/L 之间,可根据是否有自发性出血或伤口渗血决定是否输注。

习题

一、名词解释

1. 患者血液管理
2. 贫血
3. 新鲜冰冻血浆

二、选择题

【A1 型题】

1. 术前患者贫血最常见的原因是
   A. 创伤失血　　　　　　　　B. 缺铁　　　　　　　　C. 缺叶酸
   D. 缺维生素 K　　　　　　　E. 肿瘤导致慢性失血

2. 我国《临床输血技术规范》推荐,不需要输注红细胞的血红蛋白水平通常至少为
   A. 60g/L　　　　　　　　　 B. 70g/L　　　　　　　　C. 80g/L
   D. 90g/L　　　　　　　　　 E. 100g/L

3. 下列是自体血回收禁忌证的是
   A. 2 小时前发生外伤性脾破裂
   B. 脊柱侧凸矫正术,预期失血量为 1 500ml
   C. 7 小时前发生车祸,导致肝破裂、结肠破裂,腹腔不凝血约 3 000ml,其中混有粪便
   D. 大脑中动脉瘤切除术,预期输血量 1 000ml
   E. 肝硬化失代偿期,拟行同种异体肝移植

4. 以下属于术中保护体温的措施的是
   A. 控制性降压
   B. 主动脉内球囊阻断术
   C. 常规应用氨甲环酸
   D. 应用输血输液加温设备
   E. 将输注的液体放置于 25℃恒温水浴箱内加温后输给患者

5. 术前治疗缺铁性贫血最有效的手段是
   A. 静脉给予铁剂　　　　　　　　　　B. 静脉给予氨甲环酸
   C. 静脉给予凝血酶原复合物　　　　　D. 静脉给予纤维蛋白原
   E. 静脉给予白蛋白

6. 围手术期输注红细胞的目的是
   A. 改善凝血功能　　　　　　　　　　B. 增加血容量
   C. 纠正酸碱平衡　　　　　　　　　　D. 纠正电解质平衡
   E. 提高血液携氧能力

7. 下列不属于减少围手术期失血的措施的是
   A. 外科技术的提高和改进　　　　　　B. 自体血回收
   C. 止血药的合理性应用　　　　　　　D. 术中控制性降压
   E. 术中体温的维持

8. 关于凝血酶原复合物(prothrombin complex concentrate,PCC),说法**错误**的是

   A. PCC 包含凝血酶原(因子Ⅱ)、因子Ⅶ、Ⅸ和Ⅹ等维生素 K 依赖性凝血因子

   B. 其保存形式为冻干粉剂

   C. 因其含有丰富的Ⅸ因子,可有效治疗血友病 A

   D. PCC 能够快速逆转维生素 K 拮抗剂华法林的抗凝效果,术前未停用华法林的患者在应用 PCC 后,INR 可在 10~30 分钟内降低到 1.5 以内

   E. PCC 主要应用于大量失血和输血时发生 DIC、严重肝功能障碍,以及肝移植等手术的患者,可减少术中和术后出血,降低异体红细胞和 FFP 的输注需求

9. 以下可行急性等容性血液稀释的是

   A. 术前血红蛋白水平<110g/L　　　　　B. 血小板计数<100×10⁹/L

   C. 血细胞比容>40%　　　　　　　　　　D. 心肺功能异常

   E. 合并多种严重并发症

10. 影响维持机体氧供/氧耗平衡的因素为

   A. 以下均是　　　　　　　B. 机体的氧耗状态　　　　　C. 体内氧的运输

   D. 机体从外界摄取氧的多少　　　E. 机体结合氧的能力

11. 手术患者凝血功能初筛的实验室检查**不包括**

   A. 出血时间(bleeding time,BT)

   B. 毛细血管抵抗力试验

   C. 血浆凝血酶原时间(prothrombin time,PT)

   D. 国际标准化比值(international normalized ratio,INR)

   E. 活化部分凝血活酶时间(activated partial thromboplastin time,APTT)

12. 以下**不属于**冷沉淀临床输注指征的是

   A. 血友病 A(Ⅷ因子缺乏)　　　　　　B. 血管性血友病

   C. 获得性凝血因子缺乏　　　　　　　D. 肝衰竭导致纤维蛋白原>1g/L

   E. 严重凝血功能障碍

13. 血小板的输注原则为

   A. 血小板计数>100×10⁹/L,可以不输

   B. 血小板计数<50×10⁹/L,应考虑输注

   C. 血小板计数在(50~100)×10⁹/L 之间,有自发性出血,考虑输注

   D. 血小板计数在(50~100)×10⁹/L 之间,有伤口渗血,考虑输注

   E. 以上均是

14. 关于术前自体血储备(PAD),说法**错误**的是

   A. PAD 是指确定了择期手术时间、无贫血并具备良好的静脉通路的患者,在术前 2~4 周采集自身血液储存,术中或术后输回自身

   B. PAD 可降低血液黏滞度,改善组织灌注和微循环,从而降低术后血栓形成的风险

   C. 有心脑血管严重合并症,如主动脉缩窄、术前 6 个月内脑血管意外、心肌梗死或不稳定型心绞痛等,经充分准备可行 PAD

   D. 术前多次自体采血可刺激骨髓细胞增殖和红细胞再生,并促进手术后患者的造血功能

   E. 在准备 PAD 期间,特别是可能需要准备较大量自体血的情况下,通常会给予促红细胞生成素或静脉铁剂

三、简答题

1. 新鲜冰冻血浆的输注指征是什么？
2. 自体输血的概念是什么？目前自体输血有几种方式？
3. 我国《临床输血技术规范》推荐的围手术期红细胞输注指征是什么？

参考答案

一、名词解释

1. 患者血液管理：强调以患者的转归为中心，应用循证医学的证据，降低患者对于同种异体输血的需求，避免不必要的输血，减少输血相关并发症，以及在最恰当的时机给予患者最适合的血液制品，从而改善患者预后。患者血液管理主要通过以下方面进行：治疗贫血和优化造血功能、减少围手术期失血、应用自体输血，以及严格掌握各种血液成分的输注指征。

2. 贫血：根据 WHO 的定义，血红蛋白水平在成年男性<130g/L、成年非妊娠女性<120g/L、孕妇<110g/L 即为贫血。

3. 新鲜冰冻血浆是指采血后 6~8 小时内，经 4℃离心制备的血浆迅速在−30℃以下冰冻成块而制成的血液制品，其中含有全部的凝血因子。

二、选择题

【A1 型题】

1. B　　2. E　　3. C　　4. D　　5. A　　6. E　　7. B　　8. C　　9. C　　10. A
11. B　　12. D　　13. E　　14. C

三、简答题

1. 新鲜冰冻血浆的输注指征是什么？

答：病史或临床过程表现有先天性或获得性凝血功能障碍，PT 或 APTT 延长超过正常 1.5 倍、纤维蛋白原<1g/L 或 INR>2.0，且输注剂量须达到 10~15ml/kg。对于口服华法林的患者，行急诊手术前，可应用 FFP 紧急对抗华法林的抗凝血作用。

2. 自体输血的概念是什么？目前自体输血有几种方式？

答：自体输血是指将自身的血液通过术前储存或术中、术后回收后，输回给患者，即患者所输注的血液来源于自身。自体输血有三种方式：术前自体血储备、自体血回收以及急性等容性血液稀释。

3. 我国《临床输血技术规范》推荐的围手术期红细胞输注指征是什么？

答：我国的《临床输血技术规范》推荐：Hb 水平在 100g/L 以上时通常不需要输注红细胞；而低于 60g/L 或 70g/L，特别是急性失血时常需要输注红细胞；当 Hb 水平在 60~100g/L 或 70~100g/L 时，应根据器官缺血的速度和程度、患者是否存在血容量及氧合不足相关并发症，以及心肺代偿能力、机体代谢和耗氧情况等危险因素来决定是否输注红细胞。

（朱　涛）

第十一章 | 围手术期体温监测与管理

学习目标

1. **掌握** 体温调节的定义及体温调节方式；低体温的定义及对机体的影响；体温过高对机体的影响。
2. **熟悉** 导致低体温的因素；导致体温过高的因素；体温保护措施。
3. **了解** 体温监测部位及监测方法；恶性高热。

重点和难点内容

一、体温调节

正常成人体温约为 37.0℃，人体通过自身体温调节系统通常可使中心温度维持在正常值上下 0.2℃范围之内。

（一）体温调节

体温调节指温度感受器接受体内、外环境温度的刺激，通过体温调节中枢的活动，相应地引起内分泌腺、骨骼肌、皮肤血管和汗腺等组织器官活动的改变，从而调整机体的产热和散热过程，使体温保持在相对恒定的水平。

（二）体温调节系统的组成

人体的体温调节系统主要由三部分组成：外周和中枢的温度感受器、下丘脑体温调节中枢、外周和中枢体温调节效应器。

1. **体温调节中枢** 体温调节的基本中枢在下丘脑。
2. **体温调节方式** 体温调节方式有两种，即行为性体温调节和自主性体温调节。行为性体温调节是指人体通过其行为使体温不致过高或过低的调节过程。自主性体温调节指人体在体温调节中枢的控制下，通过调节机体产热和散热的生理活动，以保持体温相对恒定的调节过程。

二、围手术期影响体温的因素

（一）导致机体低体温的因素

围手术期体温低于 36℃称为低体温（hypothermia）。其原因包括：①患者因素：早产儿、低体重新生儿以及婴幼儿、老年患者、危重患者等；②环境因素；③麻醉因素：全身麻醉和区域麻醉对体温调节的影响；④手术及输血、输液等因素。

（二）导致机体体温过高的因素

原因包括：①患者因素：严重感染、脓毒症、脱水、甲亢、嗜铬细胞瘤急性发作等；②环境因素；③麻醉因素：全麻过浅、局麻药毒性反应、二氧化碳蓄积、恶性高热等；④手术因素：下丘脑附近手术、骨水泥置入、输血或输液引起的发热反应等;⑤药物因素。

三、围手术期体温异常对机体的影响

(一)低体温对机体的影响

1. 能量代谢　人体代谢率下降;产热增加。

2. 循环系统　心肌缺血发生率增高;心脏兴奋、传导、收缩功能下降。严重时可致室性心律失常。

3. 血液系统　血小板及凝血因子功能下降;血液黏度增高。

4. 神经系统　氧耗量下降;脑血流减少,脑血管阻力增高。

5. 呼吸系统　呼吸节律减慢、幅度加深,严重时变弱甚至停止;呼吸中枢对低氧和高二氧化碳的通气反应降低;氧解离曲线左移。

6. 肝、肾功能　肝、肾功能下降;同时低体温对肝、肾功能有保护作用。

7. 切口感染率　切口感染率增高。

8. 对麻醉的影响　增加中枢神经系统对麻醉药的敏感性。

(二)体温过高(hyperthermia)对机体的影响

1. 能量代谢　代谢率增高。

2. 循环系统　心率增快,易发生心律失常和心肌缺血;出汗和血管扩张可导致血容量减少。

3. 呼吸系统　每分通气量增加,可导致呼吸性碱中毒。

4. 严重者可出现水、电解质紊乱和酸碱失衡。

5. 体温升至40℃以上时,常导致惊厥。

6. 恶性高热　全身骨骼肌强烈收缩,可导致急性循环衰竭等。

四、围手术期体温保护措施

(一)围手术期机体低体温的保护措施

1. 术前评估患者手术期间发生低体温的风险,制订保温措施。

2. 维持或升高周围环境温度。

3. 体表加温　体表覆盖;使用变温毯和电热毯保温;使用辐射加热器或压力空气加热器。

4. 对输入的液体、血液、体腔冲洗液进行加温。

5. 使用紧闭式或低流量半紧闭麻醉环路,使用加热湿化器。

(二)围手术期机体体温过高的保护措施

1. 术前根据患者情况正确选择抗胆碱药。

2. 维持手术室合适的温度和湿度。

3. 连续监测体温。

4. 麻醉诱导及维持力求平稳,避免缺氧和二氧化碳蓄积。

5. 对术中胸腔冲洗液、腹腔冲洗液、静脉输注的液体和血液以及吸入气体的加温应适度,避免医源性体温升高。

6. 体表降温或冷盐水体腔内灌洗降温。

7. 经胃管或直肠给予具有中枢作用的药物,如阿司匹林和对乙酰氨基酚。

8. 对恶性高热,应及时诊断与治疗。

习题

一、名词解释

1. 体温调节　　　　　　2. 产热　　　　　　　3. 散热

4. 行为性体温调节　　　5. 自主性体温调节　　6. 围手术期低体温

二、选择题

【A1 型题】

1. 参与体温调节的组织器官不包括

 A. 内分泌腺　　　　　　B. 皮脂腺　　　　　　C. 皮肤血管

 D. 骨骼肌　　　　　　　E. 汗腺

2. 体温调节的产热中枢位于

 A. 松果体　　　　　　　B. 下丘脑后部　　　　C. 下丘脑前部

 D. 小脑前部　　　　　　E. 皮质

3. 体温调节控制的最终目标是深部脏器温度,代表脏器是

 A. 心、肺　　B. 肝、肾　　C. 心、脾　　D. 肝、直肠　　E. 心、肝

4. 自主性体温调节不包括

 A. 散热　　B. 产热　　C. 跑步　　D. 寒战　　E. 血管舒缩

5. 产热最多的内脏器官是

 A. 心脏　　B. 肺　　C. 肾脏　　D. 肝脏　　E. 脾脏

6. 关于产热,下列叙述错误的是

 A. 内脏器官的产热量约占机体总产热量的 52%

 B. 运动时以肝脏产热为主

 C. 骨骼肌的寒战反应使产热量增加 4~5 倍

 D. 产热过程又称为化学性体温调节

 E. 产热过程主要受交感-肾上腺髓质系统及甲状腺激素等因素控制

7. 散热的方式不包括

 A. 辐射　　B. 传导　　C. 对流　　D. 衍射　　E. 蒸发

8. 关于散热,下列叙述错误的是

 A. 散热的速度主要取决于皮肤与环境之间的温度差

 B. 常温下,每天无感蒸发的水分约为 1 000ml

 C. 环境温度等于或高于体温时机体才开始可感蒸发

 D. 皮肤温度取决于皮肤的血流量和血液温度

 E. 环境温度等于或高于体温时,蒸发成为唯一的散热方式

9. 关于全身麻醉对体温调节的影响,下列叙述正确的是

 A. 机体的行为性体温调节减弱甚至消失,而自主性体温调节不受影响

 B. 体温调节反应的冷热反应阈值间距显著缩小

 C. 下丘脑体温调节的敏感性上调

 D. 机体的代谢率下降,产热减少

 E. 全身麻醉时散热较少

10. 关于低体温对机体的影响,下列叙述**错误**的是

    A. 增加心肌细胞对钙离子的敏感性,易出现心室颤动

    B. 器官血流量明显减少,无氧代谢产物增加

    C. 抑制血小板及凝血因子功能,术中渗血及出血增加

    D. 脑血流增加,脑血管阻力降低,有利于脑保护

    E. 氧解离曲线左移,不利于组织供氧

11. 关于体温监测,下列叙述**错误**的是

    A. 食管远端温度可代表心脏温度

    B. 直肠温度代表身体内部温度

    C. 鼻咽或鼓膜温度代表大脑温度

    D. 中心温度可在肺动脉、鼓膜、食管远端处监测

    E. 当全身麻醉超过 1 小时时,才需要进行体温监测

12. 临床上所说的体温是指

    A. 口腔温度　　　　　　　B. 腋窝温度　　　　　　　C. 直肠温度

    D. 皮肤温度　　　　　　　E. 核心部位平均温度

13. 体温调节的基本中枢位于

    A. 脊髓　　　　B. 延髓　　　　C. 中脑　　　　D. 下丘脑　　　　E. 大脑皮质

14. 安静时,产热最多的器官是

    A. 脑　　　　B. 皮肤　　　　C. 内脏　　　　D. 肌肉　　　　E. 骨骼肌

15. 以下因素中,可能引起体温升高的是

    A. 使用丙泊酚　　　　　　　　　B. 室温低于 22℃

    C. 输血输液反应　　　　　　　　D. 快速大量输注 4℃左右的库存血

    E. 局部低温保护脏器

16. 以下有关恶性高热的叙述中,**错误**的是

    A. 具有家族遗传性　　　　　　　B. 是一种代谢亢进危象

    C. 死亡率很高　　　　　　　　　D. 咪达唑仑是其最常见诱因

    E. 患者可出现全身肌肉强烈收缩

17. 不易出现高热的患者类型是

    A. 甲状腺危象患者　　　　B. 恶性高热患者　　　　C. 输血反应患者

    D. 骨水泥反应患者　　　　E. 失血性休克患者

18. 治疗恶性高热的特效药是

    A. 胰岛素　　　　　　　　B. 地塞米松　　　　　　　C. 甘露醇

    D. 碳酸氢钠　　　　　　　E. 丹曲林

19. 当外界温度高于机体温度时,机体的散热形式为

    A. 传导散热　　　　　　　B. 辐射散热　　　　　　　C. 蒸发散热

    D. 对流散热　　　　　　　E. 以上都不是

20. 区域麻醉对患者体温的影响,下列描述正确的是

    A. 区域麻醉仅阻滞外周神经,不影响体温调节中枢

    B. 再分布性低体温仅发生于全身麻醉后,不发生于区域麻醉后

    C. 区域麻醉下体温调节冷热反应的阈值间距变小

D. 体温调节传出反应被阻滞,被阻滞区域血管收缩和寒战反应完全消失

E. 区域麻醉下,被阻滞区域血管舒张,机体产热增加

21. 关于机体自身御寒反应,减慢体表降温速度是通过

    A. 肌肉产热增加　　　　　B. 末梢血管收缩　　　　　C. 热屏障增加

    D. 内分泌反应增强　　　　E. 内脏产热增加

22. 手术室的最佳温度是

    A. 19~21℃　　　　　　　B. 21~23℃　　　　　　　C. 23~25℃

    D. 25~27℃　　　　　　　E. 27~29℃

23. 在全身麻醉下,关于患者体温变化描述**错误**的是

    A. 体温变化曲线呈现明显的三相变化:快速下降期、持续下降期和平台期

    B. 麻醉后的第 1 个小时内,体温下降最快

    C. 快速下降期,体温下降的主要原因为全身总热量的丢失

    D. 持续下降期,通常持续至麻醉诱导后的 3 个小时内,体温下降速率减缓

    E. 平台期,依手术和患者情况等的差异,持续时间不等

24. 低体温对患者可能产生的影响**不包括**

    A. 低体温可增加患者术后心肌缺血的发生率

    B. 可直接损害机体免疫功能,增加切口感染风险

    C. 麻醉药代谢时间明显延长,麻醉恢复慢

    D. 呼吸节律随体温下降而变得浅快

    E. 可抑制患者的凝血功能

25. 全麻患者手术期间体温降低的因素如下,但**不包括**

    A. 高碳酸血症　　　　　　B. 代谢率降低

    C. 血管扩张　　　　　　　D. 大量低温液体冲洗体腔

    E. 中枢抑制

26. 以下因素对体温的影响,描述**错误**的是

    A. 全麻药物抑制体温调节中枢

    B. 肌松药使肌肉丧失产热功能

    C. 肾上腺素受体激动药可使皮肤血管收缩,肌张力增高使体温升高

    D. 拟胆碱药使汗腺分泌减少而使体温升高

    E. 高碳酸血症常导致体温降低

【A2 型题】

27. 患者,女性,29 岁,诊断为甲状腺癌,于全麻下行"甲状腺癌根治术"。麻醉诱导平稳,术中吸入七氟烷行麻醉维持。术中生命体征平稳,BP(121~130)/(60~80)mmHg,HR 65~75 次/分,SpO_2 100%,$P_{ET}CO_2$ 35~45mmHg。手术开始 1 小时后心率突然增快至 150~180 次/分,BP(60~80)/(40~50)mmHg,几分钟内 $P_{ET}CO_2$ 快速升高至 89mmHg,伴皮肤潮红,此时测量体温为 41.8℃。该患者最可能的诊断是

    A. 室性心律失常　　　　　B. 恶性高热　　　　　　　C. 麻醉过浅

    D. 嗜铬细胞瘤　　　　　　E. 甲状腺危象

28. 患者,男性,76 岁,诊断为"前列腺增生",于全麻下行经尿道前列腺电切术,手术历时 3 小时,术中使用大量常温的灌洗液冲洗膀胱。患者在手术结束拔除气管导管后出现寒战、血压升高、

心率增快,体温 35.5℃。麻醉与手术期间为减少术后低体温的发生,可采取以下方法,**除了**

  A. 避免室温过低   B. 使用加温灌洗液

  C. 使用变温毯进行体温保护   D. 术中维持较浅麻醉,增加产热

  E. 对暴露的体表进行覆盖

29. 患者,女性,55 岁,诊断为脾破裂,于全麻下行脾切除术。手术历时 2 小时,术中快速输注库存血 2 000ml、液体 2 000ml,并使用冷盐水冲洗腹腔,术中体温监测显示为 35.1℃,该患者术后可能的临床表现有

  A. 机体代谢率升高   B. $P_{ET}CO_2$ 升高

  C. 心率和心排血量增加   D. 麻醉苏醒延迟

  E. 皮肤潮红、发热

30. 小儿,6 岁,诊断为"胶质细胞瘤",在全麻下行"颅内肿瘤切除术",术中逐渐出现心率增快、血压增高、皮肤发热潮红,SpO_2 100%,$P_{ET}CO_2$ 55~70mmHg,T 39℃,出现体温升高的可能原因**不包括**

  A. 室温过高   B. 麻醉过浅   C. 二氧化碳蓄积

  D. 体表覆盖物较厚   E. 术中输注冷液体

【B 型题】

(31~34 题共用备选答案)

  A. 口腔温度   B. 直肠温度   C. 鼻咽温度   D. 食管温度   E. 腋窝温度

31. 可反映大脑温度的是

32. 对昏迷患者**不宜**使用

33. 食管静脉曲张患者**禁用**

34. 代表心脏大血管温度的是

(35~38 题共用备选答案)

  A. 丹曲林   B. 对乙酰氨基酚   C. 输血输液加温

  D. 胰岛素   E. 冰帽

35. 头部降温使用

36. 治疗恶性高热使用

37. 体温过高可使用

38. 机体大量快速补液可使用

三、简答题

1. 导致机体低体温的因素有哪些?

2. 导致机体体温升高的因素有哪些?

3. 体温升高对机体有哪些影响?

4. 低体温对机体有哪些影响?

5. 围手术期低体温的保护措施有哪些?

参考答案

一、名词解释

1. 体温调节是指温度感受器接受体内、外环境温度的刺激,通过体温调节中枢的活动,相应

地引起内分泌腺、骨骼肌、皮肤血管和汗腺等组织器官活动的改变,从而调整机体的产热和散热过程,使体温保持在相对恒定的水平。

2. 产热是指机体代谢过程中除去 20%~25% 的能量用于做功外,其余以热能形式散发于体外。因热能来自物质代谢的化学反应,所以产热过程又称为化学性体温调节。

3. 散热是指体表皮肤通过辐射、传导、对流以及蒸发等物理方式散热,又称为物理性体温调节。

4. 行为性体温调节是指人体通过其行为使体温不致过高或过低的调节过程,如人在严寒中原地踏步、跑动以取暖。

5. 自主性体温调节是指人体在体温调节中枢的控制下,通过调节机体产热和散热的生理活动,如寒战、发汗、血管舒缩等,保持体温相对恒定的调节过程。

6. 围手术期低体温是指围手术期体温低于 36℃。围手术期导致低体温的因素有患者因素、环境因素、麻醉因素及手术因素等。

二、选择题

【A1 型题 】

1. B	2. B	3. A	4. C	5. D	6. B	7. D	8. C	9. D	10. D
11. E	12. E	13. D	14. C	15. C	16. D	17. E	18. E	19. C	20. D
21. B	22. C	23. C	24. D	25. A	26. E				

【A2 型题 】

27. B　　28. D　　29. D　　30. E

【B 型题 】

31. C　　32. A　　33. D　　34. D　　35. E　　36. A　　37. B　　38. C

三、简答题

1. 导致机体低体温的因素有哪些?

答:导致机体低体温的因素包括以下方面。

(1)患者因素:早产儿及低体重新生儿以及婴幼儿、老年患者、危重患者等易发生低体温。

(2)环境因素:室温过低,患者麻醉后容易发生体温降低。

(3)麻醉因素:全身麻醉下,机体的行为性体温调节减弱甚至消失,而自主性体温调节也可被全麻药抑制。椎管内麻醉因阻滞了传入和传出神经冲动,抑制了正常的体温调节反应。交感神经阻滞后引起血管扩张和散热增加,引起体温下降。

(4)手术及输血、输液等因素:用冷消毒液擦洗皮肤;胸腹腔手术长时间、大面积暴露;术中大量使用低温液体冲洗体腔或进行局部低温脏器保护,可引起低体温。术中大量输血、输液时未经加温处理也可导致体温下降。

2. 导致机体体温升高的因素有哪些?

答:导致机体体温升高的因素包括以下方面。

(1)患者因素:严重感染、脓毒症、脱水、甲状腺功能亢进患者术中发生甲状腺危象、嗜铬细胞瘤急性发作等。

(2)环境因素:手术室室温过高、湿度过高;手术无菌单覆盖过多;长时间的手术灯光照射等。

(3)麻醉因素:全麻诱导不平顺或麻醉过浅;应用某些兴奋交感神经或大脑皮质的药物;局麻药毒性反应;麻醉机故障或钠石灰失效导致的二氧化碳蓄积等。极少数患者可发生恶性高热。

(4)手术因素:下丘脑附近手术、骨水泥置入骨髓腔的过程;术中的输血、输液所致的发热反应等。

(5) 其他药物的影响：肾上腺素受体激动药、单胺氧化酶抑制剂、苯丙胺和三环类抗抑郁药及抗胆碱药可导致体温升高。

3. 体温升高对机体有哪些影响？

答：体温升高对机体的影响包括以下方面。

(1) 能量代谢：机体代谢率增高，氧耗量增大。

(2) 循环系统：心率加快，心脏负荷增加，容易发生心律失常和心肌缺血；出汗和血管扩张可导致血容量降低及静脉回流减少。

(3) 呼吸系统：代偿性每分通气量增加，并可出现呼吸性碱中毒。

(4) 严重者可出现水、电解质紊乱和酸碱失衡。

(5) 体温升至40℃以上时，常出现惊厥。

(6) 恶性高热：是指由某些麻醉药激发的全身肌肉强烈收缩，并发体温急剧上升及进行性循环衰竭的代谢亢进危象。

4. 低体温对机体有哪些影响？

答：低体温对机体的影响包括以下方面。

(1) 能量代谢：低温下人体代谢率随体温降低而降低，器官血流量明显减少，无氧代谢产物增加。寒战可使产热量增加，氧耗量和二氧化碳的产生也增加。

(2) 循环系统：低体温直接抑制窦房结功能、减慢传导，心率和心排血量随体温降低而下降；增加心肌细胞对钙离子敏感性，易出现心室颤动。严重低体温可导致外周血管阻力升高、室性心律失常和心肌抑制。

(3) 血液系统：低体温可导致凝血功能紊乱，渗血及出血增加。血液黏度增高，增加发生血栓的可能性。

(4) 神经系统：降低中枢神经系统氧耗量，降低颅内压；脑血流减少，脑血管阻力增高；减慢周围神经传导速度。

(5) 呼吸系统：呼吸节律随体温下降而减慢、幅度加深；呼吸中枢对低氧和高二氧化碳的通气反应降低；支气管扩张，无效腔增加；氧解离曲线左移，不利于组织供氧等。

(6) 肝、肾功能：肝、肾功能降低。肝脏对缺氧的耐受性及肾脏对缺血的耐受性增加。

(7) 切口感染率：低体温可损害机体免疫功能，使切口感染率增加。

(8) 对麻醉的影响：低体温可增加中枢神经系统对麻醉药尤其是吸入麻醉药的敏感性；静脉麻醉药、肌松药和阿片类镇痛药的作用时间明显延长，麻醉恢复时间明显延长；布比卡因的心脏毒性增加。

5. 围手术期低体温的保护措施有哪些？

答：围手术期低体温的保护措施包括以下方面。

(1) 术前评估和预热：术前根据患者的病情、年龄、手术情况等评估手术期间发生低体温的风险，并制订保温措施。

(2) 环境温度：维持或升高周围环境温度可减少辐射散热。

(3) 体表加温：有效的体表保温方法可降低皮肤热量的丢失。

(4) 液体加温：对静脉输入的液体和血液或冲洗体腔（胸腔、腹腔、膀胱等）的液体进行加温，避免热量丢失。

(5) 使用紧闭式或低流量半紧闭麻醉环路，使用加热湿化器，可减少热量丧失。

（闻庆平）

第十二章 | 镇静的临床应用

学习目标

1. **掌握** 镇静的适应证;镇静期间的监测。
2. **熟悉** 镇静对生理的作用。
3. **了解** 常用镇静药和拮抗药及作用机制;镇静的并发症和处理。

重点和难点内容

镇静(sedation)是应用药物使中枢神经系统受到抑制,达到活动、清醒、觉醒和/或警觉的减退。

一、镇静对生理功能的影响

1. 中枢神经系统 具有剂量相关性的抑制作用。对脑血流量(cerebral blood flow,CBF)、脑代谢率(cerebral metabolic rate,CMR)和脑电图(electroencephalogram,EEG)具有影响,其中绝大多数镇静药可呈剂量依赖性地抑制脑电活动。

2. 呼吸系统 大多数镇静药呈剂量依赖性地抑制呼吸中枢和外周化学感受器,可导致通气功能下降,甚至呼吸暂停,可引起低氧血症和高碳酸血症;可降低骨骼肌张力,减弱低氧性肺血管收缩。

3. 心血管系统 大多数镇静药可剂量依赖性地抑制心血管功能,导致心率和血压的变化。

二、常用镇静药和拮抗药

1. 苯二氮䓬类药物及其拮抗药 苯二氮䓬类药物是通过占据苯二氮䓬受体,引起 γ-氨基丁酸(γ-aminobutyric acid,GABA)的 $GABA_A$ 受体构象改变,促进 GABA 与 $GABA_A$ 受体的结合而使氯离子通道开放频率增加,氯离子内流增强,导致细胞膜超极化,产生突触后抑制效应。这类药物包括咪达唑仑、地西泮、劳拉西泮、瑞马唑仑等。

氟马西尼是苯二氮䓬类药物的特异性竞争性拮抗药,其通过竞争性地与苯二氮䓬类受体结合,使受体复合蛋白活性降低,氯离子通道开放频率降低,氯离子内流减少,突触后抑制效应减弱,从而拮抗苯二氮䓬类药物的中枢镇静作用。

2. 右美托咪定 兼具镇静与镇痛作用的药物,通过激动中枢神经系统 $α_2$ 受体最密集的区域——脑干蓝斑,引发并维持自然非眼动睡眠状态,产生镇静、催眠与抗焦虑作用。右美托咪定作用于脊髓后角突触前和中间神经元突触后膜 $α_2$ 肾上腺素受体,使细胞超极化,抑制疼痛信号向脑的传导,具有良好的镇痛作用。作用于脑干蓝斑的 $α_2$ 受体,终止疼痛信号的传导;抑制下行延髓-脊髓去甲肾上腺素能通路突触前膜 P 物质和其他伤害性肽类的释放,产生镇痛作用。右美托咪定还能直接阻滞外周神经 C 纤维和 Aα 纤维,产生镇痛作用。

3. 氯丙嗪 其主要抑制脑干网状结构上行激活系统、下丘脑和边缘系统,阻断中枢多巴胺受体,产生安定和抗精神病作用。抑制延髓化学感受区及呕吐中枢,产生镇吐作用。对下丘脑的抑制作用导致自主神经系统功能阻滞,有较显著的抗肾上腺素能作用和轻度抗胆碱能作用。

4. 氟哌利多　其主要对皮质下中枢、边缘系统、锥体系统及下丘脑有抑制作用,其作用机制是选择性阻断多巴胺 D_2 受体,也能阻断 α 肾上腺素受体。

三、镇静的临床应用

1. 镇静的适应证　恐惧、焦虑者;躁动、谵妄者;刺激性诊疗操作;无法配合的患者;睡眠障碍的患者;接受姑息性治疗或临终关怀的患者。

2. 镇静的目标　①消除或减轻患者的疼痛及不适感;②改善睡眠,诱导遗忘;③减轻或消除患者的焦虑、躁动甚至谵妄;④降低患者的代谢速率,减少其氧需、氧耗。

3. 镇静期间的监测　镇静的基本监测应该与全身麻醉相同,必须包括:①全程监测;②呼吸监测;③循环监测;④镇静深度监测;⑤体温监测。

4. 镇静的撤离标准　对镇静患者的苏醒总体评价使用改良 Aldrete 评分;门诊镇静患者能否离院依据门诊麻醉后离院评分标准(PADS)来判断。

四、常用镇静技术的实施

1. ICU 非机械通气患者的镇静　大多数这类患者需要进行镇静治疗,以减少焦虑、躁动、谵妄和睡眠障碍的发生。临床上强调"以患者为中心"的镇静/镇痛目标。措施包括早期、舒适化、以镇痛为基础、最小量镇静,并给予患者充分的人文关怀。

短期(≤3 天)镇静:主要选用丙泊酚与咪达唑仑。

长期(>3 天)镇静:劳拉西泮是 ICU 患者长期镇静治疗的首选药物,其优点是对血压、心率和外周阻力无明显影响,对呼吸无抑制作用。缺点是易于在体内蓄积,苏醒慢;其溶剂丙二醇长期大剂量输注可能导致急性肾小管坏死、代谢性酸中毒及高渗透压状态。

2. 机械通气患者的镇静　应根据病情预估需要机械通气的时间[如短期(<24h)或长期(>24h)]来选用镇静药。对短期机械通气者最好应用短效镇静药如咪达唑仑或丙泊酚,一般采用连续静脉输注的方法。

3. 监护麻醉(monitored anesthesia care,MAC)　MAC 是指患者在接受局部麻醉、区域阻滞或未施行麻醉时,由麻醉科医师对其进行监测和镇静/镇痛。如果患者意识完全消失,或不能维持呼吸道通畅,则应认为是全身麻醉。MAC 并非只是给予镇静,而是在镇静状态时进行的麻醉专业性监测,以确保患者安全和舒适。

4. 日间手术的镇静　日间手术时,对于局麻和区域阻滞者,可给予适度的镇静以保证患者的安全和舒适。一般使用适量咪达唑仑或丙泊酚等药物。

五、镇静的并发症及处理

镇静的并发症主要包括呼吸抑制、循环抑制、注射痛、恶心呕吐以及苏醒延迟等。应以预防为主;一旦发生,应积极处理。

习题

一、名词解释

1. 镇静　　　　　　　　2. 监护麻醉(MAC)　　　　　　　3. 苏醒延迟

二、选择题

【A1 型题】

1. 下列各项**不属于**美国麻醉医师协会对镇静程度的分级的是

    A. 最小镇静   B. 适度镇静   C. 深度镇静

    D. 超深度镇静   E. 全身麻醉

2. 关于镇静对生理的作用,下列说法**不正确**的是

    A. 绝大多数镇静药随着剂量的增加可以引起脑电活动下降

    B. 大多数镇静药可以剂量依赖性地抑制呼吸中枢和外周的化学感受器

    C. 大多数镇静药可以剂量依赖性地抑制心血管功能,导致心率和血压的变化

    D. 镇痛药能调节免疫功能,其对免疫功能的影响因药物种类、剂量和作用机制而不同

    E. 临床上可以通过 Ramsay 评分来评价镇静药对呼吸系统的抑制程度

3. 理想的镇静药应具备的条件是

    A. 起效快,与镇痛药有协同作用   B. 抗焦虑与遗忘作用可预测

    C. 对中枢神经系统抑制作用强   D. 代谢方式依赖肝、肾或肺功能

    E. 静脉给药

4. **不属于**镇静期间必须监测的是

    A. 血氧饱和度   B. 无创血压   C. 心率

    D. 有创实时血压   E. 体温

5. 有关苯二氮䓬类药物的药理作用,下列正确的是

    A. 地西泮的镇静效应约为咪达唑仑的 2~4 倍

    B. 不会引起呼吸抑制

    C. 咪达唑仑可以引起肌内注射部位剧痛

    D. 咪达唑仑的代谢产物已无镇静、催眠活性

    E. 地西泮不会引起静脉注射痛

6. 关于右美托咪定说法正确的是

    A. 起效快,具有镇静和镇痛作用

    B. 没有明显的心血管抑制及停药后反跳作用

    C. 血流动力学方面的不良反应主要为低血压

    D. 引发并维持快速眼动睡眠状态

    E. 镇静作用可被氟马西尼拮抗

7. 关于氯丙嗪的叙述正确的是

    A. 几乎不会引起锥体外系症状   B. 可使外周血管阻力增加、血管收缩

    C. 为肾上腺素受体拮抗药   D. 可引起呼吸抑制

    E. 可诱发心律失常

8. 关于氟哌利多,说法正确的是

    A. 能增强镇痛药的作用,与强效镇痛药合用可使患者产生镇静麻醉状态,称神经安定镇痛术

    B. 起效快,作用维持时间大于 24 小时

    C. 具有很强的抗精神病和运动兴奋作用,约为氯丙嗪作用的 50 倍

    D. 副作用为引起锥体外系症状,发生率较氟哌啶醇为高

    E. 不引起 QT 间期延长

9. 氟马西尼的主要作用机制是

    A. 增强乙酰胆碱的作用

    B. 增强谷氨酸和天冬氨酸的作用

    C. 与苯二氮䓬受体结合,拮抗苯二氮䓬类药物的效应

    D. 降低 GABA 的作用

    E. 降低去甲肾上腺素能神经元的兴奋性

10. 关于镇静,下列说法**不正确**的是

    A. 对于恐惧、焦虑者可实施镇静

    B. 对谵妄状态者必须立即实施镇静

    C. 进行刺激性诊疗操作时,可采取镇痛和镇静治疗

    D. 对睡眠障碍的患者,需要给予镇痛、镇静以改善睡眠质量

    E. 镇静是在已去除疼痛因素的基础上,帮助患者克服焦虑,诱导睡眠和遗忘的进一步治疗

11. 实施镇静的医护人员

    A. 必须是麻醉科医师和/或麻醉护士

    B. 必须掌握开放呼吸道和进行正压通气的技术

    C. 可以在没有抢救设施的条件下对患者实施镇静

    D. 在手术或检查完成后即可离开被镇静者

    E. 对接受姑息性治疗或临终关怀的患者,可不进行监测

12. 门诊麻醉后离院评分标准的评分指标**不包括**

    A. 生命体征　　　　　　B. 是否有人陪　　　　　　C. 恶心呕吐

    D. 疼痛　　　　　　　　E. 手术出血

13. 患者,男性,40 岁,因车祸发生颅脑外伤、脾破裂,手术后需在 ICU 长期镇静,**最不宜**选用的药物是

    A. 依托咪酯　　　　　　B. 丙泊酚　　　　　　　C. 咪达唑仑

    D. 右美托咪定　　　　　E. 瑞芬太尼

14. CT 检查时给患者镇静的主要目的是

    A. 消除患者的焦虑不安　　B. 防止心血管反应　　　C. 使患者安静不动

    D. 使患者入睡　　　　　　E. 减少患者的不自主活动

15. 关于监护麻醉(MAC),下列正确的是

    A. 监护麻醉是指患者在接受局部、区域阻滞或未用麻醉时,由麻醉科医师对其进行监测和镇静/镇痛

    B. 只给予镇静/镇痛

    C. 一般的医务人员也可实施

    D. 最危险的并发症为中枢神经系统抑制

    E. 限用于浅表或短小的手术

16. 镇静的并发症**不包括**

    A. 呼吸抑制　　B. 循环抑制　　C. 恶心呕吐　　D. 苏醒延迟　　E. 静脉炎

【B 型题】

(17~20 题共用备选答案)

    A. 芬太尼　　　　B. 右美托咪定　　C. 氯丙嗪　　　D. 异丙嗪　　　E. 氟哌利多

17. 常用于机械通气患者镇静的药物是

18. 具有强效镇吐作用,为冬眠合剂组成成分的抗 H_1 受体的药物是

19. 用于神经安定镇痛术的药物是

20. 具有抗组胺作用的药物是

三、简答题

1. 简述镇静的目标。

2. 简述镇静的并发症。

3. 简述造成苏醒延迟的原因。

参考答案

一、名词解释

1. 镇静是指应用药物使中枢神经系统受抑制,达到活动、清醒、觉醒和/或警觉的减退。

2. 监护麻醉(MAC)是指患者在接受局部、区域阻滞或未用麻醉时,由麻醉科医师对其进行监测和镇静/镇痛。

3. 苏醒延迟:手术结束后,患者超过 90 分钟意识仍未恢复,排除昏迷后即为苏醒延迟。

二、选择题

【A1 型题】

1. D　　2. E　　3. B　　4. D　　5. D　　6. B　　7. C　　8. A　　9. C　　10. B

11. B　　12. B　　13. A　　14. C　　15. A　　16. E

【B 型题】

17. B　　18. D　　19. E　　20. D

三、简答题

1. 简述镇静的目标。

答:镇静的目标如下:①消除或减轻患者的疼痛及不适感,减轻不良刺激及交感神经的过度兴奋。②改善睡眠,诱导遗忘,减少或消除患者对检查治疗期间病痛的记忆。③减轻或消除患者的焦虑、躁动甚至谵妄,防止患者的无意识行为干扰治疗。④降低患者的代谢速率,减少其氧需、氧耗。

2. 简述镇静的并发症。

答:镇静的并发症包括:①呼吸抑制:这是镇静镇痛药引起的中枢性和外周性呼吸抑制,为镇静患者常见的呼吸并发症,表现为低氧血症和高碳酸血症,严重者可能出现呼吸暂停。②循环抑制:镇静镇痛药对循环功能的影响主要表现为血压变化,也可表现为心动过缓或其他心律失常。血压下降超过镇静前的 20% 或者收缩压低于 80mmHg 即为循环抑制。③注射痛:一些镇静药的注射痛,是由制剂的渗透压、pH 或药物本身对血管内膜的刺激所产生的疼痛。④恶心呕吐:恶心呕吐是镇静常见的并发症。⑤苏醒延迟:手术结束后,患者超过 90 分钟意识仍未恢复,排除昏迷后即为苏醒延迟。

3. 简述造成苏醒延迟的原因。

答:造成苏醒延迟的原因包括:①镇静药过量;②低氧血症;③低血压;④缺氧;⑤贫血;⑥糖代谢紊乱;⑦严重水、电解质紊乱;⑧脑水肿、脑血管意外等;⑨其他如尿毒症、酸中毒或碱中毒、血氨增高、低温以及心搏骤停复苏后等。

（田首元）

第十三章　体外循环和体外膜肺氧合

学习目标

1. **掌握**　体外膜肺氧合(ECMO)的适应证、禁忌证和并发症。
2. **熟悉**　ECMO 和心肺转流术(CPB)的区别;ECMO 的阶段管理。
3. **了解**　体外循环和体外膜肺氧合的原理。

重点和难点内容

一、体外循环

(一) 概念和原理

1. **概念**　体外循环(extracorporeal circulation,ECC)又称心肺转流术(cardiopulmonary bypass,CPB),是利用一系列人工装置将人体血液由体内引至体外进行气体交换和/或循环,从而代替或辅助循环和呼吸功能。主要用于心脏直视手术。

2. **基本原理**　将未经氧合的血液通过静脉从右心房(或上、下腔静脉)引流至静脉回流室。静脉回流室同时接受心外吸引和心内吸引的血液(或液体)。回流室的血液通过滚压泵或离心泵注入变温器和氧合器。气体混合器将一定浓度的氧送至氧合器,使血液在其内发生氧合,氧合器的血流经动脉滤器去除栓子,通过动脉插管回流至患者体内。

(二) CPB 主要装置

1. **氧合器**　又称人工肺,目前主要有鼓泡式氧合器和膜式氧合器(简称"膜肺")。

(1) 鼓泡式氧合器:由氧合室、变温装置、去泡装置、储血室组成。

(2) 膜式氧合器(膜肺):这是现今最接近人体生理状况的一种氧合器,气体在膜肺进行气体交换的过程分三步:气体在膜一侧被吸收溶解;气体在膜内扩散;气体从人工膜另一侧释放出来。

2. **体外循环机**　血泵是其主要组成部分,又称人工心,目前主要有滚压泵和离心泵。

(1) 滚压泵:这是 CPB 最常用的泵,它由泵管和泵头组成。泵头又分滚压轴和泵槽两部分。泵管置于泵槽中,通过滚压轴对泵管外壁以固定方向滚动挤压,推动管内液体向一定的方向流动。

(2) 离心泵:离心泵可分为驱动部分和控制部分。血液进入高速旋转的离心泵内,自身能产生强大的动能向机体驱动。离心泵的压力依赖性使其在操作上和滚压泵有所不同,其灌注压由转速来控制。

(三) 体外循环的实施

包括体外循环前的准备、建立体外循环、体外循环转流以及体外循环的结束。停止转流的条件一般为:①平均动脉压 60~80mmHg,心肌收缩有力,心脏充盈适度,心电图基本恢复正常;②体温基本正常;③食管超声检查心脏手术效果满意,心腔内基本无残余气泡;④血气分析、电解质等基本正常。

二、体外膜肺氧合(ECMO)

(一)ECMO 的原理和优越性

体外膜肺氧合(extracorporeal membrane oxygenation,ECMO)是将血液从体内引到体外,经膜肺氧合后,再用泵将血液回输入体内的技术。ECMO 可进行长时间心肺支持(一般 3~8 天,长者可达数周),为肺功能和心功能的恢复赢得宝贵时间。

(二)ECMO 和 CPB 的区别(表 13-1)

表 13-1　ECMO 和 CPB 的区别

比较要点	CPB	ECMO
血泵	至少 3 个,通常为滚压泵	1 个,通常为离心泵
氧合器	开放式	密闭式,肝素表面涂层
抗凝	常规肝素化,ACT>480 秒	少用或不用肝素,ACT<220 秒
使用时间	短,通常<8 小时	长,数天甚至数周
建立途径	开胸心脏插管	股部或颈部动静脉插管
更换	无须,一次性	适时更换氧合器及其他部件
目的	多用于心脏手术	心肺功能支持或等待器官移植
应用地点	手术室	重症监护治疗病房、急诊室和手术室
低温技术	常用	很少用
储血槽	有	无
血液稀释程度	较大	较小
血栓过滤	有	无

(三)ECMO 的临床应用

1. ECMO 的适应证

(1) 对于采用常规治疗方法无效,死亡风险非常高的急性呼吸衰竭患者,如判断其病情具有潜在的可逆性,可考虑使用 ECMO,如急性感染、误吸、严重损伤等造成呼吸衰竭的患者。

(2) 循环支持:各种原因导致的心脏功能衰竭难以通过常规治疗维持有效循环的患者,如判断其病情具有潜在的可逆性,可考虑使用 ECMO 进行循环支持。适用于以下疾病:①重症心肌炎;②急性心肌梗死导致心源性休克;③急性肺栓塞引起循环衰竭和严重低氧血症;④心脏手术后严重低心排血量、肺动脉高压,常规治疗无效。

(3) 作为需要心脏和/或肺移植患者等待合适供体的过渡手段。

2. ECMO 的禁忌证　包括:①显著的出血倾向;②不可逆的器官功能衰竭(心、肺、肝、肾等);③无法控制的脓毒症;④恶性肿瘤;⑤脑死亡;⑥重度免疫抑制。

3. ECMO 的并发症　包括:①最常见的并发症为出血;②插管远端肢体缺血坏死;③缺血性脑损伤;④感染;⑤肾功能不全;⑥血栓形成。

习题

一、名词解释

1. 体外膜肺氧合

2. 体外循环

二、选择题

【A1 型题】

1. 体外循环的主要装置**不包括**

    A. 体外循环机   B. 氧合器   C. 变温装置

    D. 过滤器   E. 血压监测装置

2. 体外循环后并行时间是指

    A. 开放升主动脉到停机   B. 腔静脉开放到停机   C. 从复温到停机

    D. 心脏复跳到停机   E. 主动脉开放并且心脏复跳到停机

3. 体外循环的基本原理是

    A. 将血液从人体静脉系统引出体外,经人工肺氧合后泵入人体动脉系统

    B. 将血液从人体动脉系统引出体外,经人工肺氧合后泵入人体静脉系统

    C. 将血液从人体静脉系统引出体外,经人工肺氧合后泵入人体静脉系统

    D. 将血液从人体动脉系统引出体外,经人工肺氧合后泵入人体动脉系统

    E. 将血液从人体静脉系统引出体外,单经人工心脏后泵入人体动脉系统

4. 关于体外膜肺氧合(ECMO)描述正确的是

    A. ECMO 是将血液从体内引到体外

    B. 经膜肺氧合后再用驱动泵将血液注入体内

    C. 针对一些呼吸或循环衰竭患者进行有效支持

    D. 可以长时间进行心肺支持治疗,为心肺功能的恢复赢得时间

    E. 以上都对

5. ECMO 的禁忌证为

    A. 心肌梗死   B. 气道手术   C. 肺移植前后

    D. 恶性肿瘤患者终末期   E. 心肌炎

6. ECMO 对呼吸和循环功能的优越性**不包括**

    A. 可较长时间对呼吸、循环进行支持   B. 有效改善低氧血症

    C. 不会增加出血风险   D. 避免了机械通气所致的肺损伤

    E. 可提供有效的循环支持

【A2 型题】

7. 患者,女性,53 岁,因"发热 10 天伴咳嗽、气喘 4 天"入院,血常规:WBC 4.2×10^9/L,Hb 130g/L,PLT 132×10^9/L,X 线胸片提示肺炎。吸氧状态下脉搏血氧饱和度 82%,血气分析:氧分压 48mmHg,二氧化碳分压 60mmHg。入院诊断为:重症病毒性肺炎、重症 ARDS。给予气管内插管后行呼吸机支持通气,一天后出现脉搏血氧饱和度 90%,循环不稳定,气道阻力高。接下来应给予的处理是

    A. 气管切开   B. 主动脉内球囊反搏

    C. 给予 ECMO 支持治疗   D. 冠脉搭桥术

    E. 冠脉造影(PCI)

8. 患者,男性,20 岁,诊断为"急性心肌炎",血管活性药无法维持循环,血流动力学不稳定,准备给予 ECMO 支持治疗,最佳插管位置应选择

    A. 左股静脉-右股静脉   B. 左股动脉-左股静脉

    C. 右颈静脉-右股静脉   D. 右颈动脉-右股动脉

E. 升主动脉-右股动脉

9. 以下病例中,属于 ECMO 支持治疗**禁忌证**的是

    A. 患者,男性,23 岁,车祸导致颅内出血,循环、呼吸不稳定

    B. 患者,男性,55 岁,扩张型心肌病终末期,需行心脏移植术,目前等待供体中,循环不能维持

    C. 新生儿,先天性膈疝,氧合不能维持

    D. 患者,女性,64 岁,因二尖瓣重度狭窄行二尖瓣置换术,心脏复跳后,循环不能维持,停体外循环困难

    E. 男性,23 岁,急性呼吸窘迫综合征

10. 患者,女性,23 岁,因"扩张型心肌病"给予 ECMO 支持治疗,右股动脉-右股静脉插管,一周后出现右侧下肢远端散在浅紫色皮肤花斑,无肿胀,皮温低,动脉搏动消失,下列诊断和处理中**不正确**的是

    A. 发生了 ECMO 并发症

    B. 插管引起了局部血栓形成

    C. 肢体远端缺血

    D. 应切开取血栓

    E. 应终止 ECMO

11. 患者,女性,64 岁,行二尖瓣置换术。体外循环前静脉给予肝素后,测 ACT 时间为 300s,下列说法中正确的是

    A. 马上开始体外循环

    B. 静脉追加肝素,5 分钟后复查 ACT,大于 480s 后开始体外循环

    C. 静脉追加肝素,5 分钟后复查 ACT,大于 380s 后开始体外循环

    D. 立即复查 ACT,根据结果再做处理

    E. 终止 ECMO

12. 患者,男性,65 岁,体重 65kg,因 ARDS 给予 ECMO 支持,一周后对患者进行终止 ECMO 的评估,以下**不能**作为终止 ECMO 指征的是

    A. 患者循环流量仅为 1L,血流动力学稳定

    B. 患者肺功能恢复

    C. 患者出现了顽固性的鼻出血

    D. 停止 ECMO 3 小时后,患者又出现了难以控制的低血压

    E. 患者出现血流感染

【B 型题】

(13~15 题共用备选答案)

    A. ECMO,插管位置:左股静脉-右股静脉

    B. ECMO,插管位置:右股动脉-右股静脉

    C. CPB,插管位置:主动脉-上、下腔静脉

    D. ECMO,插管位置:左股动脉-右股动脉

    E. CPB,插管位置:左股静脉-右股静脉

13. 冠脉搭桥术,术中循环呼吸支持需选择

14. 急性 ARDS 患者,给予呼吸机支持未好转,需选择

15. 严重心力衰竭患者,ICU 给予循环支持需选择

三、简答题

1. 简述 ECMO 支持的适应证和禁忌证。

2. 简述 ECMO 的终止指标。

参考答案

一、名词解释

1. 体外膜肺氧合是利用一系列人工装置将血液从体内引到体外,经膜肺氧合后再用体外循环机将血液回输入体内,对一些呼吸或循环衰竭的患者进行有效的支持,使心、肺得到充分的休息,为心功能和肺功能的恢复赢得宝贵时间的一项生命支持技术。

2. 体外循环又叫心肺转流术,是指利用特殊的人工装置将回心静脉血引出体外,经人工肺进行氧合和排出二氧化碳(气体交换)、调节温度和过滤后,再经人工心泵入体内动脉的血液循环的生命支持技术。

二、选择题

【A1 型题】

1. E　　2. D　　3. A　　4. E　　5. D　　6. C

【A2 型题】

7. C　　8. B　　9. A　　10. E　　11. B　　12. D

【B 型题】

13. C　　14. A　　15. B

三、简答题

1. 简述 ECMO 支持的适应证和禁忌证。

答:ECMO 的适应证如下。

(1) 对于采用常规治疗方法无效,死亡风险非常高的急性呼吸衰竭患者,如判断其病情具有潜在的可逆性,可考虑使用 ECMO,如急性感染、误吸、严重损伤等造成呼吸衰竭的患者。

(2) 循环支持:各种原因导致的心脏功能衰竭难以通过常规治疗维持有效循环的患者,如判断其病情具有潜在的可逆性,可考虑使用 ECMO 进行循环支持。适用于以下疾病:①重症心肌炎;②急性心肌梗死导致心源性休克;③急性肺栓塞引起循环衰竭和严重低氧血症;④心脏手术后严重低心排血量、肺动脉高压,常规治疗无效。

(3) 作为需要心脏和/或肺移植患者等待合适供体的过渡手段。

ECMO 的禁忌证包括:①显著的出血倾向;②不可逆的器官功能衰竭(心、肺、肝、肾等);③无法控制的脓毒症;④恶性肿瘤;⑤脑死亡;⑥重度免疫抑制。

2. 简述 ECMO 的终止指标。

答:当 ECMO 循环流量仅为患者血流量的 10%~25%,并可维持代谢正常时,应考虑停止 ECMO。如患者终止 ECMO 1~3 小时内情况稳定,即可拔除循环管道;如 ECMO 继续终止 24~48 小时病情稳定,可逐渐撤离呼吸机。

发生下列恶性情况时也应终止 ECMO:①不可逆的脑损伤;②其他重要器官功能严重衰竭;③顽固性出血;④心、肺出现不可逆损伤。

(于泳浩)

第十四章 | 超声技术在临床麻醉中的应用

学习目标

1. **掌握** 超声技术在临床麻醉中的应用范围。
2. **熟悉** 神经周围各种组织和穿刺针的超声图像特征。
3. **了解** 超声心动图的概念、分类;超声技术在血流动力学监测中的应用;超声技术在呼吸功能监测中的应用;常用超声引导下外周神经阻滞的方法;超声引导下动、静脉穿刺置管的方法。

重点和难点内容

一、超声对重要器官功能的评估

(一)心脏超声

近年来,超声技术以其无创、连续、准确、实时和便捷等优点,已在临床上应用于重要器官功能的评估。

1. 超声心动图的概念、分类和禁忌证 超声心动图(echocardiography)是利用超声的特殊物理学特性检查心脏和大血管的解剖结构及功能状态的一种无创性技术。根据探头摆放的不同位置,可分为经胸超声心动图(TTE)及经食管超声心动图(TEE)。临床麻醉中的超声心动图检查,主要是运用 TEE 检查。

TEE 的绝对禁忌证包括:患者拒绝、颈椎不稳定(如颈椎骨折、脱位等)及可能造成食管或胃壁穿孔的各种情况(如食管狭窄、肿瘤、创伤、瘘、憩室等)。相对禁忌证包括:凝血功能异常、巨大膈疝、食管静脉曲张及上消化道出血等。

2. 超声心动图在血流动力学监测中的临床应用 超声心动图检查的核心内容概括为壁、腔、瓣、流 4 个方面。壁包括房壁、室壁、血管壁,主要探查壁有无增厚、变薄、缺损、异位、引流和血栓形成;腔包括心房腔、心室腔和血管腔,主要探查有无扩大、减小、形态失常和局部梗阻;瓣包括两个房室瓣(二尖瓣、三尖瓣)和两个半月瓣(主动脉瓣、肺动脉瓣),主要探查有无狭窄、增厚、关闭不全、穿孔和赘生物形成;流包括心血管的正常和各种异常的反流、射流等。

超声心动图对血流动力学的监测主要包括以下内容。

(1)心脏泵血功能:超声心动图通过直接测量和公式计算可得到每搏量、射血分数、心排血量、每搏量指数、心指数等。

(2)心室收缩功能

1)左心室收缩功能:如果左心室的形态正常,超声心动图通过短轴缩短率=(左心室舒张末内径–左心室收缩末内径)/左心室舒张末内径,或者通过计算射血分数[射血分数=(左心室舒张末容量–左心室收缩末容量)/左心室舒张末容量]来评估左心室收缩功能。若需获得更为精确的左心室收缩功能,特别是对于左心室形态异常的患者,需要利用实时三维超声心动图技术、二维和三维图像自动分割技术,结合辛普森法计算得到。

2) 右心室收缩功能:由于右心室形态的复杂和对容量变化的反应,右心室功能的测量比较困难。但是当出现右心室游离壁严重收缩无力、不收缩、右心室扩大超过了左心室以及右心室的形态由月牙形变为圆形时,常常提示有严重的右心室功能不全。

(3) 心室舒张功能:通过对二尖瓣口血流、肺静脉血流频谱、组织多普勒频谱的测量来评估心脏的舒张功能。

(4) 心肌缺血:利用 TEE 观察节段性室壁运动异常,可较早地发现心肌缺血。TEE 发现心肌缺血可早于心电图。

(5) 危及生命的低血压的处理及原因鉴别:在严重低血压期间,定性超声心动图可以估计心室的充盈程度,指导输液和血管活性药的使用。可以通过 TEE 经胃底短轴切面,观察和区分严重心室功能不全及其他因素所导致的危及生命的低血压。

临床麻醉中的超声心动图检查具有无创、迅速、连续、实时等优点,在血流动力学监测中占有十分重要的地位。尤其对于循环不稳定的患者,可在建立有创监测前即迅速提供前、后负荷及心肌收缩力等指标,有效指导临床治疗,并可及时反映治疗效果。

(二) 呼吸道及肺功能

1. 呼吸道的评估 超声的应用主要在以下几个方面:①判断困难气道;②判断气管导管及喉罩位置;③清醒气管内插管;④定位气管,指导气管切开。

2. 肺功能的监测

(1) 正常肺组织的超声征象:在正常通气的肺中,超声图像表现为代表胸膜的高回声水平线。高回声胸膜线随着呼吸可同步滑动,这种动态的水平运动被称为滑动征。肺滑动征消失可见于肺炎、肺不张、气胸、呼吸微弱、呼吸暂停等。相邻肋骨和胸膜线构成所谓的"蝙蝠征"。此外,还有一些与胸膜线平行、彼此间距相等、高回声的水平线,称为 A 线。

(2) 常见异常肺组织的超声征象:①B 线增多,往往见于肺水肿;②四边形征,见于胸腔积液;③碎片征和组织样征,见于肺组织实变疾病;④肺搏动征,是完全性肺不张的典型表现;⑤支气管充气征,常见于肺部的各种疾病,如大叶性肺炎、肺结核、肺癌、慢性阻塞性肺疾病等,也是区别肺炎和肺不张的重要诊断性征象。

(3) 肺部超声检查的应用价值:①对气胸、肺水肿、肺梗死、肺炎、胸腔积液等疾病的诊断具有较高的敏感性和特异性;②心源性肺水肿和非心源性肺水肿的鉴别诊断;③早期诊断 ARDS 患者;④评估机械通气时肺复张效果,指导呼气末正压通气(PEEP)的应用。

(三) 胃肠道功能

围手术期床旁超声进行胃内容物评估的方法能够定性和定量地评估患者胃内容物的性质和容量,有助于麻醉科医师对术前胃内情况不明的患者采取更适宜的麻醉策略,降低围手术期反流误吸的风险。

二、超声在围手术期的应用

(一) 周围神经阻滞

传统上神经阻滞需要借助于局部解剖的体表标志、动脉搏动、针刺感觉异常以及神经刺激器等探查定位技术来寻找神经。近年来随着超声影像学的不断进步和超声技术的广泛应用,麻醉科医师在神经阻滞中使用超声引导,已显示出较多优势。

1. 超声引导神经阻滞的优势

（1）可清晰地看到神经结构及神经周围的血管、肌肉、骨骼及内脏结构。

（2）进针过程中可获得穿刺针行进的实时轨迹影像，以便在进针的同时随时调整进针方向和进针深度，从而更准确地接近目标。

（3）注药时可以看到药液扩散，甄别无意识的血管内注射和无意识的神经内注射。

（4）超声引导的神经阻滞可缩短感觉阻滞的起效时间，提高阻滞成功率，减少穿刺次数，减少神经损伤。

2. 超声引导穿刺的方法　根据穿刺方向与探头长轴的关系分为平面内（in-plane）、平面外（out-of-plane）两种进针方法。平面内法是指穿刺方向与探头长轴一致，在超声影像上可看到针的全长；平面外法是指穿刺方向与探头长轴垂直，在超声影像上，穿刺针显示为一个高回声的点，但不能区分针尖与针体。穿刺时可根据操作者的个人习惯选择进针方法。

3. 神经周围各种组织和穿刺针的超声图像特征

（1）神经：横断面低回声，呈黑色；纵轴高回声，呈白色条带。

（2）静脉：无回声，呈黑色，探头轻压呈压缩性改变。

（3）动脉：无回声，呈黑色，但可搏动。

（4）筋膜或纤维隔：高回声，呈白色。

（5）肌肉：横断面低回声，呈黑色；纵轴高回声，呈白色条带。

（6）肌腱：高回声，呈白色。

（7）局麻药：无回声，呈黑色。

（8）穿刺针：高回声，呈白色，穿刺过程中可见针动态改变。

4. 常用超声引导下外周神经阻滞技术　包括：①颈深丛神经阻滞；②肌间沟臂丛神经阻滞；③锁骨上臂丛神经阻滞；④腋路臂丛神经阻滞；⑤腹横肌平面阻滞；⑥椎旁阻滞；⑦腰丛神经阻滞；⑧股神经阻滞；⑨坐骨神经阻滞。

（二）血管穿刺置管

超声引导血管穿刺的优势在于超声能够精确地定位血管的位置，及时发现解剖变异，避免盲目穿刺、反复穿刺、误伤周围组织，因此超声引导能够明显提高血管穿刺的安全性和成功率。超声引导下血管穿刺置管在临床中的应用主要包括桡动脉穿刺置管术和超声引导下颈内静脉穿刺置管术。

习题

一、名词解释

1. 经食管超声心动图
2. 平面内法

二、选择题

【A1 型题】

1. 以下**不属于**经食管超声心动图禁忌证的是

　A. 凝血功能异常　　　　B. 巨大膈疝　　　　C. 食管静脉曲张
　D. 食管肿瘤　　　　E. 上呼吸道感染

2. 以下**不属于**经食管超声心动图的适应证的是

　A. 术中出现难以解释的低血压、低血氧、呼气末 CO_2 分压低，且难以纠正

B. 循环功能障碍,如休克类型的鉴别诊断

C. 急诊手术胸痛的鉴别诊断,如夹层动脉瘤、肺栓塞、心肌梗死的鉴别

D. 心脏瓣膜功能检查

E. 食管肿瘤

3. 以下**不属于**超声心动图检查的核心内容的是

A. 腔:包括心房腔、心室腔和血管腔,主要探查有无扩大、减小、形态失常和局部梗阻

B. 壁:包括房壁、室壁、血管壁,主要探查壁有无增厚、变薄、缺损、异位、引流和血栓形成

C. 压:包括体循环和肺循环的各种压力数值,主要探查有无异常增高或降低

D. 流:包括心血管的正常和各种异常的反流、射流等

E. 瓣:包括两个房室瓣(二尖瓣、三尖瓣)和两个半月瓣(主动脉瓣、肺动脉瓣),主要探查有无狭窄、增厚、关闭不全、穿孔和赘生物形成

4. 急性肺栓塞时心脏超声的表现**不包括**

A. 左心室变小   B. 肺动脉高压

C. 三尖瓣反流   D. 室间隔缺损

E. 右心后负荷增加及运动减弱

5. 超声在气道管理方面的应用**不包括**

A. 直接解除呼吸道梗阻

B. 判断气管导管及喉罩位置

C. 定位气管并指导气管切开

D. 辅助清醒气管内插管

E. 判断困难气道

6. 以下肺超声征象**不属于**异常的是

A. A 线   B. B 线   C. 肺搏动征

D. 支气管充气征   E. 碎片征

7. 外周神经的超声图像特征是

A. 无回声,呈黑色

B. 高回声,呈白色

C. 横断面低回声,呈黑色,纵轴高回声,呈白色条带

D. 无回声,呈黑色,探头轻压呈压缩性改变

E. 无回声,呈黑色,但可搏动,探头轻压不易呈压缩性改变

8. 常用的高频线阵超声探头的超声波频率范围为

A. 20Hz~20kHz   B. 20kHz~1MHz   C. 1~5MHz

D. 5~13MHz   E. 13~20MHz

9. 超声引导下腰丛神经阻滞"三叶草"法过程需要显示的解剖结构**不包括**

A. 腰方肌   B. 腰椎棘突   C. 腰椎横突

D. 竖脊肌   E. 腰大肌

10. 关于超声引导下颈内静脉穿刺置管术流程,以下做法**错误**的是

A. 患者去枕平卧,头转向对侧,使颈伸展,在肩背部垫一薄枕,取头高位 10°~15°

B. 操作者位于穿刺侧,选择 5~13MHz 高频线阵超声探头评估穿刺部位,观察颈内静脉位置和周围结构,并判断是否存在血栓

  C. 对穿刺部位进行常规消毒 3 遍,半径 10~15cm。铺无菌孔巾,显露穿刺部位

  D. 将超声探头垂直于胸锁乳突肌三角区顶部放置,图像中可见颈总动脉外侧圆形或类圆形低回声结构,超声探头施加压力,可被压缩者为颈内静脉

  E. 穿刺针对准探头中点进针,与探头垂直,与皮肤成 45°~60° 角进针,屏幕上显示高回声亮点,针尖向静脉推进并保持负压,注意倾斜探头,保证针尖一直可见

【B 型题】

(11~13 题共用备选答案)

  A. 神经   B. 静脉   C. 动脉

  D. 肌腱   E. 局麻药

11. 超声图像特征为横断面低回声,呈黑色,纵轴高回声,呈白色条带的是

12. 超声图像特征为无回声,呈黑色,探头轻压呈压缩性改变的是

13. 超声图像特征为无回声,呈黑色,但可搏动的是

三、简答题

1. 超声心动图在血流动力学监测中的应用有哪些?

2. 超声心动图检查心脏的核心内容包括哪几个方面?

3. 与传统方法相比,超声引导神经阻滞有什么优势?

参考答案

一、名词解释

  1. 经食管超声心动图是将超声探头置于食管内,从心脏的后方向前近距离探查其深部结构的一种超声显像方法。其克服了经胸超声检查的局限性,不受肺气肿、肥胖、胸廓畸形等因素的影响。此外,它不干扰心胸外科手术操作,不污染术野,成像连续,便于观察。由于食管探头紧邻左心房,与心脏后部结构接近,因此对经胸探查显示不清的心脏后部结构能够清晰显示,对心脏疾病诊断的敏感性和特异性均有提高。

  2. 平面内法是指在超声引导穿刺时穿刺方向与探头长轴一致,在超声影像上可看到针的全长。

二、选择题

【A1 型题】

1. E 2. E 3. C 4. D 5. A 6. A 7. C 8. D 9. B 10. A

【B 型题】

11. A 12. B 13. C

三、简答题

1. 超声心动图在血流动力学监测中的应用有哪些?

答:超声心动图在血流动力学监测中的应用如下。

  (1) 心脏泵血功能的评估:超声心动图通过直接测量和公式计算可得到每搏量、射血分数、心排血量、每搏量指数、心指数等。

  (2) 心室收缩功能的评估

  1) 左心室收缩功能:如果左心室的形态正常,超声心动图通过短轴缩短率=(左心室舒张末内径-左心室收缩末内径)/左心室舒张末内径,或者通过计算射血分数[射血分数=(左心室舒张末容

量–左心室收缩末容量)/左心室舒张末容量]来评估左心室收缩功能。更为精确的左心室收缩功能,特别是对于左心室形态异常的患者,需要利用实时三维超声心动图技术、二维和三维图像自动分割技术,结合辛普森法计算得到。

2) 右心室收缩功能:由于右心室形态复杂和对容量变化的反应,右心室功能的测量比较困难。但是当出现右心室游离壁严重收缩无力、不收缩、右心室扩大超过了左心室以及右心室的形态由月牙形变为圆形时,常常提示有严重的右心室功能不全。

(3) 心室舒张功能的评估:通过对二尖瓣口血流、肺静脉血流频谱、组织多普勒频谱的测量来评估心脏的舒张功能。

(4) 心肌缺血的评估:利用 TEE 观察节段性室壁运动异常,可较早地发现心肌缺血。TEE 发现心肌缺血可早于心电图。

(5) 危及生命的低血压的处理及原因鉴别:在严重低血压期间,定性超声心动图可以估计心室的充盈程度,指导输液和血管活性药的使用。可以通过 TEE 经胃底短轴切面,观察和区分严重心室功能不全及其他因素所导致的危及生命的低血压。

2. 超声心动图检查心脏的核心内容包括哪几个方面?

答:超声心动图检查的核心内容概括为壁、腔、瓣、流 4 个方面。壁包括房壁、室壁、血管壁,主要探查壁有无增厚、变薄、缺损、异位、引流和血栓形成;腔包括心房腔、心室腔和血管腔,主要探查有无扩大、减小、形态失常和局部梗阻;瓣包括两个房室瓣(二尖瓣、三尖瓣)和两个半月瓣(主动脉瓣、肺动脉瓣),主要探查有无狭窄、增厚、关闭不全、穿孔和赘生物形成;流包括心血管的正常和各种异常的反流、射流等。

3. 与传统方法相比,超声引导神经阻滞有什么优势?

答:与传统方法相比,超声引导神经阻滞的优势体现在以下方面。

(1) 可清晰地看到神经结构及神经周围的血管、肌肉、骨骼及内脏结构。

(2) 进针过程中可获得穿刺针行进的实时轨迹影像,以便在进针的同时随时调整进针方向和进针深度,能更准确地接近目标。

(3) 注药时可以看到药液扩散,甄别无意识的血管内注射和无意识的神经内注射。

(4) 超声引导的神经阻滞可缩短感觉阻滞的起效时间,提高阻滞成功率,减少穿刺次数,减少神经损伤。

(罗爱林)

第十五章 | 局部麻醉

学习目标

1. **掌握** 局麻药全身毒性反应的诊断和处理措施。
2. **熟悉** 局麻药的分类和理化性质;局麻药的临床药理学。
3. **了解** 各种周围神经阻滞的适应证和并发症。

重点和难点内容

一、局部麻醉药

局部麻醉药是一类能在用药局部可逆性地阻断神经冲动传导,引起神经支配区域暂时性、可逆性感觉丧失或程度不同的运动功能丧失的药物,简称"局麻药"。

(一) 分类和构效关系

1. 局部麻醉药(简称局麻药)分类

(1) 按化学结构分类:典型的局麻药均具有相似的芳香基-中间链-胺基的化学结构,中间链通常可分为酯链和酰胺链。根据中间链的不同,可以将局麻药分为酯类局麻药和酰胺类局麻药。

(2) 按作用时间分类:根据临床上局麻药作用时间的长短进行分类。普鲁卡因和氯普鲁卡因属于短效局麻药;利多卡因和丙胺卡因属于中效局麻药;布比卡因、丁卡因、罗哌卡因和依替卡因则属于长效局麻药。

2. 局麻药的构效关系

(1) 亲脂性和亲水性:局麻药既有亲脂性,也有亲水性。其亲水性有利于局麻药向神经膜附近转运;其亲脂性有利于局麻药透过细胞膜,以发挥钠通道阻滞的作用,是决定局麻药性能的重要因素。局麻药的亲水性和亲脂性与局麻药分子中芳香基或胺基上面碳链的多少有关:碳链增加,亲脂性更高,作用更强,时效更长,毒性也随之增加。

(2) 解离常数(pK_a):实际应用中,临床常用的局麻药多为盐酸盐,如盐酸利多卡因。在水溶液中,上述复合盐将解离为不带电荷的碱基形式(B)和带电荷的阳离子形式(BH^+)。当溶液中碱基和阳离子浓度相等时,pK_a=pH,故此时溶液的 pH 即为该局麻药的 pK_a。不同局麻药各有其固定的 pK_a,pK_a 越大,局麻药越不易透过神经鞘和膜,起效时间越长。

(3) 蛋白结合率:局麻药注入体内后,呈游离状态的一部分发挥麻醉作用,另一部分与局部组织的蛋白质结合,或吸收入血与血浆蛋白结合,结合状态的药物将暂时失去药理活性。局麻药的脂溶性、作用强度和作用时效也与其蛋白结合率呈正相关。结合率越高,作用强度越大,作用时间越长。

(二)局麻药的作用机制

局麻药主要作用于神经细胞膜。在正常情况下神经细胞膜的去极化有赖于钠离子内流,局麻药可以阻断神经细胞膜上的电压门控性钠通道而抑制钠离子内流,阻止动作电位的产生和神经冲动的传导。局麻药需要透过细胞膜,从细胞内侧阻滞钠通道。

(三)局麻药的临床药理学

局麻药的临床药理特性主要包括作用强度、起效时间、作用时间和差异阻滞,在离体神经主要与药物的理化性质有关,在人体内则受多种因素影响。

1. 作用强度 在离体神经,局麻药作用强度主要取决于其脂溶性,脂溶性越强,作用强度越大。在人体内还受其他多项因素影响,包括血管注射部位的血管丰富程度、血管收缩药的使用等。

2. 起效时间 局麻药的起效时间主要取决于其 pK_a。局麻药多为碱性,当局麻药进入组织后,由于组织液的 pH 接近 7.4,因此药物的 pK_a 越大,则不带电荷的亲脂性的碱基部分越少,离子部分越多,局麻药越不易透过神经细胞膜,起效越慢。临床上起效时间还受药物浓度影响,浓度越大,起效越快。

3. 作用时间 局麻药在离体神经的作用时间与药物的脂溶性和化学结构有关。脂溶性强的局麻药,其作用持续时间长。在体内则受到其他因素的影响,包括特定药物的内在血管舒缩效应、局麻药浓度、蛋白结合率、药物代谢、局部组织条件和注射部位。

4. 差异阻滞 不同类型的神经纤维对局麻药的敏感性各不相同。局麻药的作用与神经细胞或神经纤维的直径大小及神经组织的解剖特点有关。一般规律是神经纤维末梢、神经节及中枢神经系统的突触部位对局麻药最为敏感,细神经纤维比粗神经纤维更易被阻滞。对无髓鞘的交感、副交感神经节后纤维在低浓度时可产生阻滞作用;对有髓鞘的感觉和运动神经纤维则需高浓度才能产生阻滞作用。对混合神经产生阻滞作用时,首先消失的是持续性钝痛(如压痛),其次是短暂性锐痛,继之依次为冷觉、温觉、触觉、压觉消失,最后发生运动麻痹。神经冲动传导的恢复则按相反的顺序进行。

5. 药代动力学

(1)吸收:局麻药的全身吸收取决于药物的注射部位、浓度、容积、局部组织血液灌流、是否辅助使用血管收缩药,以及药物本身的药理学特性。

(2)分布:局麻药从注射部位经毛细血管吸收分布至各器官。各器官对局麻药的摄取决定了该药物的分布情况。局麻药吸收入血液后,很快分布到血液灌流好的器官,如肺、心、脑、肝和肾脏,随后以较慢的速率再分布到灌流较差的肌肉、脂肪和皮肤。

(3)生物转化和清除:局麻药的代谢途径和速率与其化学结构有关。酯类局麻药主要通过血浆假性胆碱酯酶水解,水溶性代谢产物经肾脏排出。酰胺类局麻药主要通过肝脏微粒体混合功能氧化酶和酰胺酶进行代谢,代谢产物主要经肾脏排出,约 5% 的药物以原形随尿排出。

6. 对全身脏器的作用

(1)对中枢神经系统的作用:局麻药对中枢神经系统的作用,取决于血浆内局麻药的浓度。

(2)对心血管系统的作用:局麻药使心肌兴奋性降低,复极减慢,不应期延长。对心房、房室结、室内传导和心肌收缩力均呈剂量相关性抑制。

(3)对呼吸系统的作用:利多卡因抑制机体在低氧时的通气反应。局麻药直接作用于延髓呼吸中枢,可引起呼吸暂停。局麻药可松弛支气管平滑肌,抑制气管内插管引起的支气管收缩反射。

(四) 影响局麻药药理作用的因素

1. 用药方式

(1) 局麻药的剂量:剂量的大小可影响局麻药的起效快慢、阻滞程度和持续时间。

(2) 局麻药的注射部位:注射部位可影响局麻药的弥散速率和血管吸收速率。

(3) 添加其他药物:局麻药中添加肾上腺素延长局麻药阻滞时间的程度取决于局麻药的种类和注射部位。鞘内应用局麻药时添加 α_2 受体激动药,能缩短感觉阻滞的起效时间,延长运动与感觉阻滞的持续时间。

2. 患者因素

(1) 患者的年龄:患者的年龄将影响局麻药的清除。

(2) 患者的重要脏器功能:肝功能严重受损、严重贫血或营养不良的患者,血浆内假性胆碱酯酶水平可能低下,从而导致酯类局麻药的水解代谢速率降低。肝血流下降或肝功能受损的患者,血液中酰胺类局麻药的水平升高,且局麻药的半衰期也延长。充血性心力衰竭患者,利多卡因的清除速率也明显地减慢。

(3) 妊娠:妊娠妇女硬膜外麻醉和蛛网膜下腔阻滞的平面扩散、阻滞强度均超过未妊娠妇女,这除了与硬膜外腔和蛛网膜下腔减小有关外,妊娠期间激素水平的改变也增加了对局麻药的敏感性,使局麻药效能提高。

(五) 局麻药的全身毒性反应和过敏反应

当血液中局麻药浓度超过一定阈值时,就会发生局麻药的全身毒性反应。引起全身毒性反应的常见原因有局麻药的剂量或浓度过高、误将药物注入血管以及患者体质衰弱、耐受性降低等。

1. 中枢神经系统毒性反应 中枢神经系统比心血管系统对局麻药更敏感;对于清醒患者来说,局麻药中毒反应的初期先兆症状包括眩晕、口周麻木,此后可出现耳鸣和视物不清(注视困难或眼球震颤)、多语、寒战、惊恐不安和定向障碍等。如果继续发展,则可出现意识丧失、昏迷,并出现面部肌群和四肢远端震颤、肌肉抽搐,最终发生强直阵挛性惊厥。如果局麻药大剂量、快速入血,可迅速出现中枢神经系统兴奋症状,随即进入中枢神经系统抑制状态,抽搐发作停止,呼吸抑制,甚至呼吸停止。

2. 心血管系统毒性反应 心血管系统毒性反应初期表现为由于中枢神经系统兴奋而间接出现的心动过速和高血压,晚期则是由于局麻药的直接作用,表现为心排血量减少、心律失常和血压下降。当血药浓度极高时,可出现周围血管广泛扩张,心脏传导阻滞,心率缓慢,甚至心搏骤停。

3. 过敏反应 是指使用少量局麻药后,出现皮肤红斑、荨麻疹、咽喉水肿、支气管痉挛、血管神经性水肿和休克等症状,危及患者生命。与酰胺类局麻药相比,酯类局麻药的过敏反应相对多见。

4. 毒性反应的防治

(1) 预防:①重视麻醉前准备:对患者进行充分的术前评估,应常规连续监测心电图变化,开放静脉通路,准备好抢救设备与药物。②控制局麻药剂量。③注意操作技术:使用安全剂量,避免血管内意外给药。注射局麻药时,采取缓慢分次注射、注射前回抽以及在局麻药内添加肾上腺素,并警惕毒性反应的先兆体征。

(2) 治疗:治疗措施取决于毒性反应的严重程度。具体包括:①一般处理:在出现局麻药中毒的症状和体征后,应立即停止注入局麻药,同时进行有效的气道管理,给予纯氧,以防止或纠正缺氧、高碳酸血症和酸中毒。②发生抽搐或惊厥时要注意保护患者,避免发生意外的损伤。③药物治疗:发生抽搐或惊厥时,静脉用药首选苯二氮䓬类药物,也可使用丙泊酚或硫喷妥钠,但在患者血流动力学不稳定时不推荐使用丙泊酚。若使用苯二氮䓬类药物后仍持续惊厥发作,可使用小剂量琥珀胆碱等肌松药,并进行气道管理。如发生心搏骤停,则实施心肺复苏。心搏骤停患者推荐使用 20% 脂肪乳剂,静脉注射 1.5ml/kg 后以 0.25ml/(kg·min)维持;如果 5 分钟后循环不恢复,可重复静脉注射首剂量,并将输注速率提高至 0.5ml/(kg·min);总量应少于 12ml/kg。

二、局部麻醉

局部麻醉(local anesthesia)是指在患者神志清醒的状态下,应用局麻药暂时、可逆地阻断身体某一区域的神经传导的麻醉方式。局部麻醉包括表面麻醉、局部浸润麻醉、区域阻滞和静脉局部麻醉。广义的局部麻醉还包括神经阻滞,而神经阻滞可分为神经干阻滞、筋膜间隙阻滞、硬膜外阻滞和蛛网膜下腔阻滞(又称脊髓麻醉、脊麻),前两者称为周围神经阻滞,而后两者称为椎管内麻醉。区域或部位麻醉(regional anesthesia)一般指椎管内麻醉和神经干阻滞。

(一) 表面麻醉

将渗透作用强的局麻药作用于局部皮肤或黏膜表面,使其透过皮肤或黏膜而阻滞其下的浅表神经末梢而产生麻醉状态,称为表面麻醉。

(二) 局部浸润麻醉

将局麻药沿手术切口分层注射于手术区的组织内,阻滞组织中的神经末梢,称为局部浸润麻醉。

(三) 区域阻滞

围绕手术区,在其四周和基底部注射局麻药,暂时阻滞进入手术区的神经纤维传导,称为区域阻滞。

三、周围神经阻滞

(一) 概述

1. 概念　周围神经阻滞(peripheral nerve blocks,PNB)是指将局麻药注射到外周神经干(丛)及其附近,通过暂时、可逆地阻断神经冲动的传导,使该神经所支配的区域达到手术无痛或镇痛的方法。

2. 适应证和禁忌证　只要手术部位局限于某一或某些神经干(丛)所支配的范围,并且阻滞时间能满足手术需要者均可行 PNB。凝血功能异常的患者如服用抗凝血药或抗血小板药、血友病的患者,以及穿刺部位有感染、肿瘤、严重畸形和对局麻药过敏者应禁用或慎用 PNB。

3. 神经定位方法　神经阻滞有多种定位方法,包括筋膜突破法、异感定位法、血管旁法、神经刺激法和超声引导法等。

(二) 颈丛神经阻滞

颈丛神经是由颈 1~颈 4 脊神经(C_1~C_4)组成的,C_1 主要是运动神经,C_2~C_4 均为感觉神经。颈丛神经又分为浅丛和深丛,分别支配颈部相应的皮肤和肌肉组织。颈丛的浅支在胸锁乳突肌后缘中点浅出后呈放射状分布,向前为颈横神经,向下为锁骨上神经,向后为枕小神经,向后上为耳大神经,支配同侧颌下、锁骨、整个颈部及枕部区域的皮肤与皮下浅层感觉。

1. 适应证　颈丛神经阻滞适用于颈部手术,如甲状腺或甲状旁腺手术、气管切开和颈动脉内膜剥脱术等。临床上可与其他麻醉方法联合,使患者更舒适。

2. 阻滞方法

(1) 颈浅丛神经阻滞:患者去枕平卧,头偏向对侧,穿刺点位于胸锁乳头肌后缘中点,穿刺针垂直刺入皮肤,遇到刺破纸样落空感后表明针尖已穿过颈阔肌。将局麻药注射至颈阔肌和皮下,亦可在颈阔肌表面向横突、锁骨和颈前方作浸润注射,以阻滞颈浅丛各分支,一般每侧药量约 10ml。

(2) 颈深丛神经阻滞:①颈前阻滞法:对穿出椎间孔的 C_2~C_4 脊神经实施阻滞,或在 C_4 横突注入局麻药 10~12ml。②肌间沟阻滞法:在前斜角肌和中斜角肌间的肌间沟顶端平 C_4 水平垂直刺入皮肤,然后稍向后向下,有异感或触及横突时注射局麻药。

3. 并发症　①局麻药全身毒性反应:主要是由于穿刺针误入血管。②高位硬膜外阻滞或全脊髓麻醉:由于穿刺针进针过深或进针方向偏内,针尖进入硬膜外腔甚至蛛网膜下腔,注入大剂量局麻药,引起心血管及呼吸系统抑制。③膈神经阻滞:膈神经主要由第 4 颈神经组成,同时接受第 3、第 5 颈神经的小分支。颈深丛神经阻滞常易累及膈神经,双侧受累时可出现呼吸困难及胸闷,故应避免进行双侧颈深丛阻滞。④喉返神经阻滞:主要是由于进针过深或注药压力太大,可导致患者声音嘶哑或失声,尤以双侧阻滞时较易发生,此症状一般在 30 分钟至 1 小时内缓解。⑤霍纳综合征(Horner syndrome):由于颈交感神经被阻滞,而出现同侧眼睑下垂、瞳孔缩小、眼球内陷、眼结膜充血、鼻塞、面微红及不出汗等症状,短期内可自行缓解。⑥穿刺损伤椎动脉引起出血、血肿。

(三) 臂丛神经阻滞

臂丛神经由颈 5~颈 8(C_5~C_8)及胸 1(T_1)脊神经前支组成,有时也接受颈 4(C_4)及胸 2(T_2)脊神经前支发出的小分支,主要支配整个手、臂运动和绝大部分手、臂感觉。

1. 肌间沟臂丛神经阻滞

(1) 适应证:肩部、上臂和前臂手术。肌间沟入路臂丛神经阻滞不能为尺神经分布区的手术提供良好的麻醉效果,需追加尺神经阻滞才能获得满意的麻醉效果。

(2) 操作方法:患者去枕平卧,头偏向对侧,手臂贴体旁。在胸锁乳突肌锁骨头外缘触及前斜角肌,再向后外侧滑过前斜角肌肌腹即为肌间沟。从环状软骨向后作一水平线,此线与肌间沟的交点即为穿刺点。穿刺针垂直刺入皮肤,略偏向内侧和尾侧进针,进针时同侧上肢有异感,或同时以电刺激引发手臂或肩部出现肌肉收缩为准确定位的标志。回吸无血及脑脊液后根据手术需要注入局麻药 20~40ml。

(3) 并发症:①有误入蛛网下腔或硬膜外腔的危险;②有损伤椎动脉的可能;③膈神经或喉返神经被阻滞。

(4) 该方法的优点在于:易于掌握;上臂、肩部及桡侧阻滞效果好;不易引起气胸。

2. 锁骨上臂丛神经阻滞

(1) 适应证:锁骨上入路阻滞处臂丛神经较为集中,局麻药扩散较均匀,注入较小容量局麻药即产生可靠的阻滞效果,且起效快,可用于上臂、前臂和手部手术。

(2) 并发症:①气胸,且气胸症状可延迟出现;②星状神经节及膈神经阻滞。

(3) 该方法的优点在于:用较小药量可得到较满意的臂丛神经阻滞效果;穿刺中不需移动上肢,对上肢外伤疼痛者较适合;不易误入硬膜外腔或蛛网膜下腔。

3. 腋路臂丛神经阻滞　优点在于:位置表浅,动脉搏动明显,易于阻滞;不会引起气胸;不会阻滞膈神经、迷走神经、喉返神经;无误入硬膜外腔或蛛网膜下腔的危险;可通过放入留置针或导管行连续阻滞。

(四) 腹横肌平面阻滞

腹横肌平面(transversus abdominis plane,TAP)阻滞,又称腹横筋膜阻滞,是指在腹内斜肌与腹横肌之间的神经筋膜层注入局麻药以阻滞前腹壁的神经。

(1) 适应证:腹部手术如妇科、泌尿外科、普外科和多种腹腔镜手术的麻醉及术后镇痛。中线切口宜作双侧腹横肌平面阻滞。

(2) 并发症:局麻药中毒、血管内注射、神经损伤、出血和感染、误入腹腔而造成腹腔器官损伤。

(五) 椎旁阻滞

椎旁阻滞(paravertebral block,PVB)是将局麻药注射到出椎间孔的脊神经根附近(椎旁间隙),可阻滞通过此间隙的感觉、运动和交感神经,从而达到同侧躯体的镇痛与麻醉的目的。

(1) 适应证:可用于胸腹部手术的术中与术后镇痛、各种慢性疼痛与癌性疼痛的治疗,更适用于不能耐受硬膜外阻滞时阻断双侧交感神经所致的低血压患者。胸腹部居中切口手术宜作双侧胸椎旁阻滞。

(2) 并发症:气胸、阻滞失败、穿刺针误入血管、损伤肋间神经。

(六) 下肢神经阻滞

下肢支配神经来自腰丛和骶丛神经。腰丛由腰 1~腰 4(L_1~L_4)前支构成,常有胸 12(T_{12}),偶有腰 5(L_5)分支参与。由 L_2~L_4 组成的腰丛成分主要支配大腿的前、内侧。L_2~L_4 的前支组成闭孔神经,后支组成股神经,而 L_2 和 L_3 的后支又组成股外侧皮神经。腰丛神经位于腰大肌和腰方肌之间的腰大肌间隙内。骶丛来源于骶 1~骶 3(S_1~S_3)骶神经和 L_4 和 L_5 前支的分支,主要构成股后皮神经和坐骨神经,一起经过坐骨大孔穿出骨盆,支配下肢后面和足的运动和感觉。

1. 腰丛神经阻滞(腰肌间隙阻滞) 腰丛神经阻滞可阻滞股外侧皮神经、股神经和闭孔神经。

(1) 适应证:适用于膝部、大腿前部和髋部手术,腰丛神经阻滞必须结合坐骨神经阻滞才能麻醉整个下肢。

(2) 并发症:腰丛神经阻滞进针过深时可导致局麻药注入硬膜外腔、蛛网膜下腔或血管内而导致并发症,此外也有导致血肿和神经损伤的可能。

2. 股神经阻滞

(1) 适应证:股神经阻滞用于大腿前部和膝关节手术,常与其他下肢阻滞技术联合应用。

(2) 并发症:误伤血管或局麻药注入血管内。

3. 坐骨神经阻滞

(1) 适应证:可联合隐神经和股神经阻滞用于膝关节以下无需止血带的手术。

(2) 并发症:阻滞不全和血管、神经损伤。

习题

一、名词解释

1. 局部麻醉药
2. 局部麻醉
3. 周围神经阻滞

二、选择题

【A1 型题】

1. 属于酯类局麻药的是

    A. 罗哌卡因   B. 氯普鲁卡因   C. 利多卡因

    D. 丁哌卡因   E. 左旋丁哌卡因

2. 有关局麻药的叙述错误的是

    A. 局麻药的亲水性有利于其向神经膜附近转运

  B. 局麻药的 pK_a 越大,离子部分越多,碱基部分越少,其弥散性能越差,越不易透过神经鞘和膜

  C. 脂溶性高的局麻药不易穿透神经细胞膜

  D. 局麻药的血浆蛋白结合率越高,作用时间越长

  E. 局麻药的亲脂性有利于局麻药透过细胞膜

3. 通过肝脏微粒体混合功能氧化酶和酰胺酶进行代谢的局麻药是

  A. 氯普鲁卡因　　　　　　　B. 罗哌卡因　　　　　　　C. 丁卡因

  D. 普鲁卡因　　　　　　　　E. 可卡因

4. 局麻药的全身毒性反应的常见原因**不包括**

  A. 局麻药的剂量或浓度过高　　　B. 误将药物注入血管内

  C. 患者的耐受性降低　　　　　　D. 患者有局麻药过敏史

  E. 未加入血管收缩药

5. 臂丛神经的三个后股在腋动脉后方合成束,延续为

  A. 腋神经及桡神经　　　　　　B. 肌皮神经和正中神经

  C. 尺神经、前臂内侧皮神经　　D. 臂内侧皮神经和正中神经

  E. 肌皮神经和尺神经

6. 下列**不属于**肌间沟入路臂丛神经阻滞的缺点的是

  A. 尺神经阻滞起效慢　　　　　B. 有误入蛛网膜下腔或硬脊膜外隙的危险

  C. 有损伤椎动脉的危险　　　　D. 气胸发生率较高

  E. 可出现膈神经阻滞

7. 腰丛的组成是

  A. 由 $L_1 \sim L_4$ 神经前支构成,常有 T_{12} 和 L_5 分支参与

  B. 由 $L_1 \sim L_5$ 神经前支构成

  C. 由 $L_1 \sim L_4$ 神经后支构成,常有 T_{12} 和 L_5 分支参与

  D. 由 $L_1 \sim L_5$ 神经前支构成,常有 T_{11} 和 T_{12} 分支参与

  E. 由 $L_1 \sim L_4$ 神经前支构成

8. 腋路臂丛神经阻滞的优点**不包括**

  A. 位置表浅,动脉搏动明显,易于阻滞

  B. 不会引起气胸

  C. 不会阻滞膈神经、迷走神经、喉返神经

  D. 无误入硬脊膜外隙或蛛网膜下腔的危险

  E. 局麻药毒性反应发生率较其他方法低

9. 下列**不属于**颈交感神经被阻滞的表现的是

  A. 同侧眼睑下垂　　　　　　　B. 瞳孔扩大　　　　　　　C. 球结膜充血

  D. 鼻塞　　　　　　　　　　　E. 面微红

【B 型题】

(10~11 题共用备选答案)

  A. 普鲁卡因　　　　　　　　B. 丁卡因　　　　　　　C. 利多卡因

  D. 布比卡因　　　　　　　　E. 罗哌卡因

10. 相对而言心脏毒性最大的局麻药是

11. 可用于治疗心律失常的局麻药是

三、简答题

1. 颈丛神经阻滞的并发症有哪些？

2. 臂丛神经阻滞常用的阻滞途径有哪几种？各自的优点有哪些？

参考答案

一、名词解释

1. 局部麻醉药是一类能在用药局部可逆性地阻断神经冲动传导，引起神经支配区域暂时性、可逆性感觉丧失或程度不同的运动功能丧失的药物，简称"局麻药"。

2. 局部麻醉是指在患者神志清醒的状态下，应用局麻药暂时、可逆地阻断身体某一区域的神经传导的麻醉方式。

3. 周围神经阻滞是指将局麻药注射到外周神经干(丛)及其附近，通过暂时、可逆地阻断神经冲动的传导，使该神经所支配的区域达到手术无痛或镇痛的方法。

二、选择题

【A1 型题】

1. B   2. C   3. B   4. D   5. A   6. D   7. A   8. E   9. B

【B 型题】

10. D   11. C

三、简答题

1. 颈丛神经阻滞的并发症有哪些？

答：颈丛神经阻滞的并发症多见于颈深丛阻滞，发生率较低。常见并发症有：①局麻药全身毒性反应：主要是由于穿刺针误入血管。②高位硬膜外阻滞或全脊髓麻醉：由于穿刺针进入硬膜外腔甚至蛛网膜下腔，注入大剂量局麻药而引起心血管及呼吸系统抑制。③膈神经阻滞：常易累及膈神经，双侧受累时可出现呼吸困难及胸闷。④喉返神经阻滞：可导致患者声音嘶哑或失声，尤以双侧阻滞时较易发生。⑤霍纳综合征：由于颈交感神经被阻滞，而出现同侧眼睑下垂、瞳孔缩小、眼球内陷、眼结膜充血、鼻塞、面微红及不出汗等症状。⑥穿刺损伤椎动脉引起出血、血肿。

2. 臂丛神经阻滞常用的阻滞途径有哪几种？各自的优点有哪些？

答：臂丛神经阻滞常用的阻滞途径有肌间沟入路、腋路和锁骨上入路。

肌间沟入路的优点：①易于掌握；②上臂、肩部及桡侧阻滞效果好；③不易引起气胸。

腋路的优点：①位置表浅，动脉搏动明显，易于阻滞；②不会引起气胸；③不会阻滞膈神经、迷走神经、喉返神经；④无误入硬膜外腔或蛛网膜下腔的危险；⑤可放入留置针或导管行连续阻滞。

锁骨上入路的优点：①用较小药量可得到较满意的臂丛神经阻滞效果；②穿刺中不需移动上肢，对上肢外伤疼痛者较适合；③不易发生误入硬膜外腔或蛛网膜下腔的危险。

（缪长虹　张晓光）

第十六章 | 椎管内麻醉

学习目标

1. **掌握** 椎管内麻醉的分类、适应证和禁忌证、操作方法、常用药物及剂量、注意事项和麻醉管理,以及常见并发症及其防治。

2. **熟悉** 蛛网膜下腔阻滞和硬膜外腔阻滞对机体生理的影响,脊髓-硬膜外联合阻滞的优缺点。

3. **了解** 蛛网膜下腔阻滞和硬膜外腔阻滞的作用机制,骶管阻滞和脊髓-硬膜外联合阻滞的操作方法。

重点和难点内容

椎管内麻醉(intrathecal anesthesia)是临床常用的麻醉方法,其包括蛛网膜下腔阻滞(subarachnoid anesthesia)和硬膜外腔阻滞(epidural anesthesia)(含骶管阻滞)。

一、蛛网膜下腔阻滞

1. 定义 蛛网膜下腔阻滞(subarachnoid anesthesia)是将局麻药注入蛛网膜下腔的脑脊液中,暂时使脊神经前根和后根神经传导被阻滞的麻醉方法,亦称为脊髓麻醉(spinal anesthesia),可简称为脊麻或腰麻。

2. 阻滞顺序 不同神经纤维被阻滞的顺序依次为:血管舒缩神经纤维→冷感消失→温感消失→对不同温度的辨别消失→慢痛消失→快痛消失→触觉消失→运动麻痹→压力感觉消失→本体感觉消失。阻滞消退顺序与阻滞发生的顺序相反。

3. 蛛网膜下腔阻滞时发生恶心呕吐的原因 包括:①血压骤降,使脑供血骤减,兴奋了呕吐中枢;②迷走神经功能亢进,胃肠蠕动增加;③手术牵拉内脏。

4. 适应证 包括:①下腹及盆腔手术;②肛门及会阴部手术;③下肢手术;④分娩镇痛及下腹部、盆腔、会阴部、下肢的疼痛治疗。

5. 禁忌证 包括:①中枢神经系统疾病;②全身性严重感染以及穿刺部位有炎症或感染的患者;③休克患者;④凝血功能异常患者;⑤脊柱外伤或有明显腰背痛病史的患者,以及脊柱严重畸形的患者;⑥精神病、严重自主神经功能失调以及小儿等不合作患者,除非已用基础麻醉,一般不采用腰麻;⑦腹内压明显增高患者;⑧慢性贫血患者,只要血容量无显著减少,仍可考虑行低位腰麻。

6. 较常用的局麻药 有普鲁卡因、布比卡因、左布比卡因和罗哌卡因。目前临床常用布比卡因、左布比卡因和罗哌卡因。药物的比重是指药物溶液与脑脊液的密度比值。根据临床需求,可将局麻药配成重比重、等比重、轻比重,分别指局麻药溶液的比重大于、等于、小于脑脊液。

7. 影响阻滞平面调节的因素 相关因素很多,其中局麻药的剂量是决定蛛网膜下腔阻滞平面的主要因素。如果局麻药的配制方法和剂量已经确定,则穿刺部位、患者体位、局麻药比重、注药速度和针口斜面方向就成为影响阻滞平面的重要因素。

8. 蛛网膜下腔阻滞的麻醉管理 应注意观察和处理:①血压下降和心率缓慢;②呼吸抑制;③恶心、呕吐。

9. 并发症 包括:①头痛;②尿潴留;③神经系统并发症。

二、硬膜外腔阻滞

1. 定义 将局麻药注入硬膜外腔,暂时、可逆地阻滞脊神经根的麻醉方法,称为硬膜外腔阻滞(epidural anesthesia),常简称为硬膜外阻滞或硬膜外麻醉。

2. 局麻药在硬膜外腔的扩散与局麻药的容量、浓度、注药速度、注药后体位、身高、年龄、身体情况等有关。

3. 适应证 硬膜外阻滞主要适用于腹部及其以下部位的手术,颈部、上肢及胸部手术也可应用,但在麻醉管理上比较复杂。此外,凡适合进行腰麻的下腹部及下肢等部位的手术,也均可采用硬膜外阻滞。近年来,有人主张胸科及腹部手术采用全麻复合硬膜外阻滞,可减少全麻药的应用,使麻醉更加平稳;留置硬膜外导管可用于术后行患者自控硬膜外镇痛。此外,硬膜外阻滞还可应用于分娩镇痛。

4. 禁忌证 对严重贫血、高血压及对外周血管阻力依赖的心脏代偿功能不良者应慎用,严重休克患者应禁用。凝血功能异常患者、穿刺部位有炎症或感染病灶及脊柱畸形患者也视为禁忌证。对呼吸功能不全患者也不宜选用颈、胸段硬膜外阻滞。

5. 局麻药注药方法 ①试验剂量:一般为 2% 利多卡因 2~3ml,目的在于排除误入蛛网膜下腔的可能;②追加剂量:注入试验剂量后 5~10 分钟,如无蛛网膜下腔阻滞征象,可每隔 5 分钟注入3~5ml 局麻药,直至阻滞范围能满足手术要求为止;③追加维持量:一般为初量(试验剂量和追加剂量之和)的 1/3~1/2。

6. 判断穿刺针进入硬膜外腔的方法 ①穿刺针到达黄韧带后,阻力突然消失;②负压现象;③无脑脊液流出。

7. 硬膜外阻滞平面与范围的调节 ①穿刺部位(最重要);②导管的位置和方向;③药物容量和注药速度;④患者体位;⑤患者情况。

8. 硬膜外阻滞失败 一般包括 3 种情况:①阻滞范围达不到手术要求(阻滞范围过窄或偏于一侧);②阻滞不全(患者有痛感,肌肉不松弛);③完全无效。

9. 硬膜外阻滞期间管理 应注意:①血压下降;②呼吸抑制;③恶心、呕吐。

10. 硬膜外阻滞的并发症 包括:①穿破硬脊膜;②穿刺针或导管误入血管;③导管折断;④全脊髓麻醉;⑤脊神经根或脊髓损伤;⑥硬膜外血肿;⑦异常广泛阻滞。

11. 骶管阻滞 经骶裂孔穿刺,将局麻药注入骶管腔内以阻滞骶脊神经,属于硬膜外阻滞。适用于直肠、肛门及会阴部手术,也适用于婴幼儿及学龄前儿童的腹部手术。

12. 脊髓-硬膜外联合麻醉(combined spinal-epidural anesthesia,CSEA) 简称腰-硬联合麻醉,是既向蛛网膜下腔注药,同时也经穿刺针置入硬膜外导管给药,既有腰麻起效快、效果确切、局麻药用量小的优点,又有硬膜外阻滞可连续性给药、便于控制平面和可用于术后镇痛的优点,主要用于下腹部和下肢的手术及术后镇痛。

习题

一、名词解释

1. 蛛网膜下腔阻滞
2. epidural anesthesia
3. 全脊髓麻醉

二、选择题

【A1 型题】

1. 椎管内麻醉时,最先被阻滞的是
   - A. 血管舒缩神经纤维
   - B. 温度觉
   - C. 本体感觉
   - D. 触觉
   - E. 痛觉

2. 神经在体表呈节段性分布,胸 10 脊神经对应的解剖部位为
   - A. 脐水平线
   - B. 耻骨联合上缘
   - C. 耻骨联合下缘
   - D. 脐与耻骨连线的中点
   - E. 膝关节

3. 临床上所谓的阻滞平面是指
   - A. 交感神经阻滞平面
   - B. 温觉阻滞平面
   - C. 痛觉神经阻滞平面
   - D. 运动神经阻滞平面
   - E. 压力感觉神经阻滞平面

4. 局麻药在硬膜外腔广泛扩散见于
   - A. 新生儿
   - B. 小儿
   - C. 年轻男性
   - D. 年轻女性
   - E. 动脉硬化的老年人

5. 侧入穿刺法行蛛网膜下腔阻滞时,穿刺针通过的唯一韧带是
   - A. 棘上韧带
   - B. 棘间韧带
   - C. 黄韧带
   - D. 后纵韧带
   - E. 前纵韧带

6. 椎管内麻醉时,引起血压下降的主要因素是
   - A. 心动过缓
   - B. 肌张力下降
   - C. 术前禁食水
   - D. 副交感神经阻滞
   - E. 交感神经阻滞

7. 蛛网膜下腔阻滞下行剖宫产术,发生严重低血压的原因是
   - A. 下腔静脉受压
   - B. 缩宫素剂量不足
   - C. 儿茶酚胺释放
   - D. 未用升压药
   - E. 疼痛反应

8. 对足月妊娠妇女行硬膜外阻滞时,麻醉平面扩散范围较广的主要机制是
   - A. 硬膜外腔是负压
   - B. 硬膜外腔是正压
   - C. 腰椎受压变形
   - D. 硬膜外腔有效容积减少
   - E. 硬膜外腔有效容积增加

9. 硬膜外麻醉时使用试验剂量的主要目的是
   - A. 判断是否过敏
   - B. 判断患者对局麻药的耐受情况
   - C. 判断药物是否在硬膜外腔
   - D. 判断是否误入血管
   - E. 判断硬膜外腔用药量

10. 关于脊麻对生理的影响,下列叙述**错误**的是
    - A. 阻滞交感神经节前纤维,使动、静脉扩张,回心血量减少
    - B. 低血压的发生率及下降幅度与麻醉平面有关
    - C. 高位腰麻因使血压下降而通过压力反射使心率增快
    - D. 麻醉平面在胸 8 以下时对呼吸功能基本无影响
    - E. 腰麻时胃肠蠕动增加,胆汁反流入胃,易致恶心、呕吐

11. 下列情况**不属于**硬膜外麻醉禁忌证的是
    A. 穿刺点皮肤感染　　　　B. 凝血功能障碍　　　　C. 休克
    D. 贫血　　　　E. 脊柱结核或严重畸形

12. 影响硬膜外阻滞平面的因素较小的是
    A. 患者体位　　B. 穿刺间隙　　C. 导管方向　　D. 药物容量　　E. 注药速度

13. 蛛网膜下腔阻滞最常见的并发症是
    A. 腰背痛　　B. 头痛　　C. 脊髓损伤　　D. 尿潴留　　E. 马尾神经综合征

14. 引起脊麻后头痛的主要原因是
    A. 脑血管扩张,颅内压升高　　　　B. 脑血管收缩
    C. 脑脊液外流,颅内压减低　　　　D. 脑膜受刺激,脑脊液分泌过多
    E. 血压上升,颅内压升高

15. 大量利多卡因误入蛛网膜下腔的危险是导致
    A. 心搏骤停　　B. 呼吸麻痹　　C. 心室颤动　　D. 呼吸过度　　E. 惊厥

16. 为防止误入蛛网膜下腔,骶管穿刺针的针尖深度**不应**超过
    A. 第 5 腰椎棘突最高点连线　　　　B. 第 2 骶椎平面
    C. 第 1 对骶后孔水平　　　　D. 第 4 对骶后孔水平
    E. 髂嵴最高点连线

17. 成人脊髓终止于
    A. 第 12 胸椎下缘　　　　B. 第 1 腰椎下缘　　　　C. 第 2 腰椎下缘
    D. 第 3 腰椎下缘　　　　E. 第 4 腰椎下缘

18. 腰麻平面达 T_6,则其交感神经阻滞平面至少达
    A. T_9　　B. T_8　　C. T_7　　D. T_6　　E. T_4

19. 局麻药中加入 1∶200 000 肾上腺素是指 20ml 药液中加入肾上腺素
    A. 0.1mg　　B. 0.2mg　　C. 0.3mg　　D. 0.4mg　　E. 0.01mg

20. 脊麻注药后,各类脊神经纤维先后被阻滞的顺序是
    A. 感觉神经、运动神经、交感神经　　　　B. 运动神经、感觉神经、交感神经
    C. 交感神经、感觉神经、运动神经　　　　D. 运动神经、交感神经、感觉神经
    E. 交感神经、运动神经、感觉神经

21. 关于骶管阻滞的叙述,正确的是
    A. 属于硬膜外麻醉　　　　B. 别名鞍区麻醉
    C. 不易发生局麻药中毒　　　　D. 易引起马尾神经综合征
    E. 阴囊手术不可选用

【A2 型题】

22. 患者,男性,28 岁,因胃穿孔拟在硬膜外麻醉下行穿孔修补术。硬膜外穿刺成功后,先注入 5ml 局麻药后向头侧置管 3cm。患者神志清楚,但麻醉平面不清楚,又经导管注入 10ml 局麻药。切皮时术野无出血,发觉患者心搏已停止。其最可能的诊断是
    A. 穿刺针或导管误入血管　　B. 脊髓损伤　　　　C. 硬膜外血肿
    D. 全脊髓麻醉　　　　E. 穿破胸膜

23. 患者,男性,26 岁,在硬膜外麻醉下行阑尾切除术。在处理阑尾时,患者诉恶心、胃痛,血压 90/50mmHg,心率 52 次/分,患者主诉反应的主要原因是

　　A. 牵拉内脏反应　　　　　　　B. 低血压　　　　　　　　C. 缺氧

　　D. 局麻药中毒反应　　　　　　E. 精神因素

24. 患者,男性,86 岁,在硬膜外麻醉下行右侧人工股骨头置换术,穿刺间隙为 $L_2 \sim L_3$,置管无异感,无渗血。术中麻醉效果确切,生命体征平稳。术后予以低分子量肝素钠抗凝治疗。术后 48 小时患者诉左侧开始出现下肢无力,检查示左小腿肌力差,痛觉消失。最可能的诊断是

　　A. 神经根损伤　　　　　　　　B. 脊髓损伤　　　　　　　C. 硬膜外腔感染

　　D. 马尾神经综合征　　　　　　E. 硬膜外血肿

25. 患者,女性,38 岁,在脊麻下行卵巢囊肿剥除术,术后第 2 天下床活动时出现头痛。下列处理**不恰当**的是

　　A. 平卧休息　　　　　　　　　B. 使用镇痛药

　　C. 积极输入 10% 葡萄糖　　　　D. 针刺治疗

　　E. 必要时行硬膜外腔充填疗法

26. 患者,女性,32 岁,体重 68kg,血压 118/75mmHg,心率 72 次/分,拟在硬膜外麻醉下行右侧卵巢囊肿摘除术。在硬膜外注射试验剂量(含 1:20 万肾上腺素)后,患者立刻主诉头晕、头痛、心悸。最可能的原因为

　　A. 局麻药中毒反应　　　　　　B. 局麻药过敏反应　　　　C. 麻醉平面过高

　　D. 肾上腺素反应　　　　　　　E. 空气栓塞

【B 型题】

(27~31 题共用备选答案)

　　A. 硬膜外血肿　　　　　　　　B. 硬膜外脓肿　　　　　　C. 空气栓塞

　　D. 全脊麻　　　　　　　　　　E. 刺破胸膜

27. 硬膜外阻滞并发症中,治疗效果差的是

28. 正中法穿刺不会发生

29. 早期症状以呼吸变化为主要体征的是

30. 在硬膜外阻滞并发截瘫的原因中占首位的是

31. 与穿刺硬膜外血管及注入空气有关的是

(32~36 题共用备选答案)

　　A. $T_{12} \sim L_5$ 椎间隙穿刺　　B. $T_6 \sim T_{12}$ 椎间隙穿刺　　C. $C_5 \sim T_6$ 椎间隙穿刺

　　D. $S_2 \sim S_4$ 的阻滞　　　　　E. 骶裂孔穿刺

32. 高位硬膜外阻滞是指

33. 中位硬膜外阻滞是指

34. 低位硬膜外阻滞是指

35. 骶管阻滞是在

36. 腰麻尿潴留常发生于

三、简答题

1. 腰麻阻滞平面的调节受哪些因素的影响?

2. 简述蛛网膜下腔阻滞的主要禁忌证。

3. 如何判断穿刺针已进入硬膜外腔?

4. 简述硬膜外麻醉的并发症有哪些。

5. 简述椎管内麻醉后不同神经纤维的阻滞顺序。

参考答案

一、名词解释

1. 蛛网膜下腔阻滞是将局麻药注入蛛网膜下腔的脑脊液中,暂时、可逆地阻滞脊神经前、后根的麻醉方法,也称为脊髓麻醉,简称脊麻或腰麻。

2. epidural anesthesia,即硬膜外腔阻滞,简称硬膜外阻滞或硬膜外麻醉,指将局麻药注入硬膜外腔,暂时、可逆地阻滞脊神经根的麻醉方法。

3. 全脊髓麻醉是指行硬膜外阻滞时,如穿刺针或硬膜外导管误入蛛网膜下腔而未能及时发现,会将超过脊麻数倍剂量的局麻药注入蛛网膜下腔,产生异常广泛的阻滞,临床表现为全部脊神经支配区域均无痛觉,以及低血压、意识丧失及呼吸停止。

二、选择题

【A1 型题】

1. A 　2. A 　3. C 　4. E 　5. C 　6. E 　7. A 　8. D 　9. C 　10. C
11. D 　12. A 　13. B 　14. C 　15. B 　16. B 　17. B 　18. E 　19. A 　20. C
21. A

【A2 型题】

22. D 　23. A 　24. E 　25. C 　26. D

【B 型题】

27. B 　28. E 　29. D 　30. A 　31. C 　32. C 　33. B 　34. A 　35. E 　36. D

三、简答题

1. 腰麻阻滞平面的调节受哪些因素的影响?

答:影响腰麻阻滞平面调节的因素很多,其中局麻药的剂量是决定腰麻阻滞平面的主要因素。如果局麻药的配制方法和剂量已经确定,则穿刺部位、患者体位、局麻药比重、注药速度和针口斜面方向就成为影响阻滞平面的重要因素。

2. 简述蛛网膜下腔阻滞的主要禁忌证。

答:蛛网膜下腔阻滞的主要禁忌证包括:①中枢神经系统疾病;②全身性严重感染以及穿刺部位有炎症或感染的患者;③休克患者;④凝血功能异常患者;⑤脊柱外伤或有明显腰背痛病史的患者,以及脊柱严重畸形的患者;⑥精神病、严重自主神经功能失调以及小儿等不合作患者,除非已用基础麻醉,一般不采用腰麻;⑦腹内压明显增高的患者;⑧慢性贫血患者,只要血容量无显著减少,仍可考虑行低位腰麻。

3. 如何判断穿刺针已进入硬膜外腔?

答:判断穿刺针已进入硬膜外腔的征象包括:①穿刺针到达黄韧带后,阻力突然消失;②负压现象;③无脑脊液流出。

4. 简述硬膜外麻醉的并发症有哪些。

答:硬膜外麻醉的并发症包括:①穿破硬脊膜;②穿刺针或导管误入血管;③导管折断;④全脊髓麻醉;⑤脊神经根或脊髓损伤;⑥硬膜外血肿等。

5. 简述椎管内麻醉后不同神经纤维的阻滞顺序。

答:椎管内麻醉后不同神经纤维的阻滞顺序依次为:血管舒缩神经纤维→冷感消失→温感消失→对不同温度的辨别消失→慢痛消失→快痛消失→触觉消失→运动麻痹→压力感消失→本体感觉消失。阻滞消退顺序与阻滞发生的顺序相反。

(杨建军)

第十七章 | 全身麻醉

学习目标

1. **掌握** 全身麻醉的概念及分类;全麻诱导、维持的概念及方法;吸入麻醉药、静脉全麻药、肌松药及阿片类药物的主要作用机制。

2. **熟悉** 常用吸入麻醉药、静脉全麻药、肌松药及阿片类药物;全麻深度的监测方法,麻醉深度的临床判断;全麻苏醒的影响因素。

3. **了解** 最低肺泡有效浓度及影响肺泡药物浓度的因素;肌松药应用的注意事项。

重点和难点内容

麻醉药经呼吸道吸入或经静脉、肌内注射进入人体内,产生中枢神经系统的抑制作用,临床表现为意识消失、全身的痛觉丧失、遗忘、反射抑制和一定程度的肌肉松弛,这种方法称为全身麻醉(general anesthesia),简称全麻。根据麻醉药进入中枢的方式不同,全身麻醉分为吸入麻醉、静脉麻醉、静吸复合麻醉和联合麻醉。

一、全身麻醉药

1. 吸入麻醉药(inhalational anesthetics) 吸入麻醉药是指经呼吸道吸入人体内并产生全身麻醉作用的药物,可用于全身麻醉的诱导和维持。

(1)吸入麻醉药的强度以最低肺泡有效浓度(minimum alveolar concentration,MAC)来衡量。最低肺泡有效浓度是指某种吸入麻醉药在一个大气压下与纯氧同时吸入时,能使50%的手术患者在切皮时不发生摇头、四肢运动等反应时的最低肺泡浓度。吸入麻醉药的最低肺泡有效浓度越小,其麻醉效能越强。

(2)影响肺泡药物浓度的因素包括:通气效应、浓度效应、心排血量、血/气分配系数、麻醉药在肺泡和静脉血中的浓度差。

(3)绝大多数吸入麻醉药由呼吸道排出,仅小部分在体内代谢后经肾排出。其中肝脏细胞色素P450是重要的药物代谢酶。

(4)常用吸入麻醉药

1)氧化亚氮:须维持吸入氧浓度高于30%;停止吸入后应吸纯氧5~10分钟;可使体内封闭腔内压升高,气胸、肠梗阻、体外循环、胸腔镜、腹腔镜等手术禁用。

2)恩氟烷:深麻醉时脑电图显示癫痫样发作,有癫痫病史者应慎用;有心肌抑制作用,并可使心肌对儿茶酚胺的敏感性增加。

3)异氟烷:有明显的外周血管扩张作用,可用于控制性降压。

4)七氟烷:可用于麻醉诱导和维持,在钠石灰中可发生分解,形成在实验动物中具有肾毒性的复合物 A。在人体内未引起有临床意义的肾毒性,但一般建议应用钙石灰。

5) 地氟烷:可控性强,"快进快出",主要用于麻醉维持。需要特殊的蒸发器。

2. 静脉麻醉药　静脉麻醉药是指经静脉注射进入体内,通过血液循环作用于中枢神经系统而产生全身麻醉作用的药物,其诱导快,对呼吸道无刺激,无环境污染。

(1) 氯胺酮与艾司氯胺酮:镇痛作用显著;兴奋交感神经;使唾液和支气管分泌物增加、眼内压及颅内压升高;可引发幻觉、噩梦及精神症状。获得相同麻醉及镇痛效果时,艾司氯胺酮所需剂量约为氯胺酮的一半。

(2) 依托咪酯:对循环影响小,适用于年老体弱和危重患者的麻醉;注射后常发生肌阵挛;可抑制肾上腺皮质功能,但一般无特殊临床意义。

(3) 丙泊酚:循环及呼吸抑制作用明显;有静脉刺激作用,常发生注射痛;与脑电双频指数(BIS)的相关性好,可用于麻醉诱导与维持。

(4) 环泊酚:环泊酚的安全性及机体耐受性良好,药效约为丙泊酚的 5 倍,注射痛发生率较低,对呼吸的影响较丙泊酚轻,对心率和血压的影响类似丙泊酚。

3. 肌肉松弛药(muscle relaxants)　肌肉松弛药是指能在神经肌肉接头处阻断神经-肌肉传导功能而使骨骼肌松弛的药物,简称为肌松药。

(1) 分类

1) 去极化肌松药:使突触后膜呈持续去极化状态,对神经冲动释放的乙酰胆碱不再发生反应,进而产生肌松作用;首次注药后,在肌松作用出现前可使肌纤维成束震颤,这是由肌纤维不协调收缩导致的;胆碱酯酶抑制药不仅不能拮抗其肌松作用,反而有增强效应。

2) 非去极化肌松药:与突触后膜上的乙酰胆碱受体结合,但不引起突触后膜去极化,当突触后膜 75%~80% 以上的乙酰胆碱受体被占据后,突触后膜不能去极化,从而发生肌肉松弛;神经兴奋时突触前膜释放乙酰胆碱的量并未减少;出现肌松作用前没有肌纤维成束收缩;能被胆碱酯酶抑制药所拮抗。

(2) 常用肌松药

1) 琥珀胆碱:去极化肌松药,起效快,肌松作用短暂;可引起血清钾一过性升高以及眼内压、颅内压及胃内压升高,有引起心律失常的可能。

2) 维库溴铵:无组胺释放及抗迷走神经作用。

3) 罗库溴铵:是起效最快的非去极化肌松药,有特异性拮抗药舒更葡糖钠。

4) 顺阿曲库铵:代谢途径为霍夫曼降解,不受肝功能障碍的影响。

5) 米库氯铵:在现有非去极化肌松药中作用时间最短;可促使组胺释放。

4. 阿片类药物　阿片类药物是指能作用于中枢神经系统阿片受体,解除或减轻疼痛,并能消除疼痛引起的情绪反应的药物。

(1) 吗啡:呼吸抑制明显;可引起支气管痉挛;主要用于镇痛。

(2) 芬太尼:镇痛作用为吗啡的 75~125 倍;常用于心血管手术的麻醉。

(3) 舒芬太尼:镇痛作用为芬太尼的 5~10 倍,持续时间约为芬太尼的 2 倍,对循环干扰更小。

(4) 瑞芬太尼:超短效阿片类药物;引起肌强直的发生率较高;常用于麻醉维持。

(5) 阿芬太尼:短效阿片类药物。

(6) 羟考酮:μ、κ 双阿片类受体激动药;具有显著减轻内脏痛的作用;对胃肠蠕动及呼吸抑制作用较轻;作用时间较长。

二、全身麻醉的实施

全身麻醉过程分为麻醉诱导、麻醉维持和麻醉苏醒三个阶段。

1. 全身麻醉的诱导　全身麻醉的诱导是指患者接受全麻药后，由清醒状态到神志消失，并进入全麻状态，这一阶段称为全麻诱导期。全麻诱导方法包括吸入诱导法和静脉诱导法。

2. 全身麻醉的维持　全身麻醉的维持是从患者意识消失到手术或检查结束或基本结束（停止追加全身麻醉药）的这段时期。包括吸入麻醉维持、静脉麻醉维持、静吸复合麻醉维持及联合麻醉维持。

靶控输注（target controlled infusion，TCI）是指在静脉麻醉药输注时，应用药代动力学和药效学原理，通过调节靶位（血浆或效应部位）的药物浓度，使麻醉控制或维持在适当的深度，以满足临床要求的一种静脉给药方法。

全凭静脉麻醉（total intravenous anesthesia，TIVA）是指在静脉麻醉诱导后，将短效静脉麻醉药、阿片类药物和肌松药复合连续输注以维持麻醉的方法，具有诱导苏醒迅速、操作简便、可避免吸入麻醉药引起的环境污染等优势。

3. 全身麻醉深度的判断　麻醉深度是指麻醉药对患者的意识、感觉、运动、神经反射及内环境稳定性的影响程度。

临床体征（体动反应及心血管反应）的观察仍是目前判断麻醉深度的基本方法。镇静深度监测的电生理方法包括：脑电双频指数（BIS）、熵指数、脑状态指数（cerebral state index，CSI）、脑电意识指数（IoC_1）；其中脑电双频指数对于判断镇静程度比较敏感。伤害性刺激反应的监测包括：末梢灌注指数（tip perfusion index，TPI）、心率变异性（heart rate variability，HRV）、镇痛/伤害平衡指数（analgesia/nociception index，ANI）、伤害敏感指数（IoC_2）、脑功能状态仪疼痛指数（pain index，PI）。

在某些情况下，由于强效镇痛药和肌松药的应用，患者可无疼痛反应，肌肉也完全松弛，但知道术中发生的事情而无法表示，称为术中知晓（intraoperative awareness）。这表明患者的意识并未完全消失。术中知晓为全身麻醉的严重并发症，维持全麻期间 BIS 40~60 可有效避免术中知晓的发生。

4. 全身麻醉的苏醒　麻醉苏醒是从停止全身麻醉用药到患者意识完全恢复正常的过程。

（1）影响吸入麻醉清醒速度的主要因素包括血/气分配系数、麻醉时间、肺泡通气量。

（2）影响静脉麻醉苏醒速度的因素包括药物时量相关半衰期、麻醉时间和药物用量、影响药物代谢和排泄的因素等。

时量相关半衰期（context-sensitive half time，$t_{1/2}cs$）表示药物持续恒速输注一定时间后，血药浓度减少一半的时间。$t_{1/2}cs$ 越短，患者清醒越快。

习题

一、名词解释

1. MAC

2. TIVA

3. TCI

4. 时量相关半衰期

5. 全身麻醉的诱导

6. BIS

二、选择题

【A1 型题 】

1. 下列关于全身麻醉的特点,说法**错误**的是
   A. 全身麻醉药对中枢神经系统的抑制程度具有可调控性
   B. 全身麻醉对中枢神经系统及对伤害性刺激的反应等的抑制作用部分可逆
   C. 全身麻醉状态的临床表现为患者意识消失、全身的痛觉丧失、遗忘、反射抑制和一定程度的肌肉松弛
   D. 全身麻醉药经呼吸道吸入或静脉、肌内注射进入人体内,进而产生中枢神经系统的抑制作用
   E. 全身麻醉时一般都要求建立人工气道,以避免呼吸抑制所致的缺氧及二氧化碳潴留风险

2. 下列描述中,属于七氟烷麻醉特点的是
   A. 对呼吸道有强烈刺激性
   B. 易引发冠脉窃血综合征
   C. 可增加心脏对儿茶酚胺诱发心律失常的敏感性
   D. 诱导、恢复迅速,麻醉深度易于掌握
   E. 化学性质稳定

3. 有关依托咪酯,以下说法**错误**的是
   A. 在不影响平均动脉压的情况下,也可降低颅内压
   B. 可引起脑血流量、脑氧耗量的下降
   C. 对经颅刺激的运动诱发电位的影响较丙泊酚轻
   D. 不适用于肾上腺皮质功能减退者
   E. 有中枢性镇吐作用

4. 烧伤后 1~2 周内下列药物中可诱发心搏骤停的药物是
   A. 筒箭毒碱　　　　　　　　B. 琥珀胆碱　　　　　　　　C. 阿曲库铵
   D. 罗库溴铵　　　　　　　　E. 维库溴铵

5. 下列关于吸入麻醉药的说法,正确的是
   A. 吸入麻醉药的强度以最低肺泡有效浓度(MAC)来衡量
   B. 吸入麻醉药的强度以血/气分配系数来衡量
   C. 吸入麻醉药的强度以油/气分配系数来衡量
   D. 心排血量降低使吸入麻醉药经血液摄取量增加
   E. 吸入麻醉药绝大部分通过肝脏或肾脏代谢

6. **不依赖**于肝肾功能代谢的肌肉松弛药是
   A. 琥珀胆碱　　　　　　　　B. 罗库溴铵　　　　　　　　C. 维库溴铵
   D. 顺阿曲库铵　　　　　　　E. 米库氯铵

7. 下列静脉麻醉药中,对肾上腺皮质功能有抑制作用的是
   A. 氯胺酮　　　　　　　　　B. 丙泊酚　　　　　　　　　C. 咪达唑仑
   D. 依托咪酯　　　　　　　　E. 硫喷妥钠

8. 下列麻醉性镇痛药中,作用时效最短的是
   A. 羟考酮　　　B. 阿芬太尼　　　C. 芬太尼　　　D. 舒芬太尼　　　E. 瑞芬太尼

9. 全身麻醉状态下,对患者的 BIS 监测应控制的最佳范围区间是

  A. 低于 20　　　　B. 20~40　　　　C. 40~60　　　　D. 60~80　　　　E. 80~100

10. 下列**不属于**静脉全身麻醉诱导法的特点的是

  A. 诱导迅速　　　　　　　　B. 对循环的干扰较大　　　　　　C. 患者舒适

  D. 麻醉深度的分期明显　　　E. 无环境污染

11. 下列**不属于**影响肺泡药物浓度的主要因素的是

  A. 通气效应　　　　　　　　B. 分流效应　　　　　　　　　　C. 心排血量

  D. 血/气分配系数　　　　　E. 麻醉药在肺泡和静脉血中的浓度差

12. 下列**不属于**临床上监测伤害性刺激的指标的是

  A. 伤害敏感指数(IoC_2)　　　　　　　　　　B. 心率变异性(heart rate variability, HRV)

  C. 脑功能状态仪疼痛指数(pain index, PI)　　D. 脑状态指数(cerebral state index, CSI)

  E. 末梢灌注指数(tip perfusion index, TPI)

【A2 型题】

13. 患者,男性,35 岁,急性胆囊炎,拟行急诊腹腔镜下胆囊切除术,既往有精神疾病及癫痫病史,应选择的最佳麻醉方式

  A. 局麻+神经阻滞麻醉　　　　　　B. 喉罩静吸复合全身麻醉

  C. 椎管内麻醉　　　　　　　　　　D. 喉罩静脉全身麻醉

  E. 气管内插管静脉全身麻醉

14. 患者,女性,26 岁,拟行喉罩全身麻醉下宫腔镜检查术,预计手术时间 10 分钟,麻醉诱导后应选择的最佳麻醉维持方式为

  A. 氧化亚氮持续吸入

  B. 依托咪酯+舒芬太尼+罗库溴铵持续泵注

  C. 丙泊酚+瑞芬太尼+罗库溴铵持续泵注

  D. 丙泊酚+瑞芬太尼持续泵注

  E. 丙泊酚持续泵注

15. 患者,男性,83 岁,乙状结肠癌,拟在气管内插管全身麻醉下行择期腹腔镜结肠癌根治术,预计手术时间 4 小时;患者既往合并高血压、冠心病、糖尿病及肾功能不全,应选择的最佳麻醉诱导药组合为

  A. 依托咪酯+琥珀胆碱+舒芬太尼

  B. 丙泊酚+罗库溴铵+芬太尼

  C. 依托咪酯+苯磺顺阿曲库铵+舒芬太尼

  D. 丙泊酚+苯磺顺阿曲库铵+芬太尼

  E. 丙泊酚+维库溴铵+瑞芬太尼

16. 患者,男性,46 岁,既往体健,气管内插管静脉全身麻醉下行鼻中隔偏曲矫正术过程中,突然出现心率增快、血压升高,BIS 45,IoC_2 90,此时首选的处理方法为

  A. 加大瑞芬太尼的持续输注剂量　　　B. 加大丙泊酚的持续输注剂量

  C. 单次给予咪达唑仑 5mg　　　　　　D. 单次给予罗库溴铵 20mg

  E. 单次给予艾司洛尔 60mg

17. 患者,男性,59 岁,因患急性胆囊炎,于全麻下行胆囊切除术,术毕入 PACU,1 小时后拔管,之后出现呼吸急促、颜面潮红,神志逐渐淡漠,最先考虑的是

  A. 缺氧　　　　　　　　　　　　　B. 通气不足导致 CO_2 潴留

C. 低血压 D. 高血压

E. 镇痛药过量

【B 型题】

(18~21 题共同备选答案)

A. 异氟烷 B. 恩氟烷 C. 地氟烷

D. 七氟烷 E. 氧化亚氮

18. 麻醉苏醒最快的是

19. 在钠石灰中可发生分解形成复合物 A 的是

20. 肠梗阻手术中不宜应用的是

21. 可以用于控制性降压的是

(22~25 题共同备选答案)

A. 顺阿曲库铵 B. 罗库溴铵 C. 哌库溴铵

D. 维库溴铵 E. 琥珀胆碱

22. 经血浆胆碱酯酶水解的是

23. 通过霍夫曼降解的是

24. 起效时间最快的非去极化肌松药是

25. 眼球穿孔伤时不宜使用的药物是

(26~29 题共同备选答案)

A. 氯胺酮 B. 丙泊酚 C. 依托咪酯

D. 咪达唑仑 E. 琥珀胆碱

26. 肾上腺功能不全者不宜选择

27. 高钾血症患者不宜选择

28. 对心血管功能影响轻微,应用后血流动力学稳定的是

29. 应用时易产生注射痛及呼吸抑制的静脉全麻药是

三、简答题

1. 请简述全身麻醉的主要分类及各自作用机制。

2. 请简述肌肉松弛药的分类及各自作用特点。

参考答案

一、名词解释

1. MAC 是指最低肺泡有效浓度,是某种吸入麻醉药在一个大气压下与纯氧同时吸入时,能使 50% 的手术患者在切皮时不发生摇头、四肢运动等反应时的最低肺泡浓度。

2. TIVA,即全凭静脉麻醉,是指在静脉麻醉诱导后,将短效静脉麻醉药、阿片类药物和肌松药复合连续输注来维持麻醉的方法,具有诱导苏醒迅速、操作简便、可避免吸入麻醉药引起的环境污染等优势。

3. TCI,即靶控输注,是指在静脉麻醉药输注时,应用药代动力学和药效学原理,通过调节靶位(血浆或效应部位)的药物浓度将麻醉控制或维持在适当的深度,以满足临床要求的一种静脉给药方法。TCI 可以依据手术刺激强度和患者的反应随时调节血药浓度或效应室浓度,可维持一个稳定的、符合临床要求的血浆或效应室浓度。但目前用于临床的还只限于快速短效且无蓄积作用的

药物,如丙泊酚和瑞芬太尼等。

4. 时量相关半衰期:由于多数药物在重复和持续给药后在体内都有一定程度的蓄积,此时血药浓度降低的规律也不能再用分布半衰期或消除半衰期来准确反映,而与持续静脉输注的时量相关半衰期($t_{1/2}$cs)相关。$t_{1/2}$cs 表示药物持续恒速输注一定时间后,血药浓度减少一半的时间。$t_{1/2}$cs 越短的药物,清醒越快。

5. 全身麻醉的诱导是指患者接受全麻药后,由清醒状态到神志消失,并进入全麻状态,这一阶段称为全麻诱导期。

6. BIS 即脑电双频指数,是通过傅里叶转换技术处理脑电信号,对脑电图进行频域分析而得出的无量纲参数,用 0~100 的分度表示,100 代表清醒状态,0 代表没有脑电信号,从 100 到 0 表示大脑被抑制的程度,反映患者所处的镇静深度。一般认为 BIS 在 60~85 为睡眠状态,40~60 为全麻状态,<40 提示镇静过深。

二、选择题

【A1 型题】

1. B　　2. D　　3. E　　4. B　　5. A　　6. D　　7. D　　8. E　　9. C　　10. D
11. B　　12. D

【A2 型题】

13. E　　14. D　　15. C　　16. A　　17. B

【B 型题】

18. C　　19. D　　20. E　　21. A　　22. E　　23. A　　24. B　　25. E　　26. C　　27. E
28. C　　29. B

三、简答题

1. 请简述全身麻醉的主要分类及各自作用机制。

答:全身麻醉根据用药途径和药物作用机制不同,可分为吸入全身麻醉、静脉全身麻醉、静吸复合全身麻醉以及联合麻醉。

吸入全身麻醉是通过呼吸系统吸入的气体麻醉药(氧化亚氮)或挥发性麻醉药(如异氟烷、七氟烷、地氟烷等),经过肺循环、体循环到达中枢神经系统,产生麻醉作用。静脉全身麻醉是经过静脉注射全身麻醉药(包括镇静药、镇痛药、肌松药等),对中枢神经系统产生不同程度的抑制,达到镇静、镇痛、意识消失、肌肉松弛等麻醉状态。静吸复合全身麻醉是指复合应用吸入麻醉药和静脉麻醉药的一种麻醉方法。联合麻醉指全身麻醉与其他麻醉技术联合应用,以达到镇静、镇痛、意识消失、肌肉松弛等麻醉状态,同时减少单一麻醉方式可能带来的并发症的麻醉方法(如全麻联合硬膜外阻滞,全麻联合外周神经阻滞,全麻联合局麻等)。

2. 请简述肌肉松弛药的分类及各自作用特点。

答:肌松药通过干扰神经肌肉接头正常的神经肌肉兴奋传递进而引发肌肉松弛,其根据干扰方式的不同分为去极化肌松药和非去极化肌松药。

去极化肌松药的作用特点:①使突触后膜呈持续去极化状态;②首次注药后,在肌松作用出现前可有肌纤维成束震颤,是肌纤维不协调收缩所致;③胆碱酯酶抑制药不仅不能拮抗其肌松作用,反而有增强效应。

非去极化肌松药的作用特点:①占据突触后膜上的乙酰胆碱受体但不引发突触后膜去极化;②出现肌松作用前没有肌纤维成束收缩;③能被胆碱酯酶抑制药所拮抗。

(王天龙　肖　玮)

第十八章　日间手术麻醉与手术室外麻醉

学习目标

1. **掌握**　日间手术的概念、总原则与常用麻醉方法；常见手术室外麻醉的特点。
2. **熟悉**　日间手术麻醉与手术室外麻醉方法的优缺点。
3. **了解**　日间手术麻醉与手术室外麻醉的管理、历史。

重点和难点内容

一、日间手术麻醉

日间手术（ambulatory surgery；day surgery）是一种先进的医疗管理模式，日间手术患者住院时间短、流动性大、周转快，麻醉及围手术期管理要求较普通手术更高。

（一）日间手术的概念

日间手术是指患者入院、手术和出院在 1 个工作日（24 小时）之内完成的手术，除外在医师诊所或医院开展的门诊手术。

（二）日间手术的总原则

日间手术的手术室环境、设备、设施等条件应与住院手术室一致，宜选择对机体生理功能干扰小、手术风险相对较小、手术时间短（一般不超过 3 小时）、预计出血量少和术后并发症少、术后疼痛程度轻及恶心呕吐发生率低的手术。

（三）日间手术麻醉管理常规

1. 日间手术患者的选择

（1）ASA Ⅰ级或Ⅱ级患者；ASA Ⅲ级患者并存疾病稳定在 3 个月以上，经过严格评估及准备，也可进行日间手术。

（2）年龄：一般建议选择 1 岁以上至 65 岁以下的患者。

（3）预计患者在术中及麻醉状态下生理功能变化小。

（4）预计患者术后呼吸道梗阻、剧烈疼痛及严重恶心呕吐等并发症的发生率低。

2. 日间手术常用麻醉方式　与住院手术患者基本一致。日间手术常用的麻醉方式：①监护麻醉（monitored anesthesia care，MAC）；②局部浸润麻醉和区域阻滞；③全身麻醉：丙泊酚、依托咪酯、瑞芬太尼、七氟烷和地氟烷等全麻药具有起效快、作用时间短、恢复迅速、无蓄积等优点，特别适用于日间手术。根据情况选择中、短效肌松药。

二、手术室外麻醉

手术室外麻醉主要指在除手术室以外的场所为接受手术、诊断性检查或治疗性操作的患者所实施的麻醉。

1. **手术室外麻醉的共同特点**　①在远离手术室的条件下进行麻醉;②患者麻醉苏醒后需要早期离开;③有的工作场所具有放射性危害和强大磁场;④麻醉科医师在手术室外对工作场所的熟悉程度较差,且人员配合度相对较低;⑤手术室外麻醉对不同的诊断与治疗操作有其特殊要求。

2. **手术室外麻醉方法**　监护麻醉(MAC)是手术室外麻醉较为常用的麻醉技术,还包括清醒镇静(conscious sedation)和深度镇静、全身麻醉、神经阻滞和椎管内麻醉。

3. **特殊手术室外麻醉的特点**　①无痛人流与无痛胃肠镜:静脉麻醉药以短效药物为主,可以辅以少量镇痛药。须加强监测,血氧饱和度监测及急救设备(如简易呼吸囊)必不可少。②纤维气管支气管镜检查:重点加强气道管理。③CT 与 MRI 检查:麻醉重点关注对比剂引起的不良反应。此外,应随时监测患者生命体征。特殊场所下麻醉设备需防磁、防辐射。

习题

一、名词解释

1. 监护麻醉(MAC)
2. 日间手术

二、选择题

【A1 型题】

1. 介入手术中患者突发急性心肌梗死而被送入手术室,心电监护显示心室颤动,应行
   - A. 口对口人工呼吸
   - B. 气管内插管
   - C. 心外按压
   - D. 非同步直流电除颤
   - E. 同步直流电除颤

2. 冠状动脉介入手术患者在置入支架过程中突然出现心电图呈直线,紧急处理原则中**错误**的是
   - A. 首先必须用 12 导联心电图确诊
   - B. 进行迅速有效的人工呼吸
   - C. 立即进行有效的胸外按压
   - D. 准备心内起搏
   - E. 撤出支架导管

3. 理想的麻醉药的特点**不包括**
   - A. 起效迅速、消除快
   - B. 作用时间长
   - C. 镇静镇痛效果好
   - D. 无明显不良反应和不适感
   - E. 心肺功能影响轻微

4. **不属于**手术室外麻醉适应证的是
   - A. 无痛胃肠镜检查
   - B. 纤维气管支气管镜检查
   - C. CT 与 MRI 检查
   - D. 心脏介入检查与手术
   - E. 机器人手术

5. 麻醉后离院评分标准**不包括**
   - A. 生命体征
   - B. 活动状态
   - C. 恶心呕吐
   - D. 疼痛
   - E. 手术部位感染

6. 下列**不属于**日间手术优势的是
   - A. 明显缩短住院时间
   - B. 加快床位周转
   - C. 降低院内感染发生率
   - D. 减少急诊重症患者等待时间
   - E. 提高医疗资源使用效率

7. 关于日间手术的描述**不正确**的是

    A. 根据患者病情住院时间可以超过 48 小时

    B. 手术持续时间不是决定能否行日间手术的绝对因素

    C. 日间手术的手术室环境、设备、设施等条件应与住院手术室一致

    D. 日间手术必须配备各类常规麻醉与围手术期管理设备、用药及抢救药品

    E. 日间手术麻醉及围手术期管理要求较普通手术更高

8. 日间手术是一种先进的医疗管理模式,最早报道其概念的英格兰医师是

    A. James Nicholl   B. James Bond   C. James Franco

    D. James Corden   E. James Watson

9. 下列均是日间手术及麻醉患者一般应符合的条件,**除了**

    A. 必须是 ASA Ⅰ级或Ⅱ级患者

    B. 患者年龄一般建议为 1 岁以上至 65 岁以下

    C. 65 岁以上的高龄患者能否进行日间手术,应结合手术大小和部位、患者自身情况、麻醉
        方式、并发症严重程度和控制情况等综合判断

    D. 预计患者术后呼吸道梗阻、剧烈疼痛及严重恶心呕吐等并发症发生率低

    E. 预计患者术中及麻醉状态下生理功能变化小的手术

10. 下列适合日间手术的是

    A. 全身状况稳定的 ASA Ⅲ级患者

    B. 高危婴儿或早产儿

    C. 估计术中失血多和手术较大的患者

    D. 可能因潜在或已并存的疾病而在术中出现严重并发症的患者

    E. 有恶性高热家族史,过敏体质者

11. 下列患者中可以接受日间手术的是

    A. 近期出现急性上呼吸道感染未愈者、哮喘发作及持续状态患者

    B. 困难气道患者

    C. 估计术后呼吸功能可以恢复的病理性肥胖患者

    D. 吸毒、滥用药物者

    E. 存在心理障碍、精神疾病及不配合的患者

12. 关于无痛胃肠镜麻醉,描述**错误**的是

    A. 无痛胃肠镜的麻醉必须由麻醉科医师完成

    B. 术前需禁食 6 小时,如存在胃排空延迟或幽门梗阻,禁食时间应延长

    C. 麻醉药可选择丙泊酚或咪达唑仑,禁用阿片类药物

    D. 操作间须配有气管内插管、呼吸机及其他抢救设备

    E. 术前需要患者或家属签署知情同意书

【A2 型题】

13. 患者,男性,65 岁,患者行冠状动脉造影,突然出现打喷嚏、咳嗽、打哈欠、寒战,最可能的
诊断是

    A. 对比剂不良反应   B. 低体温

    C. 过度紧张   D. 镇静药过量

    E. 心绞痛发作

14. 患者,男性,65 岁,患者行冠状动脉造影,突然出现面部潮红、瘙痒、全身荨麻疹、眼睑水肿、心率减慢、血压下降。下列处理措施**不正确**的是

    A. 静脉注射 H_1 或 H_2 受体拮抗药　　　　B. 静脉注射糖皮质激素

    C. 给予阿托品　　　　　　　　　　　　D. 给予异丙肾上腺素

    E. 给氧

参考答案

一、名词解释

1. 监护麻醉(MAC)是指患者在接受局部、区域阻滞或未用麻醉药物时,由麻醉科医师对其进行监测和镇静/镇痛。其主要目的是解除患者焦虑及恐惧情绪,减轻疼痛和其他伤害性刺激,遗忘痛苦经历,提高操作的安全性和舒适性。

2. 日间手术是一种先进的医疗管理模式,指患者入院、手术和出院在 1 个工作日(24 小时)之内完成的手术,除外在医师诊所或医院开展的门诊手术。

二、选择题

【A1 型题】

1. D　　2. A　　3. B　　4. E　　5. E　　6. D　　7. A　　8. A　　9. A　　10. A

11. C　　12. C

【A2 型题】

13. A　　14. D

(卞金俊)

第十九章 | 加速术后康复

学习目标

1. **掌握** 加速术后康复的定义；低阿片多模式镇痛策略；循环和液体管理要点。
2. **熟悉** 术前评估与准备；预康复；麻醉方法的优化；预防术后恶心呕吐。
3. **了解** 术前宣教；早期进食；早期活动。

重点和难点内容

加速术后康复（enhanced recovery after surgery，ERAS）是以循证医学为基础，以患者为中心，通过外科、麻醉、护理、营养等多学科协作，对涉及围手术期处理的临床路径予以优化，通过缓解患者围手术期各种应激反应，达到减少术后并发症、缩短住院时间及促进康复的目的。

一、手术前准备

（一）术前宣教

1. 目的 缓解患者紧张、焦虑的情绪，促使患者参与到自身治疗及恢复的过程中，促进患者对医疗行为的理解和配合。

2. 内容 麻醉和手术方案、相关并发症处理预案、术前及术后有利于康复的建议等。

（二）术前评估和准备

1. 术前评估

（1）功能性耐量评估：代谢当量（metabolic equivalent，MET）是表示相对能量代谢水平和运动强度的重要指标，其以安静且坐位时的能量代谢为基础，可显示不同活动时的相对能量代谢水平。

（2）衰弱评估：衰弱是多个系统生理储备下降，对应激反应的抵抗能力减退的生物学综合征，术前衰弱评估和有效干预可以降低术后死亡率。

（3）营养评估：符合下述任意一项的患者存在严重营养不良，术前需给予营养支持。包括：①体重指数（body mass index，BMI）小于 18.5kg/m^2；②血清白蛋白<30g/L；③6 个月内体重下降超过基础体重的 10%~15%。

2. 术前准备

（1）纠正贫血：多数贫血是由缺铁导致的，可通过口服补铁联合静脉补铁提高血红蛋白水平。

（2）预防性镇痛：术前根据手术类型进行预防性镇痛可缓解术后疼痛，降低术后谵妄发生风险，以及减少术后镇痛药剂量。

（3）术前禁食禁饮：目前提倡在麻醉前 2h 可饮用清饮料，口服 12.5% 碳水化合物饮品≤5ml/kg或总量≤400ml（成人）；麻醉前 6h 允许进食淀粉类固体食物或牛奶，但进食油炸、脂肪及蛋白质类食物需提前至术前至少 8h。

（三）预康复

1. 运动干预　运动的主要形式包括有氧运动以及抗阻力量、柔韧性、平衡性和呼吸肌训练。建议患者每周至少完成 150 分钟的中等强度（或 75 分钟高强度）有氧运动，每周进行 2~3 次抗阻力量训练。对于老年人或衰弱患者应谨慎制订个体化的锻炼方案；根据不同的手术类型选择有针对性的运动方案。

2. 营养支持　营养支持首选经消化道途径，如口服或肠内营养。对于肥胖患者，建议术前优化膳食结构，改变不健康的饮食习惯，适当减重。

3. 心理支持　干预方式除术前宣教外还可给予非药物干预或药物干预，非药物干预主要包括渐进性肌肉放松、深呼吸和冥想练习等，药物干预包括苯二氮䓬类药物、普瑞巴林和褪黑素等。

二、手术中管理

（一）麻醉方案

1. 麻醉方法　ERAS 策略强调麻醉方法的优化，选用全身麻醉联合硬膜外阻滞或外周神经阻滞、切口局部浸润麻醉等可满足麻醉镇痛的需求并抑制创伤性应激反应。

2. 麻醉药

（1）原则：全身麻醉用药首选短效镇静药、短效阿片类药物及肌松药，有助于术后快速苏醒、无药物残留和快速拔管。

（2）临床实施：首选短效镇静药、短效阿片类药物及肌松药，右美托咪定与其他镇静镇痛药联合使用时具有良好的协同效应。推荐采用低阿片多模式镇痛策略：①在手术开始前 30min 给予非甾体抗炎药（nonsteroidal anti-inflammatory drug，NSAID），预防炎性痛；②麻醉或手术开始前实施椎管内麻醉、外周神经阻滞或局麻药切口浸润镇痛，控制切口痛；③腹部手术合并内脏痛的强度超过切口痛，切皮前预防性给予 κ 受体激动药，减轻术中及术后内脏痛。

3. 麻醉深度　合适的全身麻醉深度有助于个体化地调控麻醉药用量，减少麻醉药总量，促进麻醉苏醒和恢复。

（二）呼吸管理

1. 目的　采取肺保护性通气策略，在维持机体充分氧合的前提下，防止肺泡过度扩张和萎陷，可有效改善通气血流比例和氧合，利于术后快速康复。

2. 策略　小潮气量（6~8ml/kg）、中度呼气末正压（5~8cmH₂O）、低吸入氧浓度（<60%）和间断性肺复张。

（三）循环及液体管理

1. 原则和意义　ERAS 提倡以目标导向联合预防性血管活性药指导围手术期液体治疗，维持等血容量（体液零平衡）。

2. 方法和目标　推荐使用 α 肾上腺素受体激动药，如去氧肾上腺素或低剂量去甲肾上腺素等血管活性药，维持较慢的心率以及适当的心肌灌注压，保持心率在基线心率±20%，血压在基线血压±20% 范围内，老年患者的血压维持在基线血压±10% 范围内。

3. 液体管理方法　液体治疗需综合考虑液体的选择和比例。

三、手术后管理

(一)术后疼痛管理

1. 多模式镇痛

(1) 原理:多模式镇痛方案,通过联合不同作用机制的镇痛药和镇痛方法,阻断疼痛病理生理机制的不同时相和靶位,有效控制疼痛,最大程度减少不良反应。

(2) 目标:①有效地控制运动痛(视觉模拟评分<3分);②降低镇痛相关不良反应发生率;③促进患者术后早期肠道功能恢复;④术后早期下床活动,降低术后跌倒风险。

2. 阿片类药物应用

(1) 原则:术后镇痛从"阿片类药物主导型镇痛"向"低阿片多模式镇痛"转变。

(2) 具体应用:减少阿片类药物用量的非阿片类药物有加巴喷丁及其类似药、NSAID、氯胺酮、利多卡因、右美托咪定与糖皮质激素等。μ受体激动药适用于切口痛,κ受体激动药具有预防和治疗内脏痛的功效。

3. 其他镇痛技术。

(二)早期进食和早期活动

1. 预防术后恶心呕吐

(1) 危险因素:低龄(<50岁)、女性、有晕动症病史或术后恶心呕吐(postoperative nausea and vomiting,PONV)病史、无吸烟史、手术方式(腹腔镜手术、减重手术、胆囊切除术)、吸入麻醉、麻醉时间(>1h)、术后使用阿片类药物镇痛。

(2) 预防措施:丙泊酚麻醉联合短效阿片类药物如瑞芬太尼,阿片类药物用量最小化,避免使用挥发性麻醉药;区域阻滞麻醉;保障患者液体量充足等。

(3) 预防药物:5-HT$_3$受体拮抗药、地塞米松、氟哌利多是预防PONV有效且副反应小的药物,对高危患者可复合应用2~3种药物。

2. 早期进食

(1) 意义:术后早期经口进食,有助于机体恢复对容量的生理调控和维护肠黏膜屏障,促进肠道功能的恢复,防止菌群失调和移位。

(2) 具体方法:对胃肠道功能影响不大的手术,患者术后返回病房可少量饮水,术后4~6h可进食软食或普食。

3. 早期活动

(1) 意义:早期活动可促进呼吸、胃肠、肌肉骨骼等系统的恢复,有利于预防肺部感染、压疮和下肢深静脉血栓形成。

(2) 适应证:患者意识清醒、运动时疼痛可控、全身状况稳定时。

(3) 具体方法:推荐术后清醒即可取半卧位或在床上适量活动,做好下床适应性准备;术后第1天在陪护下开始站立、移步和行走,建立每日活动目标,逐渐增加活动时间。

习题

一、名词解释

1. 加速术后康复

2. 代谢当量(MET)

3. 预康复

二、选择题

【A1 型题】

1. ERAS 的理论基础是

    A. 分子生物学   B. 医学统计学   C. 循证医学

    D. 伦理学   E. 麻醉学

2. ERAS 提倡多模式镇痛,下列说法**不正确**的是

    A. 联合使用不同药物和不同方法镇痛

    B. 运动痛的镇痛目标是视觉模拟评分低于 5 分

    C. 镇痛目标是术后无恶心、呕吐

    D. 促进术后早期肠道功能恢复

    E. 有助于术后早期运动

3. 治疗术后恶心呕吐的药物有

    A. 阿托品   B. 地塞米松   C. 芬太尼

    D. 曲马多   E. 纳洛酮

4. 关于 ERAS 围手术期循环和液体管理,正确的说法是

    A. 使用等张的晶体液补充细胞内液的丢失量

    B. 推荐预防性使用硝酸甘油

    C. 围手术期维持体液正平衡

    D. 提倡目标导向联合预防性血管活性药

    E. 对腹部中大型手术,晶体液与胶体液按 2∶1 的比例输液

5. 关于术前营养支持,描述**不正确**的是

    A. 保证充足的食物摄入   B. 补充蛋白质

    C. 配合规律的抗阻力量训练   D. 首选静脉营养

    E. 肥胖患者优化膳食结构,适当减重

【A2 型题】

6. 患者,男性,56 岁,172cm,70kg,拟行胸腔镜下左下肺结节切除术,关于术中呼吸管理,表述**不恰当**的是

    A. 呼气末正压设置为 $5cmH_2O$ B. 吸入氧浓度 55%

    C. 拔管前实施一次肺复张   D. $PaCO_2$ 45~50mmHg

    E. 潮气量设置为 420ml

7. 患者,女性,73 岁,拟行腹腔镜下子宫、双附件切除术,入室 BP 151/96mmHg,HR 78 次/分,诱导插管后,BP 90/63mmHg,HR 98 次/分。根据 ERAS 的理念,合适的血管活性药是

    A. 肾上腺素   B. 多巴胺   C. 去氧肾上腺素

    D. 麻黄碱   E. 异丙肾上腺素

8. 患者,男性,64kg,因胃癌拟入院手术,下列术前营养评估的结果中,需要进行术前营养支持的是

    A. 血清白蛋白>35g/L

    B. 6 个月体重下降超过基础体重的 15%

    C. 体重指数(BMI)20.5kg/m^2

  D. 血红蛋白 90g/L

  E. 皮下脂肪厚度 1.5cm

9. 患者,男性,68 岁,拟行胸腔镜下左肺癌根治术,术前的预康复**不包括**

  A. 术前戒烟

  B. 术前吹气球训练

  C. 术前坐位或卧位进行抗阻力量训练

  D. 术前补充优质蛋白质(鱼肉、鸡肉、牛奶等)

  E. 术前因手术焦虑失眠

 10. 患者,女性,74 岁,左股骨颈骨折 8 小时入急诊科,既往高血压,入院后拟行全髋关节置换术,下列措施中**不利于** ERAS 开展的是

  A. 在急诊科采用超声引导下髂筋膜阻滞

  B. 手术时采用神经阻滞复合全身麻醉

  C. 手术结束后进行伤口局部浸润麻醉

  D. 手术前 6 小时禁饮,术前 12 小时禁食

  E. 手术当天仍需服用降压药

【B 型题】

(11~12 题共用备选答案)

  A. 阿片 μ 受体激动药　　　　B. 阿片 κ 受体激动药

  C. 阿片 μ 受体拮抗药　　　　D. 阿片 δ 受体激动药

  E. 阿片 κ 受体拮抗药

11. 治疗切口痛适合使用

12. 治疗内脏痛适合使用

(13~15 题共用备选答案)

  A. 2 小时　　　　　　　　B. 4 小时　　　　　　　　C. 6 小时

  D. 8 小时　　　　　　　　E. 10 小时

13. 饮纯牛奶 200ml 后进行手术,至少需间隔

14. 饮用脉动饮料 200ml 后进行手术,至少需间隔

15. 进食 1 个荷包蛋后进行手术,至少需间隔

三、简答题

1. 评估患者严重营养不良的指征有哪些?

2. 围手术期低阿片类多模式镇痛策略的内容包括哪些?

3. 多模式镇痛的目标是什么?

参考答案

一、名词解释

 1. 加速术后康复是以循证医学为基础,以患者为中心,通过外科、麻醉、护理、营养等多学科协作,对涉及围手术期处理的临床路径予以优化,通过缓解患者围手术期各种应激反应,达到减少术后并发症、缩短住院时间及促进康复的目的。

 2. 代谢当量(MET)是一种表示相对能量代谢水平和运动强度的重要指标,其以安静且坐

位时的能量代谢为基础,以表达各种活动时的相对能量代谢水平,可分为极好(>10METs)、好(7~10METs)、中等(4~6METs)、差(<4METs)。

3. 预康复指拟行择期手术的患者,通过术前干预措施改善其生理及心理状态,以提高对手术应激的反应能力。

二、选择题

【A1 型题】

1. C　　2. B　　3. B　　4. D　　5. D

【A2 型题】

6. D　　7. C　　8. B　　9. E　　10. D

【B 型题】

11. A　　12. B　　13. C　　14. A　　15. D

三、简答题

1. 评估患者严重营养不良的指征有哪些?

答:患者严重营养不良的指征包括:①BMI<18.5kg/m²;②血清白蛋白<30g/L;③6 个月内体重下降超过基础体重的 10%~15%。符合上述任意一项的患者存在严重营养不良,术前需给予营养支持。

2. 围手术期低阿片类多模式镇痛策略的内容包括哪些?

答:围手术期低阿片多模式镇痛策略的内容包括:①在手术开始前 30min 给予非甾体抗炎药预防炎性痛;②麻醉或手术开始前实施椎管内麻醉、外周神经阻滞或局麻药切口浸润镇痛以控制切口痛;③腹部手术合并内脏痛的强度超过切口痛,切皮前预防性给予 κ 受体激动药来减轻术中及术后内脏痛。

3. 多模式镇痛的目标是什么?

答:多模式镇痛的目标是:①有效控制运动痛(视觉模拟评分<3 分);②较低的镇痛相关不良反应发生率;③促进患者术后早期肠道功能恢复;④有助于术后早期下床活动,降低术后跌倒风险。

(郭曲练　孙蓓)

第二十章 | 麻醉后监护治疗病房

学习目标

1. **掌握** 麻醉后监护治疗病房的离室标准。
2. **熟悉** 麻醉后监护治疗病房的工作常规。
3. **了解** 麻醉后监护治疗病房的常见并发症,麻醉后监护治疗病房的主要收治范围,常规治疗方案及特色诊疗技术。

重点和难点内容

一、麻醉后监护治疗病房(PACU)的概念

麻醉后监护治疗病房也称麻醉后恢复室,其主要任务是确保恢复麻醉患者的保护性反射,使其意识水平和生命体征恢复到接近术前水平,治疗生理功能紊乱,及时识别与处理麻醉和手术后并发症。

二、PACU 的离室标准

(1)神经系统:神志清醒,能按照指令活动;定向力恢复,能辨认时间和地点。

(2)呼吸系统:自主呼吸恢复并能保持呼吸道通畅;咳嗽、吞咽反射恢复,有清除口腔异物的能力;无呼吸困难,吸空气时 SpO_2 在 95% 以上,皮肤、黏膜色泽红润。如果患者病情严重需长时间呼吸支持,则应转至 AICU 或 ICU。

(3)循环系统:血流动力学稳定,心率、血压波动不超过术前值的 ±20% 范围,并稳定 30 分钟以上;无需血管活性药或抗心律失常药;窦性心律,ECG 无明显急性缺血改变。如患者仍需血管活性药支持循环功能,应转入 AICU 或 ICU。

(4)由于疼痛或躁动等原因使用过麻醉性镇痛药或镇静药的患者,应观察 30 分钟以上且无不良反应。

(5)局部麻醉或椎管内麻醉的患者,运动功能和本体感觉恢复,循环、呼吸稳定,无须使用血管活性药。

(6)苏醒程度评价可参考 Steward 苏醒评分(达 4 分以上)或 Aldrete 评分标准(达 9 分以上)。需要强调的是上述两种评分标准尚不能准确反映患者的疼痛、恶心呕吐或心律失常等情况,故有一定的局限性。

(7)体温在正常范围内。

三、PACU 常见并发症

(1) 呼吸系统并发症：呼吸道梗阻、通气不足、低氧血症。

(2) 循环系统并发症：术后低血压、术后高血压、心律失常。

(3) 术后恶心呕吐。

(4) 躁动。

(5) 苏醒延迟：一般指全麻结束后 90 分钟患者意识仍不恢复，对外界刺激亦无明显反应。

(6) 低体温与寒战。

(7) 泌尿系统并发症：少尿，多尿。

(8) 电解质紊乱。

习题

一、名词解释

1. 麻醉后监护治疗病房

2. 苏醒延迟

3. 术后高血压

二、选择题

【A1 型题】

1. 苏醒期低血压的原因**除外**

　　A. 前负荷降低　　　　　　　　　B. 寒战

　　C. 高热　　　　　　　　　　　　D. 外周阻力显著下降

　　E. 心功能受抑制

2. PACU 内低氧血症的常见原因**除外**

　　A. 上呼吸道梗阻　　　　　　　　B. 弥散性缺氧

　　C. 肺不张　　　　　　　　　　　D. 应用呼吸兴奋剂

　　E. 肺栓塞

3. 关于离开 PACU 的标准，**不正确**的是

　　A. 患者神志清醒，能按照指令活动

　　B. 自主呼吸恢复并能保持呼吸道通畅

　　C. 局部麻醉或椎管内麻醉者，运动功能和本体感觉恢复，循环、呼吸稳定，不用血管活性药

　　D. 由于疼痛或躁动等原因用过麻醉性镇痛药和镇静药者，观察 30 分钟无异常反应

　　E. 血流动力学稳定，心率、血压不超过术前值的 ±30%，稳定 60 分钟以上

4. 术后恶心呕吐的高危因素是

　　A. 有晕动症病史　　　　　　　　B. 男性

　　C. 丙泊酚麻醉　　　　　　　　　D. 骨科手术

　　E. 有吸烟史

5. 与苏醒延迟**无关**的因素是

　　A. 患者年龄　　　　　B. 手术种类　　　　　C. 手术时间

　　D. 药物作用　　　　　E. 季节因素

6. **不会**引起术后高血压的是
 A. 疼痛
 B. 低血容量
 C. 低氧血症和/或高碳酸血症
 D. 尿潴留
 E. 高血压患者术前停用抗高血压药

7. PACU 内必须积极使用抗心律失常药治疗的心律失常类型是
 A. 房性期前收缩
 B. 偶发室性期前收缩
 C. 窦性心动过速
 D. 多源性房性心动过速
 E. 窦性心律,心率 50 次/分

8. **不能**治疗术后少尿的药物是
 A. 呋塞米
 B. 液体
 C. 小剂量多巴胺
 D. 甘露醇
 E. 丙泊酚

9. 全身麻醉患者完全清醒的标志是
 A. 能准确回答问题
 B. 能睁眼看人
 C. 眼球转动
 D. 呻吟、翻身
 E. 睫毛反射恢复

【A2 型题】

10. 患者,女性,49 岁。既往史无特殊。全麻下行胃癌根治术,手术结束后常规应用新斯的明与阿托品拮抗肌松药效应后拔除气管导管,脉搏血氧饱和度90%,心率 92 次/分,血压146/95mmHg。意识未完全恢复,呼吸 14 次/分。转入 PACU。在 PACU 内,患者自主呼吸平稳,但心率短时间内由 86 次/分降至 50 次/分,最可能的原因是
 A. 患者意识恢复
 B. 引流袋中鲜红色引流液增多,且量大
 C. 应用新斯的明
 D. 患者烦躁不安
 E. 患者疼痛刺激

三、简答题

1. PACU 的离室标准是什么?
2. PACU 常见并发症有哪些?

参考答案

一、名词解释

1. 麻醉后监护治疗病房,也称麻醉恢复室,其主要任务是确保恢复患者的保护性反射,使其意识水平和生命体征恢复到接近术前水平,治疗生理功能紊乱,及时识别与处理麻醉和手术后并发症。

2. 苏醒延迟:麻醉苏醒是患者从无意识向清醒转变并恢复完整保护性反射的过程,一般需要30~60 分钟;全麻结束后 90 分钟患者意识仍不恢复,对外界刺激亦无明显反应,称为全麻后苏醒延迟,与患者年龄、手术类型、手术时间、药物作用等因素相关。

3. 术后高血压是指收缩压比术前升高 20% 以上;有高血压病史者,收缩压高于 180mmHg和/或舒张压高于 110mmHg。术后高血压的常见原因有:疼痛、躁动不安、低氧血症和/或高碳酸血症、颅内压升高、尿潴留、高血压患者术前停用抗高血压药等。

二、选择题

【A1 型题】

1. B　　2. D　　3. E　　4. A　　5. E　　6. B　　7. D　　8. E　　9. A

【A2 型题】

10. C

三、简答题

1. PACU 的离室标准是什么？

答：PACU 的离室标准如下。

（1）神经系统：神志清醒，能按照指令活动；定向力恢复，能辨认时间和地点。

（2）呼吸系统：自主呼吸恢复并能保持呼吸道通畅；咳嗽、吞咽反射恢复，有清除口腔异物的能力；无呼吸困难，吸空气时 SpO_2 在 95% 以上，皮肤、黏膜色泽红润。如果患者病情严重需长时间呼吸支持，则应转至 AICU 或 ICU。

（3）循环系统：血流动力学稳定，心率、血压波动不超过术前值的 ±20% 范围，并稳定 30 分钟以上；无需血管活性药或抗心律失常药；窦性心律，ECG 无明显急性缺血改变。如患者仍需血管活性药支持循环功能，应转入 AICU 或 ICU。

（4）由于疼痛或躁动等原因使用过麻醉性镇痛药或镇静药的患者，应观察 30 分钟以上且无不良反应。

（5）局部麻醉或椎管内麻醉的患者，运动功能和本体感觉恢复，循环、呼吸稳定，无须使用血管活性药。

（6）苏醒程度评价可参考 Steward 苏醒评分达 4 分以上，或 Aldrete 评分标准达 9 分以上。需要强调的是上述两种评分标准尚不能准确反映患者的疼痛、恶心呕吐或心律失常等情况，故有一定的局限性。

（7）体温在正常范围内。

2. PACU 常见并发症有哪些？

答：PACU 常见并发症包括以下几类。

（1）呼吸系统并发症：呼吸道梗阻、通气不足、低氧血症。

（2）循环系统并发症：术后低血压、术后高血压、心律失常。

（3）术后恶心呕吐。

（4）躁动。

（5）苏醒延迟。

（6）低体温与寒战。

（7）泌尿系统并发症：少尿，多尿。

（8）电解质紊乱。

（赵国庆）

第二十一章 | 麻醉相关并发症及其防治

学习目标

1. **掌握** 椎管内麻醉所致并发症及其防治,局麻药全身毒性反应及其防治,全身麻醉并发症及其防治,恶性高热及其防治,围手术期低体温及其防治。
2. **熟悉** 中心静脉穿刺置管术以及动脉穿刺置管术的并发症及其防治。
3. **了解** 周围神经阻滞麻醉所致并发症及其防治,局麻药的过敏反应。

重点和难点内容

一、局部麻醉的并发症及其防治

(一)局麻药的过敏反应和毒性反应及其防治

1. 局麻药过敏反应 酰胺类局麻药基本不会引起过敏反应,而酯类局麻药的代谢产物(对氨基苯甲酸)可能产生过敏反应。

2. 局麻药全身毒性反应(local anesthetics systemic toxicity,LAST) 参见第十五章。

(二)椎管内麻醉所致并发症及其防治

1. 神经损伤 常见的包括短暂性神经综合征和马尾综合征。

2. 全脊髓麻醉 穿刺针或硬膜外导管误入蛛网膜下腔并注入硬膜外剂量的局麻药,导致全部脊神经甚至脑神经阻滞。处理要点在于积极维持呼吸和循环功能直至神经阻滞症状消失。

3. 硬膜穿破后头痛 穿刺针穿破硬膜,脑脊液经硬膜穿刺针孔漏入硬膜外腔,使颅内压降低所致。保守治疗措施包括补充液体、保持仰卧位、口服镇痛药和咖啡因;严重且保守治疗无效者,可于原穿刺部位向硬膜外腔注入自体血以堵塞硬膜上的穿刺孔,以恢复颅内压和解除头痛。

4. 椎管内血肿 及时发现椎管内血肿并尽可能快速地进行影像学检查,诊断明确者需尽早行急诊手术清除血肿和减压。

5. 椎管内感染 包括蛛网膜炎、脑膜炎和硬膜外脓肿。麻醉过程应严格遵循无菌原则。

(三)周围神经阻滞麻醉所致并发症及其防治

随着超声可视化应用的普及,整体并发症的发生率已很低,主要并发症有神经损伤、血肿和感染。早期预防、及时发现和有效处理是改善相关并发症临床预后的关键。

二、全身麻醉的并发症及其防治

(一)全身麻醉致呼吸系统并发症及其防治

1. 气管内插管并发症 包括牙齿及软组织损伤、咽喉部黏膜及声带损伤、气管黏膜损伤、杓状软骨脱白等。气管内插管操作时动作轻柔,采用高容量低压套囊的导管可减少相关并发症的发生。

2. 上呼吸道梗阻　最常见的原因是舌后坠,托下颌或放置口咽或鼻咽通气道可解决;喉痉挛者在加深麻醉的同时面罩持续加压给氧,严重者可给予小剂量琥珀胆碱松弛喉肌,若仍无效,则需重新气管内插管控制通气。

3. 支气管痉挛　是下呼吸道梗阻最常见的病因,喘鸣是特征性表现。处理要点:首先要明确病因,维持氧合,静脉给予糖皮质激素、氨茶碱,或吸入 β_2 受体激动药。

4. 误吸　可能造成呼吸道梗阻和肺部严重并发症。发生反流时,将头偏向一侧,采用头低脚高位,经气管内导管或支气管镜清除误吸物,并进行生理盐水冲洗。

5. 张力性气胸　紧急处理要点是在无菌条件下用粗针头对患侧经锁骨中线第 2 肋或第 3 肋间进行穿刺放气。

6. 低氧血症　给氧的同时应积极寻找导致低氧血症的原因并纠正。

7. 肺栓塞　肺栓塞是由血栓、空气、脂肪或羊水造成的肺动脉血流阻塞,多采取支持治疗。

(二) 全身麻醉致循环系统并发症及其防治

1. 低血压　可以针对心肌收缩力下降、外周血管阻力下降、静脉回流减少、心律失常这四个方面进行诊治。

2. 高血压　解除引起高血压的原因,在加深麻醉、缓解疼痛及焦虑后,可考虑降压药治疗。

3. 心律失常　麻醉深度不当、手术刺激过强、低血压、高血压、电解质紊乱、二氧化碳潴留和低氧血症均会诱发心律失常。可对因处理,必要时应用抗心律失常药。

(三) 全身麻醉致神经系统并发症及其防治

1. 术中知晓(intraoperative awareness)　指全身麻醉的患者在手术过程中出现了有意识的状态,并且在术后可以回忆起术中发生的与手术相关联的事件。维持呼气末吸入麻醉药浓度>0.7 倍最低肺泡有效浓度,并提倡使用基于脑电图信号分析的麻醉深度监测手段。

2. 围手术期神经认知障碍(perioperative neurocognitive disorder,PND)

(1) 术后谵妄(postoperative delirium,POD):指患者在手术后 1 周内出现的一种急性发作且病程短暂的脑功能障碍,其特点是注意力障碍、意识水平紊乱和认知功能改变,并有明显的波动性。POD 分为高活动型、低活动型、混合型三型。

(2) 术后认知障碍(postoperative cognitive dysfunction,POCD):指患者在术后 30 天至术后 1 年期间存在的认知障碍,主要表现为持续存在的记忆力、抽象思维、定向力障碍,工作能力下降,同时伴有社会活动能力减退。

(四) 术后恶心呕吐(PONV)的防治原则

参见第十九章。

三、其他并发症及其防治

1. 恶性高热及其防治　恶性高热是一种以常染色体显性遗传为主要遗传方式的临床综合征,临床表现为持续性骨骼肌代谢亢进导致的高代谢体征,多发生于应用强效吸入麻醉药或琥珀胆碱后。丹曲林是已知的特异性治疗恶性高热的唯一方法。

2. 低体温及其防治　中心温度低于 36℃时称为低体温。防治措施参见第十一章。

3. 中心静脉穿刺置管术的并发症及其防治　多数是由操作失误引起的,大部分是可以预防的。

4. 动脉穿刺置管术的并发症及其防治。

习题

一、名词解释

1. 全脊髓麻醉

2. 局麻药全身毒性反应

3. 术中知晓

4. 恶性高热

二、选择题

【A1 型题】

1. 下列**不属于**蛛网膜下腔阻滞后并发症的是

   A. 神经根性疼痛   B. 空气栓塞   C. 颅内感染

   D. 头痛   E. 马尾综合征

2. 硬膜意外穿破后头痛的治疗方式**不包括**

   A. 保持仰卧位   B. 硬膜外自体血填充

   C. 口服咖啡因   D. 补充液体

   E. 头部理疗

3. 局麻药按心脏毒性强弱排序，正确的是

   A. 丁卡因>布比卡因>罗哌卡因>利多卡因>普鲁卡因

   B. 丁卡因>布比卡因>利多卡因>罗哌卡因>普鲁卡因

   C. 丁卡因>布比卡因>利多卡因>普鲁卡因>罗哌卡因

   D. 布比卡因>罗哌卡因>利多卡因>丁卡因>普鲁卡因

   E. 布比卡因>罗哌卡因>丁卡因>利多卡因>普鲁卡因

4. 麻醉过程中出现上呼吸道梗阻最常见的原因是

   A. 分泌物过多   B. 舌后坠   C. 喉头水肿

   D. 喉痉挛   E. 气管导管打折

5. 下列因素中引起肺栓塞的可能性最小的是

   A. 血栓   B. 空气   C. 脂肪

   D. 琥珀酰明胶   E. 羊水

6. 以下**不属于**术后恶心呕吐的危险因素的是

   A. 女性   B. 腹腔镜手术   C. 使用吸入麻醉药

   D. 有晕动症病史   E. 吸烟

7. 触发恶性高热的麻醉药**不包括**

   A. 丙泊酚   B. 琥珀胆碱   C. 异氟烷

   D. 地氟烷   E. 七氟烷

8. 低体温指中心温度低于

   A. 37℃   B. 36℃   C. 35℃   D. 34℃   E. 32℃

9. 围手术期低体温可造成

   A. 血液黏度降低   B. 外周血管阻力降低   C. 脑血流减少

   D. 高凝状态   E. 免疫系统被激活

10. 中心静脉穿刺置管的并发症**不包括**

    A. 损伤血管　　　　　　　B. 气胸、血气胸　　　　　　C. 空气栓塞

    D. 感染　　　　　　　　　E. 导丝遗留在患者体内

【A2 型题】

11. 患者,女性,30 岁,孕 39 周,因"胎儿窘迫"拟于腰麻下行急性剖宫产术。L_3~L_4 穿刺给药,脑脊液回流畅,次日下床活动后出现头痛,平卧后可缓解。对该产妇椎管内麻醉后头痛的描述,正确的是

    A. 直立性头痛　　　　　　B. 偏头痛　　　　　　　　　C. 血管搏动性头痛

    D. 平卧性头痛　　　　　　E. 紧张性头痛

12. 患者,男性,40 岁,无既往慢性疾病史。腋路臂丛神经阻滞后 3 分钟主诉头晕、舌发麻、耳鸣,随即出现全身抽搐,最可能的原因是

    A. 药物过敏　　　　　　　B. 脑血管意外　　　　　　　C. 阿-斯综合征

    D. 局麻药全身毒性反应　　E. 低钙血症

13. 患者,男性,58 岁,拟在臂丛神经阻滞下行右肩关节镜下肩袖修复术。经肌间沟入路,缓慢注入局麻药混合液(0.5% 布比卡因 20ml+1.5% 利多卡因 20ml)。操作完成后 1 分钟,患者出现全身抽搐,随即发生心搏骤停,血压测不出。针对这种情况,下列做法**错误**的是

    A. 应用丙泊酚控制抽搐

    B. 保持气道通畅,给予气管内插管辅助通气

    C. 立刻开展基础或高级生命支持,尽可能延长复苏

    D. 尽早使用脂肪乳剂治疗

    E. 准备心肺转流装置

14. 患者,女性,35 岁,拟于颈丛神经阻滞下行甲状腺大部切除术。颈丛神经阻滞后,患者出现反应迟钝、神志不清、抽搐、全身发绀、呼吸停止。下列处理方式**不需要**的是

    A. 给氧,保持气道通畅　　　　B. 镇静、抗抽搐药的应用

    C. 气管内插管机械通气　　　　D. 循环系统监测

    E. 下胃管

15. 患儿,男性,12 岁,在全麻下行脊柱侧凸矫形术。术中采用七氟烷维持麻醉。手术进行 2 小时后,患者突然出现心率 140 次/分,呼吸末二氧化碳分压升至 78mmHg,体温 39℃。最有效的治疗措施是

    A. 静脉输注冷晶体液　　　　　B. 增加每分通气量

    C. 静脉注射艾司洛尔　　　　　D. 静脉注射丹曲林

    E. 暂停手术

16. 患者,男性,58 岁。既往哮喘病史 10 年,未正规治疗。全麻下行左肾部分切除术,术毕过床时,突发气道压升高,血氧饱和度进行性降低,听诊双肺哮鸣音,最可能的诊断为

    A. 喉痉挛　　　　　　　　B. 舌后坠　　　　　　　　　C. 分泌物阻塞

    D. 支气管痉挛　　　　　　E. 心力衰竭

17. 患者,女性,66 岁,身高 158cm,体重 75kg。已于全麻下完成乳腺癌根治术,于麻醉恢复室拔出喉罩,患者再次入睡并伴有打鼾,此时最可能的诊断是

    A. 分泌物阻塞　　　　　　B. 支气管痉挛　　　　　　　C. 喉痉挛

    D. 舌后坠　　　　　　　　E. 喉水肿

18. 患者,女性,75岁。全麻下行卵巢癌减灭术,既往有下肢深静脉血栓形成病史,未使用抗凝血药治疗。术中突发呼气末二氧化碳分压急剧下降,随后出现心律失常,最合理的解释是

    A. 发生了心肌梗死　　　　　　B. 呼吸回路脱落导致缺氧

    C. 发生了支气管痉挛　　　　　　D. 发生了肺栓塞

    E. 手术牵拉所致

19. 患者,女性,55岁,身高160cm,体重65kg,既往体健。于全麻下行全子宫双附件切除术,手术时间2小时,术中输注乳酸钠林格注射液500ml,出血50ml,尿量50ml。手术结束后,测得血压80/50mmHg,该患者出现低血压的最可能的原因是

    A. 过敏　　　　　　　　　　　B. 血容量不足

    C. 腹腔内活动性出血　　　　　D. 心律失常

    E. 心肌缺血

20. 患者,男性,76岁。拟在支撑喉镜下行声带病损切除术,外科医师置入支撑喉镜时,患者突发心动过缓、血压下降,最可能的原因是

    A. 迷走反射亢进　　　　　　　B. 颈动脉体反射

    C. 有效循环血容量不足　　　　D. 麻醉过深

    E. 误吸

21. 患者,女性,75岁,否认心脑血管疾病既往史。全麻下行腰椎减压融合内固定术后第一天,患者出现精神亢奋、言语混乱并出现幻觉,最可能的诊断是

    A. 术后谵妄　　　　　　B. 苏醒期躁动　　　　　　C. 痴呆

    D. 脑血管意外　　　　　E. 精神分裂症

22. 患者,女性,37岁,既往高血压2年,发现肾功能不全2年,维持血液透析1年。全麻下行甲状腺癌根治术后一天,患者向医师询问手术中听到"嘀、嘀"的声响及医师说话,自己想动却动弹不得是怎么回事。患者最可能出现了

    A. 幻听　　　　　　　　B. 术中知晓　　　　　　　C. 做梦

    D. 癔症发作　　　　　　E. 脑血管意外

23. 患者,女性,33岁,车祸致股骨颈骨折,拟在全麻下行人工股骨头置换术。下列关于术中知晓的表述中,错误的是

    A. 全凭静脉麻醉可以完全避免术中知晓的发生

    B. 术前和术中麻醉减浅时给予苯二氮䓬类可以预防术中知晓

    C. 术中维持吸入麻醉药的呼气末浓度>0.7倍最低肺泡有效浓度

    D. 使用麻醉深度监测维持BIS<60

    E. 使用肌松药增加术中知晓的发生率

24. 患者,女性,22岁。既往体健,否认吸烟、酗酒,拟于全麻下行卵巢囊肿摘除术,下列说法中错误的是

    A. 该患者易发生术后恶心呕吐,可预防性给予镇吐药

    B. 患者术中宜采用吸入麻醉维持,以降低患者术后恶心呕吐的发生率

    C. 术中应足量补液,以降低患者术后恶心呕吐的发生率

    D. 为降低术后恶心呕吐的发生率,术后宜采用非甾体抗炎药镇痛

    E. 若患者术后在PACU发生恶心呕吐,应进行相应处理,需待症状好转后再考虑转回病房

25. 患者,男性,57 岁,因肝恶性肿瘤拟在全麻下行右半肝切除术。诱导完成后行右侧颈内静脉穿刺置管,小针试探为静脉后换用大号穿刺针,误入动脉。正确的处理是

  A. 继续置入导管

  B. 拔出穿刺针,换左侧颈内静脉继续穿刺

  C. 拔出穿刺针,按压右侧穿刺点

  D. 血管外科切开缝合

  E. 未发现血肿者无须按压

【A3 型题】

(26~28 题共用题干)

产妇,30 岁。腰硬联合麻醉下剖宫产分娩一婴儿,术后第一天起床后产妇诉头痛。

26. 下列各项病史中对头痛的鉴别诊断意义**不大**的是

  A. 围手术期血压情况　　　　　　　　　B. 椎管内麻醉过程是否顺利

  C. 头痛的位置、性质和缓解方式　　　　D. 脑血管畸形病史

  E. 新生儿健康情况

27. 产妇诉起床头痛、平躺即缓解,查体血压 100/60mmHg,颈软、无抵抗,四肢肌力好,那么最有可能发生了

  A. 硬膜穿破后头痛　　　　B. 颅内静脉窦血栓　　　　C. 脑卒中

  D. 高血压危象　　　　　　E. 假性脑脊膜炎

28. 产后第十天,产妇诉起床头痛依然剧烈,影响正常生活,那么应该考虑

  A. 嘱其继续卧床　　　　　　　　　　　B. 继续给予口服镇痛药

  C. 大量补液　　　　　　　　　　　　　D. 自体血补片

  E. 硬膜外置管补液

(29~30 题共用题干)

患者,男性,30 岁,酒后驾车发生车祸,导致颅内出血,拟于全麻下行急诊开颅血肿清除术。气管内插管后行机械通气,气道压力高达 35cmH$_2$O,听诊闻及两肺哮鸣音,纯氧通气时脉搏血氧饱和度最高 94%。

29. 最可能的初步诊断是

  A. 上呼吸道梗阻　　　　　　B. 吸入性肺炎　　　　　　C. 急性肺水肿

  D. 急性心肌梗死　　　　　　E. 上呼吸道感染

30. 上述情况下最佳的处理方法是

  A. 停用吸入性麻醉药

  B. 更换直径更大的气管导管

  C. 应用糖皮质激素、氨茶碱、抗生素,气管内冲洗

  D. 强心、利尿,以维持循环稳定

  E. 增加肌松药剂量,降低气道阻力

(31~32 题共用题干)

患儿,男性,7 岁,拟于全麻下行斜视矫正术。术中突然发生血压下降至 78/55mmHg,HR 40 次/分。

31. 最可能的原因是

  A. 低氧血症　　　　　　　　B. 二氧化碳蓄积　　　　　　C. 眼心反射

  D. 药物过敏反应　　　　　　E. 失血性休克

32. 下列处理措施中**不正确**的是

    A. 暂停手术操作　　　　　　B. 保证足够通气　　　　　C. 静脉注射阿托品

    D. 加深麻醉　　　　　　　　E. 静脉注射新斯的明

（33~34 题共用题干）

患者，男性，25 岁，车祸后多发伤，拟于全麻下行肋骨骨折复位内固定术。麻醉诱导后血压下降至 75/40mmHg，心率增快至 130 次/分，脉搏血氧饱和度下降至 86%，气道压力升高至 40cmH_2O。

33. 首先应考虑到的原因是

    A. 支气管痉挛　　　　　　　B. 呕吐误吸　　　　　　　C. 张力性气胸

    D. 麻醉药的作用　　　　　　E. 过敏反应

34. 如考虑为张力性气胸，应采取的处理措施为

    A. 暂停通气　　　　　　　　B. 患侧锁骨中线第 2 肋间穿刺放气

    C. 床旁 X 线检查以确诊　　　D. 应用血管活性药改善循环

    E. 请胸外科医师会诊

（35~36 题共用题干）

患者，女性，26 岁，拟于全麻下行卵巢巧克力囊肿切除术。既往体健。采用常规静脉诱导气管内插管，术中泵注丙泊酚、瑞芬太尼维持麻醉。术中患者多次体动，需追加较大剂量肌松药。

35. 患者术中多次体动最可能的原因是

    A. 肌松药效能差　　　　　　B. 麻醉深度过浅　　　　　C. 麻醉药失效

    D. 手术刺激过强　　　　　　E. 患者存在特异体质

36. 该患者术后最可能出现的并发症是

    A. 呼吸抑制　　　　　　　　B. 苏醒延迟　　　　　　　C. 术后谵妄

    D. 术中知晓　　　　　　　　E. 恶心呕吐

（37~38 题共用题干）

患者，女性，70 岁，既往高血压、糖尿病病史，服药控制不佳，有焦虑症病史 2 年。术前诊断主动脉瓣重度狭窄，拟于全麻下行主动脉瓣置换术，术毕转入重症监护治疗病房，术后第一天顺利脱机拔管，术后第二天患者出现情绪躁动、言语混乱，不听劝阻自行拔出输液管及导尿管。

37. 针对患者目前的症状，最可能的诊断是

    A. 痴呆　　　　　　　　　　B. 术后谵妄　　　　　　　C. 精神分裂症

    D. 脑卒中　　　　　　　　　E. 脑恶性肿瘤

38. 该患者发生上述并发症的危险因素**不包括**

    A. 高龄　　　　　　　　　　B. 行心脏手术

    C. 术前并存疾病多　　　　　D. 术中未使用抗胆碱药

    E. 既往焦虑症病史

（39~40 题共用题干）

患者，男性，55 岁，既往体健。拟全麻下行机器人辅助下胰十二指肠切除术。诱导后行右侧颈内静脉穿刺置管。

39. 关于穿刺完成后确认导管位置的表述，**错误**的是

    A. 回抽确认每个管腔通畅

    B. 排尽腔内空气

    C. 超声判断导管位置

D. 确认导管深度不宜过深

E. 导管推注有阻力时,加压使管腔通畅

40. 如果导管置入后回抽没有回血,应给予的处理是

A. 继续留置观察   B. 拔出导管   C. 超声判断导管位置

D. 继续置入导管 1cm   E. 加压使管腔通畅

三、简答题

1. 简述局麻药全身毒性反应的预防及处理要点。

2. 简述支气管痉挛的处理要点。

3. 简述恶性高热的预防及处理要点。

参考答案

一、名词解释

1. 全脊髓麻醉是指穿刺针或硬膜外导管误入蛛网膜下腔并注入硬膜外剂量的局麻药,导致全部脊神经甚至脑神经阻滞。

2. 局麻药全身毒性反应指血液中局麻药浓度超过一定阈值,引起中枢神经系统和/或心血管系统兴奋或抑制的临床状态。其常见原因有局麻药的剂量或浓度过高、误将药物注入血管以及患者耐受性降低等。

3. 术中知晓指全身麻醉下的患者在手术过程中出现了有意识的状态,并且在术后可以回忆起术中发生的与手术相关联的事件。

4. 恶性高热是一种以常染色体显性遗传为主要遗传方式的临床综合征,其典型临床表现多发生于应用强效吸入麻醉药(如氟烷、异氟烷、地氟烷、七氟烷)或琥珀胆碱后,表现为持续性骨骼肌代谢亢进导致的高代谢体征,多以高碳酸血症为首发症状,核心体温急剧升高,同时合并无法解释的心动过速、代谢性酸中毒、肌强直、低氧血症、高钾血症、室性心律失常和肌红蛋白尿。

二、选择题

【A1 型题】

1. B   2. E   3. A   4. B   5. D   6. E   7. A   8. B   9. C   10. E

【A2 型题】

11. A   12. D   13. A   14. E   15. D   16. D   17. D   18. D   19. B   20. A

21. A   22. D   23. A   24. B   25. C

【A3 型题】

26. E   27. A   28. D   29. D   30. C   31. C   32. E   33. C   34. B   35. B

36. D   37. B   38. D   39. E   40. C

三、简答题

1. 简述局麻药全身毒性反应的预防及处理要点。

答:为使局麻药全身毒性反应的风险降到最低,麻醉科医师应严格遵守局麻药临床使用常规。早发现、早治疗是成功处理局麻药全身毒性反应的关键。其预防及处理要点如下。

(1)注射局麻药前回吸,小剂量分次给药,先注入试验剂量,采用局麻药的最低有效浓度及最低有效剂量。

(2)在局麻药注射期间和注射完毕后均需对患者进行密切观察,警惕可能出现的神经症状及

心血管功能改变,尽早发现局麻药中毒的症状和体征。

(3) 由于低氧血症和酸中毒可加重局麻药全身毒性反应,因此明确诊断后应优先保证呼吸道通畅,吸入纯氧,必要时行气管内插管控制气道。

(4) 控制惊厥首选苯二氮䓬类药物,血流动力学不稳定者避免使用丙泊酚。

(5) 一旦明确诊断,应输注脂肪乳剂进行抢救:推荐 20% 脂肪乳剂单次静脉注射 1.5ml/kg,注射时间超过 1 分钟,后以 0.25ml/(kg·min)持续输注。可重复静脉注射首剂量,并将输注速率提高至 0.5ml/(kg·min);总量应少于 12ml/kg。

(6) 控制心律失常:对于局麻药引起的心搏骤停所实施的基础和高级心脏生命支持需要调整用药,并尽可能延长救治时间,救治时肾上腺素单次用量降至 ≤1μg/kg,避免使用血管加压素、钙通道阻滞药、β 受体拮抗药或者局麻药。

(7) 若患者循环持续不稳定,应尽早准备心肺转流装置,作为脂肪乳剂治疗无效时最后的补救措施。

2. 简述支气管痉挛的处理要点。

答:支气管痉挛的处理要点如下。

(1) 首先要明确病因,消除刺激因素。若与药物有关,应立即停用相关药物。若是由于气管导管移位刺激隆嵴,则将导管稍向外拔出。

(2) 如为麻醉过浅所致,则应加深麻醉,对已存在通气障碍的支气管痉挛患者应静脉给药。

(3) 面罩吸氧,并增加吸入氧浓度,必要时实施辅助或控制呼吸以维持氧合。

(4) 静脉给予糖皮质激素(氢化可的松 100mg)、氨茶碱(250~500mg)。

(5) 若无心血管方面的禁忌,可吸入或静脉给予 β₂ 受体激动药。

3. 简述恶性高热的预防及处理要点。

(1) 术前仔细了解有关的家族遗传史。

(2) 一旦怀疑有恶性高热,应立即请求帮助。

(3) 停用所有可能诱发恶性高热的麻醉药,并使用纯氧对患者行过度通气,改用全凭静脉麻醉,如丙泊酚。

(4) 尽快结束手术,如果可能应更换麻醉机。

(5) 尽早经静脉注射丹曲林 2.5mg/kg,若恶性高热症状仍持续,可重复给药直至总量达 10mg/kg 或更多。

(6) 复发、弥散性血管内凝血和急性肾小管坏死可在恶性高热急性期后发生,因此,应在恶性高热发生后的 48~72 小时继续使用丹曲林进行治疗(1mg/kg 静脉注射),并严密观察病情变化。

(7) 其他对症治疗还包括根据测得的 pH 和二氧化碳分压应用碳酸氢钠,纠正高钾血症,以及采用多种方法降低体温。

(罗　艳)

第二十二章 | 中医药在围手术期的应用

学习目标

1. **掌握** 整体观念、辨证论治、未病先防等中医药理论的概念。
2. **熟悉** 围手术期中医药的应用;中医药对机体的调节作用;中医药如何对围手术期重要脏器发挥调节作用。
3. **了解** 中医药学的发展历史;围手术期中医药的应用前景及发展。

重点和难点内容

近年来,围手术期已成为中医药与中西医结合的新兴领域,应用中医药促进患者加速术后康复成为提高手术疗效的生力军。在围手术期通过充分发挥中医药独特的诊疗优势,有望缩短手术患者的住院时间,减少医疗费用,提高患者生存质量,促进患者早日回归社会。因此了解中医药在围手术期对机体和脏器的调节作用具有重要意义及应用价值。

一、中医药理论中的重要概念

1. **整体观念(concept of holism)** 整体就是统一性和完整性。中医学认为人是一个有机整体,人体与自然环境有密切的关系。这种内外环境的统一性,机体自身整体性思想,称为整体观念。

2. **辨证论治(syndrome differentiation and treatment variation)** 辨证,就是将四诊(望、闻、问、切)所收集的资料、症状和体征,通过分析、综合、辨清疾病的原因、性质、部位以及邪正之间的关系,概括、判断为某种性质的证。论治,又称施治,是根据辨证的结果,确定相应的治疗方法。辨证是决定治疗的前提和依据,论治是治疗疾病的手段和方法。

3. **未病先防(prevention before disease onset)** 指在疾病发生之前做好各种预防工作,以防止疾病发生。包括调养身体,从而提高正气抗邪能力,以及防止病邪侵害两方面。

4. **既病防变(preventing disease from exacerbating)** 指在疾病发生的初始阶段,应力求做到早期诊断、早期治疗,以防止疾病的恶化。

5. **经络(meridians and collaterals)** 经络是经脉和络脉的统称,是中医学角度的人体生理结构之一,是运行全身气血、联络脏腑形体官窍、沟通上下内外、感应传导信息的通路系统。经脉是经络系统的主干,存在于身体内部,具有一定的循行部位,包括十二正经、十二经别、奇经八脉等;络脉是主干的分支,存在于体表,网络周身,分为十五别络、浮络、孙络等。经络系统是中医针灸和推拿的生理基础。

6. **针刺麻醉(acupuncture anesthesia)** 是指在中医针灸疗法基础上发展起来的一种独特的麻醉方法。针刺麻醉通过用手捻针或电针刺激某一穴位或某些穴位,以达到镇痛目的,使手术在不用或少用麻醉药的情况下进行。

二、中医药理论体系的主要特点

首先,中医药重视"整体观念"和"辨证论治"。其次,中医强调"阴阳平衡"与"和谐状态"对健康的重要作用,认为人的健康在于各脏腑功能和谐协调,情志表达适度中和,并能顺应不同环境的变化,其根本在于阴阳的动态平衡。再次,中医突出"未病先防"和"既病防变",核心体现在"预防为主",重在"未病先防、既病防变、瘥后防复"。

三、中医药与围手术期医学

围手术期医学(perioperative medicine)是一个非常广泛的医学范畴,从医学内容来看,包含了各时段内的一切医疗活动及与之相关的医学研究。围手术期是住院患者死亡率较高的环节,因而国内外都将围手术期死亡率作为评价手术、麻醉质量与安全以及患者康复的重要和关键指标。

手术历来是中医"扶正祛邪"的重要手段之一。气血平衡理论形象地描述了麻醉手术的全过程,气血与肾元理论完整阐述了围手术期应激反应的发生发展。"正气存内,邪不可干"的辨证理论探讨了术后并发症的发生机制和防治方法。通过中药、针灸、推拿、穴位刺激、膳食、运动、音乐等治疗方法进行术前干预,达到补气血、固阴阳、培元固本、益气生津、固护正气的作用,整体提高患者系统功能储备,调控手术创伤后的应激反应及器官功能的保护,全面提高患者对麻醉手术的耐受能力。辨证施治,给予针刺、穴位刺激、中成药以及针药复合麻醉等方法降低患者并发症发生率,综合应用针灸、推拿按摩、中药、传统运动、饮食及音乐调理等辅助康复技术,实现术后快速康复。综上所述,围手术期管理已经成为我国中医药应用与中西医结合的创新领域,充分发挥围手术期中医药应用的疗效优势符合时代需求。

目前,中医药在围手术期的应用尚处于初步研究阶段,在麻醉、饮食与营养、各种基础疾病管理、应激与代谢、护理,以及临床广泛使用的中医外治疗法、中医理论研究、中医药产品与推广等各个方面,均具有广阔的应用与研究前景。就麻醉学而言,随着医学的发展和不断进步,麻醉学的性质已转变为一门研究临床麻醉、生命功能调控、重症监护治疗和疼痛诊疗的科学。目前有关麻醉学向围手术期医学转化的共识是:保证临床麻醉安全有效,最大限度降低麻醉死亡率和严重并发症的发生率,改进麻醉学科的临床工作,改善患者的长期转归,提高患者手术后的长期生存率和生存质量,其目的是让麻醉科医师能积极和更好地参与患者的围手术期管理,以提高患者围手术期的安全性,改善其术后预后。

四、中医药对机体和脏器的调节作用

人体局部与整体是辩证统一的,各脏腑、经络、气血、形体之间相互联系和影响。中医学在防治疾病时,强调在整体层面对各脏腑进行调节,治疗从整体出发。针灸推拿疗法是以经络学说作为理论基础的常用治病及保健方法。经络可以通行气血,沟通上下内外,联络脏腑,传导感应,利用经络的特性,通过针灸推拿等方式刺激腧穴,可起到调理气血及脏腑功能的作用。中医理论中将人体的呼吸、循环、消化、排泄、精神等生理功能分属于五脏,建立以五脏为中心的功能系统;并以精、气、血、津液、神的作用维系和调节脏腑形体官窍的生理功能。

五、中医药在围手术期的应用

1. 中医药在麻醉前的应用

(1) 减轻患者的焦虑与应激:中药制剂如柴胡、甘草、酸枣仁,可治疗失眠和焦虑。耳穴压豆:

对准交感、神门、皮质下穴位行王不留行耳穴贴压,用拇指指腹轻轻揉按刺激耳穴,连续 7 天。运用中医五音疗法,调畅患者的情志,达到"医病疗心"的功效。针灸治疗:针刺合谷、内关、外关、神门穴等,能达到明显的术前镇静效果。

(2) 优化患者术前状态:改善营养状况,包括补气健脾、气血双补、益肾温阳法等,常用方剂有四君子汤、香砂六君子汤、黄芪建中汤、补中益气汤等。养肺汤可改善炎症;黄芩苷和甘草酸苷可以抑制肺纤维化促炎细胞因子活化,显示出抗炎作用;丹参和红景天可调节血压。

2. 中医药在手术中的作用

(1) 具有减毒增效的作用:针刺联合麻醉可减少吸入麻醉药、肌肉松弛药、镇静和镇痛药的用量,进而缩短患者的苏醒时间,减少术后镇痛药用量及其不良反应,促进患者快速康复。

(2) 对重要脏器有保护作用:术中采用扶正祛邪、针灸穴位刺激、中医药制剂等措施,通过调理患者经络气血,减轻术中手术应激、炎症反应,维持血流动力学稳定,保护心、脑、肾等重要器官正常功能。如心脏瓣膜手术中静脉滴注生脉注射液可以发挥心肌保护作用;中药制剂醒脑静注射液可降低脑部损伤,促进脑功能恢复。

(3) 缩短患者的苏醒时间:全身麻醉后苏醒延迟的发生原因较复杂,中医治疗苏醒延迟的方法包括中药制剂、针灸治疗等。中药制剂如人参、生姜提取物、乌头提取物高乌甲素等,可减少术中镇痛药用量,并能调节应激反应和体液免疫功能,改善大脑氧供、减轻大脑水肿,有利于患者麻醉后顺利苏醒;针刺合谷、内关和足三里等穴位,术后的记忆恢复时间明显缩短。

3. 中医在手术后的应用

(1) 缓解术后疼痛:术后疼痛控制不佳可导致焦虑、抑郁等负性情绪,增加各类并发症发生率,中医治疗手术后疼痛的方法包括耳穴压豆、中药烫熨、针灸治疗等,疗效显著。

(2) 防治术后恶心呕吐:术后恶心呕吐是常见的术后并发症,中医治疗的方法包括针灸、耳针、穴位贴敷、穴位注射以及芳香疗法的应用等,这些方法均有一定的疗效。

(3) 预防术后认知障碍:术后认知障碍是老年患者手术后较为常见的中枢神经系统并发症,在中医学中属"痴呆""呆病"等范畴,以"补虚泻实"为原则,用中药制剂如参麦注射液、川芎嗪、天麻治疗,辅助针刺、电针、耳穴压豆等中医特色疗法,效果显著。

(4) 促进术后胃肠功能快速恢复:以扶正补虚、健运脾胃为主要治法的中医药干预,包括针法、灸法、穴位贴敷、中药灌肠、中药口服,单独以及联合应用,成为促进胃肠功能恢复的有益选择。

(5) 缓解术后皮肤瘙痒:皮肤瘙痒是术前或术后使用镇痛、抗凝血药最常见的副作用,中医药治疗主要通过口服中药、中药熏洗、耳穴注药、刺络拔罐、针灸等方式,以养血祛风止痒为主,疗效确切。

(6) 促进术后免疫功能恢复:术后免疫抑制是由于手术创伤刺激机体产生炎症反应与应激、术后需要禁食以及微环境受损,进而导致患者易发生术后感染和延迟愈合,对患者的术后康复不利。以中医药改善宿主体质,提高免疫功能,调节机体内环境的稳定,改变人体异常的内环境,促进术后免疫功能恢复。

中医的理念和技术可贯穿整个围手术期的始终,术前调理体质,扶正益气,减轻疾病症状,增强体质,可以提高患者对麻醉手术的耐受性;术中利用穴位刺激和有调理作用的中药来维护患者的内环境稳定,治疗术中可能发生的并发症,避免大量化学药物的应用;术后根据患者气血亏虚及正气受损程度,益气固表、养阴生津,以调理平衡、补养不足,发挥中医整合医学、补充和替代医疗的优势,优化围手术期治疗的临床路径,对于改善患者转归和远期预后具有重要意义。

习题

一、名词解释

1. 经络
2. 同病异治
3. 围手术期医学
4. 整体观念
5. 辨证论治

二、选择题

【A1 型题】

1. 中医学理论体系形成于
   - A. 隋唐时期
   - B. 金元时期
   - C. 明清时期
   - D. 战国至秦汉时期
   - E. 春秋战国时期

2. 疾病发生的内在依据是
   - A. 正气不足
   - B. 邪气侵袭
   - C. 正邪相争
   - D. 体质虚弱
   - E. 气候异常

3. 古代哲学认为,宇宙的构成本原是
   - A. 水
   - B. 天
   - C. 地
   - D. 风
   - E. 气

4. "无阳则阴无以生,无阴则阳无以化"说明阴阳的
   - A. 交互感应
   - B. 对立制约
   - C. 互根互用
   - D. 消长平衡
   - E. 相互转化

5. 临床出现自汗、多尿、出血、遗精等症状,属于哪一种功能减退的表现
   - A. 推动作用
   - B. 温煦作用
   - C. 固摄作用
   - D. 防御作用
   - E. 中介作用

6. 下列与血液生成关系最密切的脏器是
   - A. 心
   - B. 肺
   - C. 肾
   - D. 肝
   - E. 脾

7. 肺的生理特性是
   - A. 以升为顺
   - B. 喜润恶燥
   - C. 体阴用阳
   - D. 喜燥恶湿
   - E. 耐寒热

8. 心悸不安、精神涣散的原因多为
   - A. 喜伤心
   - B. 怒伤肝
   - C. 思伤脾
   - D. 伤肺
   - E. 伤脑

9. 五脏中,与全身气机调节关系密切的是
   - A. 肝与肺
   - B. 心与肺
   - C. 脾与肺
   - D. 肾与肺
   - E. 心与肾

10. 人体各种病变的最基本病机是
    - A. 邪正盛衰
    - B. 气血失常
    - C. 阴阳失调
    - D. 津液代谢失常
    - E. 以上都不是

【A2 型题】

11. 患者,女性,74 岁,全身麻醉下行腹腔镜胰十二指肠切除手术,术后苏醒延迟,给予合谷、内关和足三里等穴位进行针灸治法是为了

    A. 醒脑开窍　　　　　　　　B. 开窍泄热　　　　　　　　C. 回阳救逆

    D. 理气活血　　　　　　　　E. 通经活络

12. 患者,男性,64 岁,全身麻醉下行腹腔镜胆囊切除术,使用中医药促进患者术后胃肠功能恢复的中医原理体现在

    A. 扶正补虚、健运脾胃　　　B. 开窍泄热　　　　　　　　C. 活血

    D. 散寒　　　　　　　　　　E. 畅通气脉

【B 型题】

(13~14 题共用备选答案)

    A. 蜜炙　　　　B. 酒炙　　　　C. 醋炙　　　　D. 姜炙　　　　E. 盐炙

13. 为了增强药物的活血作用,宜采用

14. 为了增强药物的补肾作用,宜采用

(15~17 题共用备选答案)

    A. 口唇淡白　　　　　　　　B. 口唇深红　　　　　　　　C. 口唇樱桃红色

    D. 口唇青紫　　　　　　　　E. 口唇青黑

15. 实热证患者可见

16. 一氧化碳中毒患者可见

17. 寒盛、痛极患者可见

三、简答题

1. 中医学的主要哲学基础是什么?

2. 何谓肝主疏泄? 主要表现在哪些方面?

3. 简述肺与肾的关系。

4. 简述术中应用中医药方法可以发挥的作用与功效。

5. 简述术后应用中医药方法可以发挥的作用与功效。

参考答案

一、名词解释

1. 经络是指经脉和络脉的总称,是运行全身气血、联络脏腑形体官窍、沟通上下内外、传导感应信息的通路系统。

2. 同病异治是指同一种疾病,由于发病的时间、地区以及患者机体的反应性不同,或处于不同的发展阶段,所以表现出的证候不同,因而治法也不一样。

3. 围手术期医学是以患者为中心,以麻醉科医师为主导,多学科合作优化诊疗方案,以降低围手术期并发症发生率、提高临床诊疗质量、降低医疗费用支出的手术诊疗新概念。核心要求是保障围手术期安全,目标是提高患者舒适度、促进术后恢复、改善预后。

4. 整体就是统一性和完整性。中医学认为人是一个有机整体,人体与自然环境有密切的关系。这种内外环境的统一性,机体自身整体性思想,称为整体观念。

5. 辨证,就是将四诊(望、闻、问、切)所收集的资料、症状和体征,通过分析、综合,辨清疾病的

原因、性质、部位,以及邪正之间的关系,概括、判断为某种性质的证。论治,又称施治,是根据辨证的结果,确定相应的治疗方法。辨证是决定治疗的前提和依据,论治是治疗疾病的手段和方法。

二、选择题

【A1 型题 】

1. D　　2. A　　3. E　　4. C　　5. C　　6. E　　7. B　　8. A　　9. A　　10. C

【A2 型题 】

11. A　　12. A

【B 型题 】

13. B　　14. E　　15. B　　16. C　　17. E

三、简答题

1. 中医学的主要哲学基础是什么?

答:中医学的主要哲学基础包括精气学说、阴阳学说、五行学说。

2. 何谓肝主疏泄? 主要表现在哪些方面?

答:肝主疏泄是指肝气具有疏通、畅达全身气机,进而促进精血津液的运行输布、脾胃之气的升降、胆汁的分泌排泄以及情志的舒畅等作用。肝气的疏泄作用主要表现在以下几个方面:①促进血与津液的运行输布;②促进脾胃的运化与胆汁的分泌排泄;③调畅情志;④促进男子排精与女子排卵行经。

3. 简述肺与肾的关系。

答:肺与肾的关系,主要表现在水液代谢、呼吸运动及阴阳相互资生三个方面。①水液代谢:肺主行水,为水之上源;肾主水液代谢,为主水之脏。②呼吸运动:肺主气而司呼吸,肾藏精而主纳气。③阴阳相互资生:金为水之母,肺阴充足,下输于肾,使肾阴充盈;肾阴为诸阴之本,肾阴充盛,上滋于肺,使肺阴充足。

4. 简述术中应用中医药方法可以发挥的作用与功效。

答:术中应用中医药方法可以发挥的作用与功效包括:①减毒增效;②对重要脏器的保护效应;③缩短患者苏醒时间等。

5. 简述术后应用中医药方法可以发挥的作用与功效。

答:术后应用中医药方法可以发挥的作用与功效包括:①可缓解术后疼痛;②防治术后恶心呕吐;③预防术后认知障碍;④促进术后胃肠功能恢复;⑤缓解术后皮肤瘙痒;⑥促进术后免疫功能恢复等。

(张蓬勃)

第二十三章 | 急性呼吸衰竭和急性呼吸窘迫综合征

学习目标

1. **掌握** 急性呼吸窘迫综合征的定义、病因、临床表现、诊断、鉴别诊断及治疗。
2. **熟悉** 急性呼吸衰竭的定义；急性呼吸窘迫综合征的分期。
3. **了解** 急性呼吸窘迫综合征的病理生理改变及发病机制。

重点和难点内容

一、概念

1. **急性呼吸衰竭**（acute respiratory failure, ARF） 急性呼吸衰竭是指由各种原因引起的急性严重肺通气和/或换气功能障碍，以致在静息状态下亦不能维持足够的气体交换，导致低氧血症伴（或不伴）高碳酸血症，进而引起一系列病理生理改变和相应临床表现的综合征。

2. **急性呼吸窘迫综合征**（acute respiratory distress syndrome, ARDS） ARDS 是在肺炎、肺外感染、创伤、休克、误吸及烧伤等非心源性疾病过程中，肺毛细血管内皮细胞和肺泡上皮细胞通透性增加造成弥漫性肺间质及肺泡水肿，导致的急性低氧性呼吸功能衰竭。

二、临床表现

（一）症状和体征

1. **症状** 典型的症状为呼吸频率加快和呼吸窘迫。

2. **体征** 发病早期除呼吸频率加快以外，体征可无异常，或仅在双肺闻及少量细湿啰音；随着病程进展，多可闻及水泡音，可有管状呼吸音。

（二）影像学检查

急性呼吸衰竭或 ARDS 患者往往在临床症状出现后 12~24 小时才出现 X 线胸片异常，可表现为：仅有边缘略显模糊的纹理增多、边缘模糊的斑片状阴影、大片实变阴影、"白肺"（磨玻璃状）、支气管充气征等。肺超声呈现双肺 B 线。

（三）实验室检查

ARDS 患者动脉血气分析的早期改变为 PaO_2 降低，$PaCO_2$ 降低，pH 升高，表现为呼吸性碱中毒。PaO_2/FiO_2 正常值为 400~500mmHg。PaO_2/FiO_2 降低是诊断 ARDS 的必要条件。

三、诊断

(一) 诊断及分级标准(表 23-1)

表 23-1　新的全球 ARDS 的诊断及分级标准

项目	诊断及分级标准
发病时间	具有已知危险因素后 1 周内发病 新出现的或原有呼吸系统症状加重后 1 周内发病
胸部影像	胸部 X 线片和 CT 显示双肺透光度降低,或超声显示双肺 B 线和/或结节,无法用渗出、肺叶/肺不张或结节/肿物完全解释
水肿原因	无法完全用心力衰竭或容量负荷过多解释的肺水肿以及不能单纯用肺不张解释的低氧血症或气体交换异常
氧合*	
无气管内插管	在高流量(≥30L/min)经鼻吸氧或 NIV/CPAP 附加≥5cmH$_2$O 的呼气末压力下 PaO$_2$/FiO$_2$≤300mmHg 或 SpO$_2$/FiO$_2$≤315(SpO$_2$≤97%)
有创机械通气	
轻度	200<PaO$_2$/FiO$_2$≤300 或 235<SpO$_2$/FiO$_2$≤315(SpO$_2$≤97%)
中度	100<PaO$_2$/FiO$_2$≤200 或 148<SpO$_2$/FiO$_2$≤235(SpO$_2$≤97%)
重度	PaO$_2$/FiO$_2$≤100mmHg 或 SpO$_2$/FiO$_2$≤148(SpO$_2$≤97%)

注:* 海拔>1 000m 时,校正氧合指数为(PaO$_2$ 或 SpO$_2$)/FiO$_2$×(大气压/760)。FiO$_2$:环境的 FiO$_2$(如空气为 0.21)+0.03× 氧流量(L/min)。

NIV. 无创通气;CPAP. 持续气道正压。

(二) 鉴别诊断

ARDS 应与以下其他原因引起的急性肺水肿和呼吸衰竭相鉴别,包括:①心源性肺水肿;②非心源性肺水肿;③急性肺栓塞;④慢性阻塞性肺疾病并发呼吸衰竭;⑤特发性肺间质纤维化。

四、治疗

(一) 控制原发病与抗感染治疗

1. 原发病的治疗。

2. 抗感染与控制炎症反应治疗。

(二) 保持呼吸道通畅

在治疗急性呼吸衰竭及 ARDS 时,均应首先保持呼吸道通畅,否则将会严重影响治疗效果。临床上保持呼吸道通畅的方法主要有:托下颌解决舌根后坠阻塞呼吸道问题,建立人工气道(放置口咽通气道、鼻咽通气道或喉罩,气管内插管或气管切开),清除呼吸道分泌物(排痰、吸痰等),湿化呼吸道或应用一些促进排痰的药物以及支气管扩张药等。

(三) 氧疗

对急性呼吸衰竭或 ARDS 患者,吸氧均可不同程度地改善低氧血症状态,非肺源性急性呼吸衰竭的效果更明显。尽管吸氧可改善低氧血症的状态,但实践证明,临床上氧疗时应尽量降低吸入氧浓度及缩短吸氧时间,以防止吸氧后的并发症。

常用吸氧方法有:①经鼻导管吸氧法:将吸氧管开口插入鼻孔内;②面罩吸氧法:将面罩放置于口与鼻上,可明显提高吸入氧浓度(FiO$_2$);③贮氧囊面罩吸氧法:是在面罩吸氧的基础上,附加一个可储存氧气的囊,使贮存的氧量增加,使 FiO$_2$ 进一步提高。

高流量鼻导管(high-flow nasal cannula,HFNC)吸氧法是指通过无须密封的鼻塞导管直接将一定氧浓度的空氧混合高流量气体输送给患者的一种氧疗方法。临床上,将流量高于患者吸气峰流速的吸氧方法称为高流量氧疗。HFNC 可以在 21%~100% 的范围内给予患者恒定的吸入氧浓度,并给予最高达到 60L/min 的持续高流量气体,同时对吸入的气体给予加温加湿处理。此方法能减少鼻咽部解剖无效腔,产生气道正压,提高呼气末肺容积,保护气道黏膜,提高黏膜纤毛的清理能力,并降低上呼吸道阻力,减少患者的呼吸功。

(四) 呼吸支持治疗

1. 无创机械通气(NIV)　神志清楚、血流动力学稳定、能够得到严密监测、随时可行气管内插管且预计病情能够短期缓解的早期 ARDS 患者,或者合并免疫功能低下者可以尝试 NIV 治疗。应用 NIV 治疗早期 ARDS 时应严密监测患者的生命体征及治疗反应。如 NIV 治疗 1~2 小时后低氧血症不能改善或全身情况恶化,应及时改为有创通气。

2. 有创机械通气　ARDS 患者经高浓度吸氧其低氧血症仍不能改善时,应给予气管内插管进行有创机械通气。

3. 机械通气的管理

(1) FiO_2:应根据其他通气参数的设置调节 FiO_2,维持 SpO_2 在 88%~95%,PaO_2 在 55~80mmHg,避免高氧血症导致不良后果。一旦氧合改善,应及时降低 FiO_2。

(2) 通气模式:医师可根据患者的病情选择合适的通气模式,重要的是应仔细评估病情并进行个体化的参数设置。

(3) 体位:除非有脊髓损伤等体位改变的禁忌证,机械通气患者均应保持 30°~45° 半卧位,预防呼吸机相关性肺炎(VAP)的发生。对机械通气治疗无效的重度 ARDS 患者,若无禁忌证,可考虑采用俯卧位或半卧位通气。

(4) 镇静、镇痛,防止躁动。

(5) 保留适度的自主呼吸,必要时使用肌松药。保留自主呼吸时,应避免自主吸气努力程度过大,病情严重时($PaO_2/FiO_2<150mmHg$),应考虑短时间(<48h)应用肌松药。

(6) 肺保护性通气策略(lung protective ventilation strategy,LPVS):①呼气末正压(PEEP)通气;②小潮气量和容许性高碳酸血症(permissive hypercapnia,PHC);③间断肺复张。

(7) 部分液体通气:液体通气能改善 ARDS 患者的气体交换,增加肺顺应性,可作为严重 ARDS 患者常规机械通气无效时的一种选择。

4. 体外膜肺氧合技术　使用 ECMO 可进行较长时间的心肺支持,适用于治疗可逆性呼吸衰竭,尤其可使新生儿和小儿呼吸衰竭患者的存活率明显提高。

(五) 液体管理

目前对 ARDS 患者在保证组织器官灌注的前提下,实施限制性的液体管理。在严格限制液体的同时,应避免低容量状态导致的心排血量降低和全身组织缺氧。

(六) 药物治疗

1. 糖皮质激素　有研究证实发病早期(14 天以内)使用糖皮质激素可改善氧合,缩短机械通气时间,发病 14 天以后再开始使用则会增加病死率。

2. 一氧化氮(NO)吸入　在一般治疗无效的严重低氧血症时可考虑应用。

3. 肺泡表面活性物质　早期补充肺泡表面活性物质有助于改善氧合,但不能将其作为 ARDS 的常规治疗手段。

4. 前列腺素 E_1(PGE_1)　在 ARDS 患者的低氧血症难以纠正时,可以考虑吸入 PGE_1,应注意该药物可引起低血压。

(七) 中医中药

无论是急性呼吸衰竭还是 ARDS,尤其是 ARDS,目前尚缺乏有效的治疗方法,中医中药对危重症患者的治疗有其独到之处,尽管有些机制尚不明确,但临床还是有一定效果的。穴位刺激或中药方剂对急性呼吸衰竭和 ARDS 均表现出好的治疗效果。

(八) 营养代谢支持

应尽早给予强有力的营养支持治疗。肠内营养可预防肠黏膜萎缩及肠道细菌和内毒素移位,可优先采用,而对于病情急重、消化功能差者也可采用全胃肠外营养(TPN)。

(九) 维护重要脏器功能,防治多器官功能障碍综合征

习题

一、名词解释

1. 急性呼吸衰竭

2. 急性呼吸窘迫综合征

二、选择题

【A1 型题】

1. 急性呼吸窘迫综合征时的肺水肿属于

 A. 心源性低通透性肺水肿   B. 心源性高通透性肺水肿

 C. 非心源性低通透性肺水肿   D. 非心源性高通透性肺水肿

 E. 创伤性肺水肿

2. 急性呼吸窘迫综合征时的呼吸功能变化**不包括**

 A. 肺内分流量增加   B. 气体弥散功能障碍   C. 肺泡通气量减少

 D. 肺顺应性降低   E. 肺血管阻力降低

3. ARDS 患者动脉血气的早期典型改变为

 A. PaO_2 降低,$PaCO_2$ 降低,pH 升高   B. PaO_2 降低,$PaCO_2$ 升高,pH 升高

 C. PaO_2 降低,$PaCO_2$ 升高,pH 降低   D. PaO_2 升高,$PaCO_2$ 降低,pH 升高

 E. PaO_2 降低,$PaCO_2$ 降低,pH 降低

4. PaO_2/FiO_2 的正常值为

 A. 100~200mmHg   B. 200~300mmHg   C. 300~400mmHg

 D. 400~500mmHg   E. 500~600mmHg

5. ARDS 的血流动力学常表现为

 A. PAWP 正常或降低   B. PAWP 正常或升高   C. PAWP 显著升高

 D. PAWP 显著降低   E. PAWP 降低或升高

6. 无气管内插管条件下,诊断 ARDS 的标准是

 A. 常规吸氧下,$PaO_2/FiO_2 \leq 300mmHg$

 B. 常规吸氧下,$SpO_2/FiO_2 \leq 315(SpO_2 \leq 97\%)$

 C. $PaO_2/FiO_2 \leq 300mmHg$,附加 CPAP<5cmH_2O 的呼气末压力

 D. $SpO_2/FiO_2 \leq 315(SpO_2 \leq 97\%)$,附加 CPAP<5cmH_2O 的呼气末压力

 E. $SpO_2/FiO_2 \leq 315(SpO_2 \leq 97\%)$,经鼻吸入 $\geq 30L/min$ 的氧流量

7. 下列实验室检查结果,支持 ARDS 诊断的是

 A. $PaO_2/FiO_2 = 200mmHg$ B. PAWP 20mmHg

C. 无效腔量/潮气量=0.4　　　　　　　　　D. 支气管液与血浆蛋白渗透压的比值为 50%

E. 血管外肺水在胸腔内血容量所占的比例为 15%

8. 重度 ARDS 的诊断标准为

A. $PaO_2/FiO_2 \leqslant 300mmHg$

B. $PaO_2/FiO_2 \leqslant 250mmHg$

C. $SpO_2/FiO_2 \leqslant 200mmHg$

D. $PaO_2/FiO_2 \leqslant 150mmHg$ 或 $235 < SpO_2/FiO_2 \leqslant 315$（$SpO_2 \leqslant 97\%$）

E. $PaO_2/FiO_2 \leqslant 100mmHg$

9. 中度 ARDS 的诊断标准为

A. $200 < SpO_2/FiO_2 \leqslant 300mmHg$

B. $150 < PaO_2/FiO_2 \leqslant 250mmHg$ 或 $235 < SpO_2/FiO_2 \leqslant 315$（$SpO_2 \leqslant 97\%$）

C. $100 < PaO_2/FiO_2 \leqslant 200mmHg$ 或 $148 < SpO_2/FiO_2 \leqslant 235$（$SpO_2 \leqslant 97\%$）

D. $100 < PaO_2/FiO_2 \leqslant 150mmHg$

E. $50 < PaO_2/FiO_2 \leqslant 100mmHg$ 或 $SpO_2/FiO_2 \leqslant 148$（$SpO_2 \leqslant 97\%$）

10. 轻度 ARDS 的诊断标准为

A. $200 < PaO_2/FiO_2 \leqslant 300mmHg$ 或 $235 < SpO_2/FiO_2 \leqslant 315$（$SpO_2 \leqslant 97\%$）

B. $150 < PaO_2/FiO_2 \leqslant 250mmHg$

C. $100 < PaO_2/FiO_2 \leqslant 200mmHg$

D. $100 < PaO_2/FiO_2 \leqslant 150mmHg$

E. $50 < PaO_2/FiO_2 \leqslant 100mmHg$

11. ARDS 的诊断限定的发病时间范围为

A. 存在已知危险因素后 3 天内　　　　　　B. 存在已知危险因素后 5 天内

C. 存在已知危险因素后 1 周内　　　　　　D. 存在已知危险因素后 10 天内

E. 存在已知危险因素后 2 周内

12. 采用肺保护性通气策略时潮气量范围是

A. 4~6ml/kg　　B. 5~7ml/kg　　C. 6~8ml/kg　　D. 7~9ml/kg　　E. 8~10ml/kg

13. 采用肺保护性通气策略时平台压应小于

A. $20cmH_2O$　　B. $25cmH_2O$　　C. $30cmH_2O$　　D. $35cmH_2O$　　E. $40cmH_2O$

14. 呼吸衰竭是指在海平面静息状态下吸入一个大气压空气,排除心内解剖分流等因素条件下 PaO_2 小于

A. 50mmHg　　B. 60mmHg　　C. 70mmHg　　D. 80mmHg　　E. 90mmHg

15. 关于 ARDS 引起的肺水肿,描述正确的是

A. 血管扩张药降低肺动脉压可使肺水肿缓解

B. 形成原因为肺毛细血管内皮损伤,通透性增加

C. 水肿液蛋白质含量较低

D. ARDS 引起的呼吸窘迫,吸氧能奏效

E. ARDS 患者的肺部阴影在短期内可消失

16. 肺保护性通气策略**不包括**

A. 低潮气量（6~8ml/kg）　　　　B. 适度的 PEEP　　　　　　C. 允许性高碳酸血症

D. 增加潮气量使肺泡复张　　　　E. 严格限制通气压（平台压$<30cmH_2O$）

17. 关于 ARDS 病理改变的描述，**错误**的是

　　A. 病变可分布于下肺，也可能分布于上肺

　　B. 下肺区和背侧肺区病变较轻，而上肺区和前侧肺区病变较重

　　C. 不同病变部位可能处于不同的病理阶段

　　D. 同一病变部位的不同部分，也可能处于不同的病理阶段

　　E. 不同病因引起的 ARDS，肺的病理形态变化有一定差异

【A2 型题】

18. 患者，女性，60 岁，车祸后入院，诊断为肋骨骨折、肺挫裂伤。在静吸复合全麻下完成肋骨骨折切开复位内固定术，术中呼吸、循环尚平稳，该患者术后拔管送至病房。术后第 5 天，患者出现呼吸困难，吸入氧浓度 30% 时，脉搏血氧饱和度 95%，血气分析 PaO_2 为 70mmHg。该患者术后发生的变化，最可能的诊断为

　　A. 急性呼吸衰竭　　　　　　　　　B. 急性左心衰竭

　　C. 重度急性呼吸窘迫综合征　　　　D. 中度急性呼吸窘迫综合征

　　E. 轻度急性呼吸窘迫综合征

19. 患者，男性，35 岁，诊断为急性胰腺炎，入院后第 3 天出现烦躁、大汗、呼吸困难，给予面罩吸入浓度为 50% 的氧气后，脉搏血氧饱和度 90%，血气分析 PaO_2 为 60mmHg，$PaCO_2$ 为 36mmHg。其最可能的诊断为

　　A. 急性胰腺炎，肺感染　　　　　　B. 急性胰腺炎，肺栓塞

　　C. 急性胰腺炎，重度急性呼吸窘迫综合征　　D. 急性胰腺炎，中度急性呼吸窘迫综合征

　　E. 急性胰腺炎，轻度急性呼吸窘迫综合征

20. 患者，男性，50 岁，肝癌根治术后第 4 天，患者突然出现烦躁、大汗、呼吸困难、口唇发绀，立即给予面罩吸氧并转入 ICU，血气分析 PaO_2 为 65mmHg，$PaCO_2$ 为 35mmHg，该患者机械通气治疗的最佳方案为

　　A. 潮气量 4~6ml/kg，适度 PEEP　　　　B. 潮气量 6~8ml/kg，PEEP 8cmH$_2$O

　　C. 潮气量 6~8ml/kg，适度 PEEP　　　　D. 潮气量 6~8ml/kg，PEEP 5cmH$_2$O

　　E. 潮气量 8~10ml/kg，适度 PEEP

21. 患者，男性，59 岁，饮酒后突发左上腹痛，疼痛向背部放射，发热，伴恶心呕吐。否认高血压、冠心病病史，诊断为重症急性胰腺炎而收入 ICU 给予加强监护治疗。次日，患者出现呼吸困难，逐渐加重，血压由 112/80mmHg 下降至 90/60mmHg，吸入纯氧时脉搏血氧饱和度 95%。关于对该患者的处理，**不正确**的是

　　A. 立即进行气管内插管，机械通气

　　B. 立即输入胶体液提高血压

　　C. 机械通气应采用小潮气量的肺保护性通气策略

　　D. 适当给予升压药以维持循环功能的稳定

　　E. 应行动脉血气分析

22. 患者，男性，62 岁，入院诊断为"重症急性胰腺炎"。入院后第二天因呼吸困难转入 ICU，气管内插管后吸入纯氧时脉搏血氧饱和度 94%。其最可能的诊断为

　　A. 重症急性胰腺炎，呼吸衰竭

　　B. 重症急性胰腺炎，左心衰竭

　　C. 重症急性胰腺炎，重度急性呼吸窘迫综合征

　　D. 重症急性胰腺炎,中度急性呼吸窘迫综合征

　　E. 重症急性胰腺炎,轻度急性呼吸窘迫综合征

23. 患者,男性,35 岁,入院诊断为重症急性胰腺炎,因呼吸困难行气管内插管,吸入纯氧时脉搏血氧饱和度为 90%。对该患者行机械通气治疗,方法**错误**的是

　　A. 潮气量(6~8ml/kg)　　　　　　　　B. 长时间吸入纯氧

　　C. 最佳 PEEP　　　　　　　　　　　　D. 平台压控制在小于 30cmH$_2$O

　　E. 尽可能保留自主呼吸

24. 患者,男性,57 岁,既往冠心病病史,于全身麻醉下行急诊骨盆骨折切开复位内固定术。手术后第 4 天,患者诉胸闷、胸痛、呼吸困难,呼吸频率达 28 次/分。患者口唇发绀。给予体格检查,双肺可闻及少量细湿啰音。急查床旁 X 线胸片提示双肺轻度间质改变。患者脉搏血氧饱和度 92%,血压 117/66mmHg。动脉血气提示 pH 为 7.429,PaO$_2$ 为 65mmHg,PaCO$_2$ 为 35mmHg。临床初步诊断"急性呼吸窘迫综合征",与左心衰竭鉴别的方法**不包括**

　　A. 病史　　　　　　　　B. 肺动脉楔压(PAWP)　　　　　C. 水肿液蛋白质含量

　　D. 体征　　　　　　　　E. CVP

25. 患者,男性,23 岁,于全身麻醉下行急诊肋骨骨折切开复位内固定术。手术后第 2 天,患者诉呼吸困难。动脉血气提示 PaO$_2$ 为 60mmHg,PaCO$_2$ 为 36mmHg。临床初步诊断"急性呼吸窘迫综合征",以下关于该患者的治疗措施中,**错误**的是

　　A. 营养支持　　　　　　B. 肺保护性通气策略　　　　　　C. 适当镇痛策略

　　D. 早期输入大量胶体　　E. 抗感染

【B 型题】

(26~28 题共用备选答案)

　　A. 200<PaO$_2$/FiO$_2$≤300mmHg 或 235<SpO$_2$/FiO$_2$≤315(SpO$_2$≤97%)

　　B. 150<PaO$_2$/FiO$_2$≤250mmHg 或 175<SpO$_2$/FiO$_2$≤300(SpO$_2$≤97%)

　　C. 100<PaO$_2$/FiO$_2$≤200mmHg 或 148<SpO$_2$/FiO$_2$≤235(SpO$_2$≤97%)

　　D. 100<PaO$_2$/FiO$_2$≤150mmHg 或 120<SpO$_2$/FiO$_2$≤200(SpO$_2$≤97%)

　　E. PaO$_2$/FiO$_2$≤100mmHg 或 SpO$_2$/FiO$_2$≤148(SpO$_2$≤97%)

26. 轻度急性呼吸窘迫综合征是指

27. 中度急性呼吸窘迫综合征是指

28. 重度急性呼吸窘迫综合征是指

(29~30 题共用备选答案)

　　A. 支气管液与血浆蛋白渗透压的比值>75%　　　B. PAWP>18mmHg

　　C. PaO$_2$>70mmHg　　　　　　　　　　　　　　D. PaO$_2$/FiO$_2$>300mmHg

　　E. 肺顺应性增加

29. 符合 ARDS 的检查结果是

30. 符合左心衰竭的检查结果是

三、简答题

1. 简述 ARDS 患者呼吸功能的变化。

2. 简述肺保护性通气策略的内容。

3. 简述 ARDS 患者机械通气的主要目标。

4. 简述 ARDS 患者使用无创机械通气(NIV)的禁忌证。

5. 简述 ARDS 患者液体管理的策略。

参考答案

一、名词解释

1. 急性呼吸衰竭是指由各种原因引起的急性严重肺通气和/或换气功能障碍,以致在静息状态下亦不能维持足够的气体交换,导致低氧血症伴(或不伴)高碳酸血症,进而引起一系列病理生理改变和相应临床表现的综合征。

2. 急性呼吸窘迫综合征是在肺炎、肺外感染、创伤、休克及烧伤等非心源性疾病过程中,肺毛细血管内皮细胞和肺泡上皮细胞通透性增加造成弥漫性肺间质及肺泡水肿,导致的急性低氧性呼吸功能衰竭。

二、选择题

【A1 型题 】

1. D	2. E	3. A	4. D	5. A	6. E	7. A	8. E	9. C	10. A
11. C	12. C	13. C	14. B	15. B	16. D	17. B			

【A2 型题 】

18. E	19. D	20. C	21. B	22. C	23. B	24. E	25. D

【B 型题 】

26. A	27. C	28. E	29. A	30. B

三、简答题

1. 简述 ARDS 患者呼吸功能的变化。

答:ARDS 患者呼吸功能的变化包括:①肺内分流量增加;②气体弥散功能障碍;③肺泡通气量减少;④肺顺应性降低和呼吸功增加;⑤肺循环功能改变。

2. 简述肺保护性通气策略的内容。

答:肺保护性通气策略包括:①呼气末正压(PEEP)通气;②小潮气量和容许性高碳酸血症(PHC);③间断肺复张。

3. 简述 ARDS 患者机械通气的主要目标。

答:机械通气的主要目标是维持合适的气体交换和充分的组织氧合,避免或减少对血流动力学的干扰,减少呼吸机相关性肺损伤(VALI)的发生,避免发生氧中毒,为病因治疗和肺损伤的修复赢得时间。

4. 简述 ARDS 患者使用无创机械通气(NIV)的禁忌证。

答:ARDS 患者使用无创机械通气(NIV)的禁忌证包括:①意识不清;②血流动力学不稳定;③气道分泌物明显增加而且气道自洁能力不足;④因面部畸形、创伤或手术等不能佩戴鼻面罩;⑤上消化道出血、剧烈呕吐、肠梗阻和近期食管及上腹部手术史;⑥危及生命的低氧血症。

5. 简述 ARDS 患者液体管理的策略。

答:ARDS 患者液体管理的策略如下:目前对 ARDS 患者在保证组织器官灌注的前提下,实施限制性的液体管理。在严格限制液体的同时,应避免低容量状态导致的心排血量降低和全身组织缺氧,必要时可监测心排血量(CO)、SVV 等血流动力学指标,根据目标导向液体治疗(GPFT)方案,进行个体化液体治疗。应慎用胶体液,以免其通过渗透性增加的呼吸膜积聚于肺泡和间质而加重肺水肿;但存在低蛋白血症(血浆总蛋白<50~60g/L)的 ARDS 患者,可通过补充白蛋白等胶体溶液和应用利尿剂,以帮助实现液体负平衡,并改善氧合。在血流动力学状态稳定的情况下,可酌用利尿剂以减轻肺水肿。

（李文志）

第二十四章 | 休克的诊疗

学习目标

1. **掌握** 休克的临床表现及基本治疗原则。
2. **熟悉** 休克的分类及分期。
3. **了解** 休克的病因、病理生理改变。

重点和难点内容

休克(shock)是指机体受到强烈有效的刺激后,有效循环血容量减少、组织灌注不足,导致细胞缺氧、功能受损的病理生理过程,是以组织灌注不足为核心的一种临床综合征。

一、休克的分类

通常按休克发生的病因可将其分为低血容量性休克、过敏性休克、感染性休克、心源性休克和神经源性休克。围手术期最常见的是低血容量性、过敏性和感染性休克。

1. 低血容量性休克(hypovolemic shock) 全血容量的丢失、体液量的减少引起有效循环血容量急剧减少,最终导致血压下降和微循环障碍。大量失血引起血管内容量减少而导致的休克称为失血性休克;严重创伤或烧伤引起大量血管内体液的丢失及其他应激反应而导致的休克称为创伤性休克。失血和创伤引起的休克也属于低血容量性休克。

2. 过敏性休克(anaphylactic shock) 已致敏的机体对抗原物质产生急性、全身性、强烈的 I 型变态反应,造成急性呼吸循环衰竭,称为过敏性休克。抗体与抗原反应后,可使机体肥大细胞释放出大量具有生物活性的物质,如组胺、多肽等,可使血管突然扩张,毛细血管通透性增加,血管内容量急剧减少,血压骤降,组织灌注不足和缺氧,严重者可导致患者突然死亡。

3. 感染性休克(infective shock) 机体遭受细菌、病毒、真菌等病原体的严重感染所引起的休克,称为感染性休克。感染性休克多继发于以革兰氏阴性菌为主的感染,而革兰氏阴性菌感染引起的脓毒症休克在临床上最为常见,表现为全身炎症反应综合征(SIRS)和血流动力学紊乱,如顽固性低血压。

4. 心源性休克(cardiogenic shock) 心脏疾病本身或机械因素造成心脏泵功能障碍或衰竭,导致心排血量急剧减少,机体组织灌注不足和全身缺血缺氧,称为心源性休克,如急性心肌梗死、心肌病、大面积肺栓塞、急性心脏压塞、张力性气胸等所致的休克,其中急性心肌梗死为心源性休克最常见的病因。

5. 神经源性休克(neurogenic shock) 剧烈疼痛、高位脊髓麻醉或损伤引起血管运动中枢抑制,导致血管阻力降低和血管舒张,致使有效循环血容量相对不足而导致的休克,称为神经源性休克。

二、休克的临床表现和分期

根据休克病情的进程,其临床表现可分为休克代偿期、休克进展期和休克难治期。

(一) 休克代偿期

休克代偿期是休克发展过程的早期阶段,亦称休克早期。此期机体对有效循环血容量的减少启动代偿机制。中枢神经系统兴奋性提高,交感-肾上腺轴兴奋,血流重新分配,以保证生命器官(心、脑等)的血液灌注和氧供,患者常表现为神志清楚、精神兴奋或烦躁不安;周围血管的收缩使皮肤苍白、四肢湿冷。血压可骤降(如大失血),也可略降,甚至正常或轻度升高(代偿),但脉压明显缩小。所以血压下降与否不是判断休克早期的关键指标,需同时伴有心率加速、呼吸变快和尿量减少等。

(二) 休克进展期

当休克继续发展,上述代偿机制也不足以维持血流动力学的稳定和重要器官的血流灌注时,则进入休克的可逆性失代偿期,亦称休克中期。此时重要器官的血流也明显减少,临床可表现为:神情淡漠、反应迟钝,甚至意识模糊或昏迷;由于交感神经系统高度兴奋,血管严重收缩,表现为出冷汗、口唇肢端发绀;脉搏细速,血压进行性下降。严重时,全身皮肤、黏膜明显发绀,四肢湿冷,脉搏细弱、摸不清,血压测不出,少尿甚至无尿。

(三) 休克难治期

休克难治期是休克发展的晚期阶段,亦称休克晚期。严重或长时间的全身性组织缺氧可降低心血管系统对儿茶酚胺的敏感性,血压难以维持,低血压又进一步加重组织缺氧,形成恶性循环。此时采取输血、补液等多种抗休克措施仍难以纠正休克状态。如皮肤、黏膜出现瘀斑或消化道出血,提示已发生弥散性血管内凝血(DIC);如出现进行性呼吸困难、脉速、烦躁、发绀,吸氧治疗不能改善呼吸状态,应考虑发生急性呼吸窘迫综合征(ARDS);如原发疾病或损伤未能得到迅速有效的治疗或治疗不当,可导致缺血-再灌注损伤,进一步发展可导致器官功能严重损害。多器官功能障碍综合征(MODS)或多器官衰竭(MOF)常为休克晚期患者死亡的主要原因。

三、休克的诊断

休克的诊断,关键在于早期发现并及时处理。围手术期患者如存在严重损伤、大量出血、重度感染、过敏和心功能不全等病史,应警惕出现休克的可能;若发现患者已有出汗、兴奋、心率加快、脉压小或尿少等症状,应怀疑出现休克,必须积极处理;若患者出现神志淡漠、反应迟钝、皮肤苍白、呼吸浅快、收缩压降至90mmHg以下及尿少,提示患者已进入休克进展期。

四、休克治疗的基本原则

不同原因引起的休克在治疗上有其特殊性,除了治疗病因外,其治疗的基本原则一致。对于麻醉中出现的休克,其治疗的主要目的是迅速恢复组织器官的血液灌注和氧供。为此:①首先应充分补充容量以达到理想心脏充盈压,提高有效循环血容量;②严重酸中毒可使心血管系统对血管活性药的敏感性降低,需及时纠正;③为维持组织的灌注,合理应用血管活性药以维持适当的灌注压;④加强呼吸管理和治疗,改善肺的通气和氧合功能。

(一) 补充血容量

血液循环的作用是供给机体代谢所需要的氧气及能量,并将代谢产物排出体外。补充血容量是纠正休克引起的组织低灌注和缺氧的关键,因此,首要的治疗方法是充分补充血容量以达到理想心脏充盈压,提高有效循环血容量。

(二)纠正酸碱平衡失调

休克时,由于组织灌注不足和缺氧,无氧代谢增加,乳酸、丙酮酸等代谢产物的积聚导致代谢性酸中毒。在休克早期,一般不用药物纠正酸中毒,经容量复苏改善组织灌注后,酸中毒多能自行纠正。当 pH<7.20 时,心肌收缩力减弱,对拟交感胺类药物的敏感性降低,治疗效果受到影响,还可降低心室颤动的阈值,导致顽固性心室颤动。因此,对严重酸中毒应给予药物治疗。

(三)血管活性药的应用

组织和器官的血液灌注取决于灌注压和血管口径两个因素。因此,在休克的治疗中,既要重视血压的维持,又要避免外周血管的过度收缩,否则,虽可使血压升高,但组织的血液灌注反而减少;当血压过低、组织的灌注压不足时,血液灌注也会减少。为了维持最低限度的组织灌注压,尤其是保证重要脏器的灌注,在快速输液的同时可适当应用血管收缩药,以较快地提升血压。血管收缩药不能代替容量复苏,应尽快创造条件减量或停药。如果外周血管阻力明显升高,应选用适当的血管扩张药。

(四)呼吸管理和氧疗

休克的治疗除了恢复有效血容量外,增加动脉血氧含量也非常重要。为了增加氧供,应避免和纠正低氧血症,维持 PaO_2 在 80~100mmHg,SpO_2 为 95%~99%。围手术期呼吸管理主要包括吸氧治疗,必要时行机械通气治疗等。

五、微循环改变

微循环是指微动脉与微静脉之间微血管的血液循环,是血液和组织间进行物质代谢交换的最小功能单位,是组织摄氧和排出代谢产物的场所,其变化在休克发生、发展过程中起着重要作用。休克时有效循环血容量不足,全身的循环状态发生了一系列变化,约占总循环血容量 20% 的微循环也相应地发生不同阶段的变化。

(一)休克早期

由于有效血容量降低,动脉血压下降、组织灌注减少,发生细胞缺氧。此时机体通过一系列代偿机制调节和矫正所发生的病理变化,包括:位于主动脉弓和颈动脉窦的压力感受器引起血管舒缩中枢加压反射,交感-肾上腺轴兴奋导致大量儿茶酚胺释放,以及肾素-血管紧张素分泌增加等。这些环节可引起心率增快和心排血量增加,以维持循环相对稳定。同时通过选择性收缩外周(皮肤、骨骼肌)和内脏(如肝、肾、胃肠)的小血管,使循环血容量重新分布,以保证心、脑、肾等重要器官的灌注,使这些重要器官的血液供应在全身循环血容量减少的情况下基本维持正常。此时若能去除病因,休克较易纠正。

(二)休克中期

微血管广泛扩张,动静脉短路进一步开放,原有的组织缺氧更为严重,细胞缺氧导致无氧代谢增加,出现能量产生不足、乳酸类代谢产物蓄积以及血管舒张物质(如组胺、缓激肽等)释放。这些物质可直接引起毛细血管前括约肌舒张,而后括约肌对其敏感性低,仍处于收缩状态,造成毛细血管静水压增高、血液滞留、血管通透性增加和血浆外渗、血液浓缩和血液黏稠度增加,进而使回心血量降低,有效循环血容量锐减,心排血量和血压下降,心、脑等器官灌注不足,休克加重。

(三)休克晚期

病情继续发展,多不可逆。微血管发生麻痹性扩张,淤滞在微循环内的黏稠血液在酸性环境中处于高凝状态,红细胞和血小板容易发生聚集并在血管内形成微血栓,甚至引起弥散性血管内凝血(DIC)。同时由于严重的组织灌注不足、细胞缺氧和能量供应不足,细胞内的溶酶体膜破裂及多种酸性水解酶溢出,引起细胞自溶,最终造成大片组织损伤及多器官功能障碍综合征(MODS)或多器官功能衰竭。

六、过敏性休克的诊断

过敏性休克的诊断主要依据病史、临床症状及体征。凡在接受注射、口服药或接触其他特殊物品后立即发生全身反应,出现休克症状者,均应首先考虑过敏性休克。术中发生的过敏性休克,尤其是全身麻醉患者,因患者处于无意识状态,且被手术单覆盖,休克早期症状易被忽略,应高度重视。术中出现呼吸、循环同时受累时,其原因多为过敏、气胸、肺栓塞,需要结合体格检查结果、气道阻力、$P_{ET}CO_2$ 等因素进行综合分析和诊断。

习题

一、名词解释
1. 休克
2. 休克指数

二、选择题

【A1 型题】

1. 下列关于休克的叙述中,**错误**的是
    A. 休克的本质是血压下降
    B. 休克时机体有效循环血容量急剧减少
    C. 休克代偿期时冠状动脉收缩不明显
    D. 休克时肾血流量减少,肾小球滤过率降低
    E. 休克抑制期微循环的病理改变是毛细血管容积增大

2. 迅速出血后出现休克症状,表明至少已丢失全身总血量的
    A. 10%　　　B. 15%　　　C. 20%　　　D. 25%　　　E. 30%

3. 低血容量性休克的最基本治疗措施是
    A. 输氧　　　　　　　　B. 使用血管活性药
    C. 纠正代谢性酸中毒　　D. 补充血容量
    E. 应用适当的抗生素

4. 休克期反映器官血流灌注最简单可靠的指标是
    A. 收缩压　　　　　　　B. 舒张压　　　　　　C. 脉压
    D. 脉率　　　　　　　　E. 尿量

5. 感染性休克的常见病原体为
    A. 革兰氏阴性细菌　　　B. 革兰氏阳性细菌　　C. 病毒
    D. 支原体　　　　　　　E. 钩端螺旋体

【A2 型题】

6. 患者,男性,51 岁。进食硬质食物后呕鲜血 500ml。查体:BP 70/48mmHg,胸前可见蜘蛛痣,肝脏肋下未触及,脾脏肋下 3cm。目前应立即采取的措施是
    A. 手术治疗　　　　　　B. 液体复苏,抗休克治疗

C. 内镜治疗   D. 静脉注射氨甲环酸

E. 静脉注射 H_2 受体拮抗药

7. 患者,男性,45岁。门静脉高压伴食管胃底静脉曲张破裂出血,给予三腔管压迫止血及快速输血、输液治疗,出血停止。此时,心率150次/分,血压90/70mmHg,中心静脉压20cmH$_2$O。提示该患者最可能存在

A. 血容量不足   B. 肝性脑病   C. 心功能不全

D. 容量血管过度扩张   E. 容量血管过度收缩

8. 患者,男性,40岁。车祸后双侧股骨干开放性骨折。BP 90/60mmHg,中心静脉压8cmH$_2$O,首选的处理措施是

A. 手术治疗,并行麻醉下抗休克治疗

B. 补液治疗

C. 应用糖皮质激素治疗

D. 应用肾上腺素治疗

E. 应用去甲肾上腺素治疗

9. 患者,男性,50岁。行胃癌根治术后2小时腹腔引流出不凝血800ml。BP 86/60mmHg,CVP由8cmH$_2$O降至4cmH$_2$O。此时应采取的最恰当的措施是

A. 先给予血管收缩药

B. 补液观察

C. 再次手术止血,同时行麻醉下抗休克治疗

D. 内镜下电凝止血

E. 输血观察

10. 患者,男性,28岁。咳嗽伴发热3天,给予青霉素静脉滴注抗感染治疗,用药后患者突然出现气急、胸闷、烦躁不安。查体:T 38.5℃,P 140次/分,R 37次/分,BP 75/40mmHg,面色苍白,大汗淋漓,两肺可闻及喘鸣音,身体多部位可见红色皮疹。最可能的原因是

A. 急性左心衰竭   B. 哮喘急性发作   C. 过敏性休克

D. 急性呼吸窘迫综合征   E. 感染性休克

11. 患者,女性,59岁。腹痛、发热36小时,血压85/60mmHg,神志清楚,面色苍白,四肢湿冷,全腹肌紧张,肠鸣音消失,诊断为

A. 低血容量性休克   B. 感染性休克   C. 神经源性休克

D. 心源性休克   E. 过敏性休克

12. 患者,男性,35岁。右上腹刀刺伤1小时,烦躁、恶心、呕吐。查体:P 106次/分,BP 110/80mmHg,腹肌紧张,有局限性压痛和反跳痛。CVP 4cmH$_2$O,Hb 98g/L,血细胞比容35%。首先应进行的处理是

A. 镇静、止痛   B. 胃肠减压   C. 抗生素静脉滴注

D. 快速输平衡盐溶液   E. 快速输全血

13. 患者,男性,25岁。从二楼跌下导致左腹部跌伤,左侧第5、6、7肋骨折、脾破裂、肠破裂。入院时精神紧张,T 38.8℃,面色苍白,肢端冰冷,脉搏细速,115次/分,血压130/100mmHg,尿量减少。首先考虑的治疗措施为

A. 静脉输注血管收缩药

B. 适当镇痛治疗

    C. 迅速补充血容量的同时,行剖腹探查

    D. 大剂量应用抗生素

    E. 滴注利尿剂改善肾功能

14. 患者,男性,40 岁。烧伤面积 60%,7 小时后入院,经注射吗啡、头孢类抗生素和生理盐水 1 000ml,仍处于休克状态,BP 90/60mmHg,CVP 4cmH$_2$O,应考虑为

    A. 过敏性休克   B. 心源性休克   C. 感染性休克

    D. 神经源性休克   E. 低血容量性休克

15. 患者,男性,50 岁。大量呕血 1 天。给予禁食、外周补液治疗。查体:心率 100 次/分,BP 90/60mmHg,CVP 5cmH$_2$O。10 分钟内静脉输入等渗盐水 250ml 后,测得 BP 110/70mmHg,CVP 5cmH$_2$O,提示病情最可能的是

    A. 创伤反应   B. 心力衰竭   C. 血容量不足

    D. 血容量相对过多   E. 容量血管过度收缩

【B 型题】

(16~17 题共用备选答案)

    A. 心功能不全,血容量正常   B. 血容量不足

    C. 容量血管过度收缩   D. 心功能不全或血容量相对过多

    E. 心功能不全或血容量不足

16. 中心静脉压低、血压低,提示

17. 中心静脉压高、血压低,提示

三、简答题

1. 简述休克的基本治疗原则。

2. 简述休克的临床表现及分期。

参考答案

一、名词解释

1. 休克是指机体受到强烈有效的刺激后,有效循环血容量减少、组织灌注不足,导致细胞缺氧、功能受损的病理生理过程,是以组织灌注不足为核心的一种临床综合征。

2. 休克指数是指脉率/收缩压(mmHg),用于判断休克的程度,该指数为 1.0~1.5 表示存在休克;>2.0 表示存在严重休克。

二、选择题

【A1 型题】

1. A   2. C   3. D   4. E   5. A

【A2 型题】

6. B   7. C   8. A   9. C   10. C   11. B   12. D   13. C   14. E   15. C

【B 型题】

16. B   17. D

三、简答题

1. 简述休克的基本治疗原则。

答:休克的基本治疗原则如下。

（1）补充血容量：血液循环的作用是供给机体代谢所需要的氧及能量，并将代谢产物排出体外。补充血容量是纠正休克引起的组织低灌注和缺氧的关键，因此，首要的治疗方法是充分补充血容量以达到理想心脏充盈压，提高有效循环血容量。

（2）纠正酸碱平衡失调：休克时，由于组织灌注不足和缺氧，无氧代谢增加，乳酸、丙酮酸等代谢产物的积聚，导致代谢性酸中毒。在休克早期，一般不用药物纠正酸中毒，经容量复苏改善组织灌注后，酸中毒多能自行纠正。当 pH 低于 7.20 时，心肌收缩力减弱，对拟交感胺类药物的敏感性降低，治疗效果受到影响，还可降低心室颤动的阈值，导致顽固性心室颤动。因此，酸中毒严重时应以药物纠正。

（3）血管活性药的应用：组织和器官的血液灌注取决于灌注压和血管口径两个因素。因此，在休克的治疗中，既要重视血压的维持，又要避免外周血管的过度收缩，否则虽然血压升高，但组织的血液灌注反而减少；当血压过低、组织的灌注压不足时，血液灌注也会减少。为了维持最低限度的组织灌注压，尤其是保证重要脏器的灌注，在快速输液的同时可适当应用血管收缩药，以较快地提升血压。

（4）呼吸管理和氧疗：呼吸管理在休克的治疗中十分重要。休克的治疗除了恢复有效血容量外，增加动脉血氧含量也非常重要。

2. 简述休克的临床表现及分期。

答：休克的分期及相应临床表现如下。

（1）休克代偿期：休克代偿期是休克发展过程的早期阶段，亦称休克早期。此期机体对有效循环血容量的减少启动代偿机制。中枢神经系统兴奋性提高，交感-肾上腺轴兴奋，血流重新分配，以保证重要器官（心、脑等）的血液灌注和氧供，患者常表现为神志清楚、精神兴奋或烦躁不安；周围血管的收缩使皮肤苍白、四肢湿冷。血压可骤降（如大失血），也可略降，甚至正常或轻度升高（代偿），但脉压明显缩小。所以血压下降与否不是判断休克早期的关键指标，还需同时伴有心率加速、呼吸变快和尿量减少等。

（2）休克进展期：当休克继续发展，上述代偿机制也不足以维持血流动力学的稳定和生命器官的灌流，则进入休克的可逆性失代偿期，亦称休克中期。此时生命器官的血流也明显减少，临床可表现为：神情淡漠、反应迟钝，甚至意识模糊或昏迷；由于交感神经系统高度兴奋，血管严重收缩，表现为出冷汗、口唇肢端发绀；脉搏细速，血压进行性下降。严重时，全身皮肤、黏膜明显发绀，四肢湿冷，脉搏摸不清，血压测不出，少尿甚至无尿。

（3）休克难治期：休克难治期是休克发展的晚期阶段，亦称休克晚期。严重或长时间的全身性组织缺氧可降低心血管系统对儿茶酚胺的敏感性，血压难以维持，低血压又进一步加重组织缺氧，形成恶性循环。此时采取输血、补液等多种抗休克措施仍难以纠正休克状态。如果皮肤、黏膜出现瘀斑或消化道出血，提示已出现弥散性血管内凝血（DIC）；如果出现进行性呼吸困难、脉速、烦躁、发绀，经吸氧治疗不能改善呼吸状态，应考虑发生急性呼吸窘迫综合征（ARDS）。如果原发疾病或损伤未能得到迅速有效的治疗或治疗不当，可导致缺血-再灌注损伤，进一步发展可导致器官功能严重损害。

（王秀丽）

第二十五章 心肺脑复苏

学习目标

1. **掌握** 心搏骤停、心肺复苏、心肺脑复苏的概念；心搏骤停的病因与类型；心肺复苏的阶段及步骤；基本生命支持（BLS）。
2. **熟悉** 高级生命支持；复苏后治疗。
3. **了解** 复苏终止。

重点和难点内容

一、基本概念

心搏骤停（cardiac arrest）是指心脏因急性原因突然丧失其有效的排血功能而导致循环和呼吸功能停止，周身血液循环停滞，组织缺血、缺氧的临床死亡状态。针对心搏骤停所采取的一切抢救措施称为心肺复苏（cardiopulmonary resuscitation，CPR）。由于心肺复苏成功与否的最终标准是患者能否恢复神经系统功能及能否改善生存质量，因此后来又把"心肺复苏"发展为"心肺脑复苏"（cardiopulmonary cerebral resuscitation，CPCR）。

（一）心搏骤停的病因及类型

成人原发性心搏骤停最常见的原因是心肌梗死并发心室颤动，儿童则主要为各种原因引起的缺氧。心搏骤停时根据心电图可表现为 4 种形式：心室颤动（ventricular fibrillation，VF）、无脉性室性心动过速（pulseless ventricular tachycardia，pulseless VT）、无脉性心电活动（pulseless electric activity，PEA）、心脏静止（asystole；ventricular asystole）。

（二）生存链

院内心搏骤停生存链的内容包括：及早识别与预防、启动应急反应系统、高质量心肺复苏、除颤、自主循环恢复后治疗、康复。院外心搏骤停生存链的内容包括：启动应急反应系统、高质量心肺复苏、除颤、高级心肺复苏、自主循环恢复后治疗、康复。

二、基本生命支持

成人 BLS 的基本内容包括：识别心搏骤停和启动紧急医疗服务系统（emergency medical service system，EMSs）；即时高质量心肺复苏；快速除颤。

（一）尽早识别心搏骤停和启动紧急医疗服务系统

对于非专业施救者来说，只要发现有人突然神志消失或晕厥，轻拍其肩部并大声呼叫无反应，就应立即呼叫急救中心，启动 EMSs，调度员应指导非专业施救者检查呼吸，无须检查是否有脉搏，若发现无反应以及无呼吸或有不正常呼吸（如喘息），就应该立即判断为心搏骤停。一旦启动

EMSs,所有施救者都应立刻对无反应以及无呼吸或有不正常呼吸(如喘息)的成年患者进行 CPR。

(二) 尽早开始高质量的 CPR

单人实施 CPR 时,先开始胸外按压再进行人工呼吸(C-A-B)。婴儿、儿童和成人按压通气比为 30∶2。双人 CPR 时,成人按压通气比仍为 30∶2,婴儿和儿童则为 15∶2。对于新生儿复苏,按压通气比为 3∶1,甚至更高如 15∶2。

1. 循环支持

(1) 胸外心脏按压:《2020 美国心脏协会心肺复苏和心血管急救指南》中建议,成人胸外按压深度应至少为 5cm,但不超过 6cm;按压频率 100~120 次/分;每次按压后胸廓应充分回弹;尽量减少按压中断,按压中断时间<10s。

(2) 开胸心脏按压:常用方法有单手按压法、双手按压法、向胸骨推压法。

2. 呼吸支持　保持呼吸道通畅是施行人工呼吸的首要条件。常用的开放气道的方法有仰头抬颏法、托下颌法。人工呼吸方法包括口对口人工呼吸、简易呼吸器。

(三) 电除颤

电除颤是目前治疗 VF 和无脉性室性心动过速的最有效方法。《2020 美国心脏协会心肺复苏和心血管急救指南》建议,当可以立即取得自动体外除颤器(automated external defibrillator,AED)时,对于有目击的成人心搏骤停,应尽快使用除颤器除颤。

成人胸外电除颤时,若使用单相波除颤器,首次和再次电击的能量为 360J;使用双相波除颤器时,对于截断指数波形所需除颤能量为 150~200J,对于直线双相波形为 120J;如急救人员不熟悉设备所需能量,建议使用默认能量 200J。小儿胸外电除颤首次能量一般为 2J/kg,后续能量至少为 4J/kg,总量不超过 10J/kg 或成人最大剂量。胸内电除颤的能量选择,成人从 10J 开始,一般不超过 40J;小儿从 5J 开始,一般不超过 20J。

三、高级生命支持

(一) 维持呼吸道通畅和有效人工呼吸支持

自主循环恢复即器官再灌注的早期,应逐渐减低吸入氧浓度,使 $SpO_2 \geqslant 94\%$ 即可,以避免发生潜在的氧中毒。常见的人工呼吸辅助装置包括气管内插管、球囊-面罩、口咽和鼻咽通气道、喉罩以及气管切开等。一般认为高级心血管生命支持(ACLS)时最佳选择是气管内插管。

(二) 恢复和维持自主循环

如果诊断为 VF/VT 应立即除颤,除颤后立即行 CPR 2min,并应建立静脉通路(IV)或骨内注射通路(IO)以便进行药物治疗。CPR 2min 后再检查心律,如果仍为 VF/VT,则再次除颤,并继续 CPR 2min;通过 IV/IO 给予肾上腺素(每 3~5min 可重复给予一次),同时建立人工气道,监测 $P_{ET}CO_2$,同时考虑应用抗心律失常药(如胺碘酮)治疗,并针对病因进行治疗。

(三) 有症状的心动过缓和心动过速的处理

1. 不稳定心动过缓　首选药物是阿托品,0.5mg 静脉注射,3~5min 后可重复应用。

2. 心动过速　如果患者生命体征不稳定,发生低血压、神志突然改变、休克、缺血性胸痛或急性心力衰竭,应立即实施同步电复律。

(四) 心肺复苏期间的监测

1. 心电图　如果显示为心室颤动或无脉性室性心动过速,应尽早进行电除颤治疗。

2. 呼气末 CO_2 分压　当心排血量增加时,$P_{ET}CO_2$ 则升高(>20mmHg),表明胸外心脏按压使心排血量明显增加;如能维持 $P_{ET}CO_2$>10mmHg,表示心肺复苏有效。

3. 动脉血压。

4. 冠状动脉灌注压（CPP） CPR 期间若 CPP 低于 15mmHg，自主心律往往难以恢复。

5. 中心静脉压 是评价心脏对液体负荷的反应和心功能状态的辅助参考指标。

6. 脉搏血氧饱和度 在 CPR 期间如能监测到 SpO_2，说明复苏是有效的。

7. 中心静脉血氧饱和度 如果 $ScvO_2$ 大于 40%，自主心律有可能恢复；如 $ScvO_2$ 为 40%~70%，自主心律恢复的概率增大；当 $ScvO_2$ 大于 70% 时，自主心律可能已经恢复了。

（五）CPR 期间的用药

1. 给药途径 静脉给药安全可靠，为首选。如不能立刻静脉置管，应考虑建立骨内通道。《2015 美国心脏协会心肺复苏和心血管急救指南》认为，骨内通道给药优于气管内给药。

2. 常用药物

（1）肾上腺素：为心肺复苏中的首选药物。用法：0.5~1.0mg 或 0.01~0.02mg/kg 静脉注射，必要时可重复注射，重复给药时间为每 3~5min 给予 1mg。

（2）胺碘酮：对治疗房性和室性心律失常都有效。成人胺碘酮的初始单次剂量为 300mg（或 5mg/kg），给药途径为 IV/IO，必要时可重复注射 150mg（或 2.5mg/kg）。

（3）利多卡因：适用于治疗室性期前收缩和阵发性室性心动过速。单次静脉注射开始用量为 1~1.5mg/kg，每 5~10min 可重复应用。

（4）碳酸氢钠：对于已存在严重的代谢性酸中毒、高钾血症、三环类或巴比妥类药物过量者，可考虑给予碳酸氢钠溶液。碳酸氢钠的首次用量为 1.0mmol/kg，每 10min 可重复给 0.5mmol/kg。

（5）β 受体拮抗药：因心室颤动或无脉性室性心动过速导致心搏骤停而入院后，可以考虑尽早开始或继续口服或静脉注射 β 受体拮抗药。

（六）循环支持设备

四、复苏过程中的团队合作

（一）团队领导力

复苏团队的领导力表现在：明确地分配工作、任务以及执行规则和程序。复苏团队的领导者应具备以下几方面的能力。①充分考虑具体情境需求；②促进团队非领导成员的贡献；③提出和解决相关问题；④保持放手，不需参与到具体的 CPR 操作中；⑤促进团队的协作和信息交流。

（二）团队的协作和互动

团队成员之间有效的沟通应采用闭环的方式，即明确表达命令并口头确认收到命令；使用已知的术语以及避免信息过载，并由所有团队成员共享。团队成员了解各自的分工，在复苏过程中通过相互的协作和互动来改善 CPR 质量。复苏团队要强化团队演练，考虑各细节的落实，各个环节紧密相连，做到定岗位、定职责、定流程，减少抢救过程中不必要的走动和中断。

（三）反馈和质量改进

团队应在实际复苏和模拟培训中通过反馈找到不足和漏洞，不断进行质量改进，提高复苏成功率和改善预后。通过 CPR 视听反馈设备来改善复苏质量，应建立一个综合计划，包括初始培训、持续教育和关于 CPR 性能测量的质量评估。

五、复苏后治疗

（一）呼吸管理

对于自主呼吸已经恢复者，应进行常规吸氧治疗。对于需要机械通气治疗的患者，根据血气分析结果调节呼吸机参数,以维持 $SpO_2 \geq 94\%$,$PaCO_2$ 40~45mmHg,或 $P_{ET}CO_2$ 35~40mmHg。在满足 $SpO_2 \geq 94\%$ 的条件下逐步将吸入氧浓度调整到需要的最低浓度,避免氧中毒的发生。

(二)维持血流动力学稳定

心搏骤停后的救治中,应该避免和立即矫正低血压(收缩压≤90mmHg,或平均动脉压 ≤65mmHg),以保证心排血量。一般认为若能维持收缩压≥100mmHg 则预后效果更好。此外应适当补充液体,人工胶体液对于维持血管内容量和血浆渗透压非常重要。

(三)脑复苏的措施

(1)控制性低温治疗:采用"目标温度管理(TTM)"的概念,所有心搏骤停后恢复自主循环的昏迷(即对语言指令缺乏有意义的反应)的成年患者都应采用TTM,即目标温度选定在 32~36℃,并至少维持 24 小时。进行 TTM 时可选择膀胱、直肠、食管、鼻咽、气管插管套囊、肺动脉的温度作为核心温度进行监测。复温速度建议控制在 0.25~0.5℃/h,复温以后也应该把核心体温控制在 37.5℃ 以下并维持 72 小时。

(2)增加脑血流灌注:提高平均动脉压,降低颅内压,改善脑微循环。

(3)血糖控制:建议将血糖控制在 8~10mmol/L(144~180mg/dl)。

(4)药物治疗:包括钙通道阻滞药和自由基清除剂、糖皮质激素。

(5)高压氧治疗。

(四)防治多器官功能障碍

缺血-再灌注损伤是心肺复苏后引起多器官功能障碍(MODS)的主要原因,MODS 的临床表现包括:代谢性酸中毒、心排血量降低、肝肾功能障碍、急性呼吸窘迫综合征等。

(五)康复治疗

康复计划应该从患者入院开始,贯穿整个住院过程,对心搏骤停存活者持续进行焦虑、抑郁、创伤后应激反应和疲劳度的结构化评估。康复期间需要制订生理、神经、心肺和认知障碍方面的多模式康复评估和治疗方案,以确保最佳生理、认知和情感健康以及恢复社会/角色功能。施救者包括医护人员在救治心搏骤停患者时也可能受到情感或心理影响,会有焦虑、抑郁、失落、创伤后应激反应等表现,也需要进行系统的康复治疗。

习题

一、名词解释

1. 心搏骤停
2. 心肺复苏
3. 基本生命支持
4. 复苏后治疗
5. 脑复苏

二、选择题

【A1 型题】

1. 心搏骤停时的心电图表现形式不包括
   A. 心室颤动
   B. 心房颤动
   C. 无脉性心电活动
   D. 无脉性室性心动过速
   E. 心脏静止

2. 成人心搏骤停最常见的原因是
    A. 溺水
    B. 肺栓塞
    C. 心肌梗死并发心室颤动
    D. 高钾血症
    E. 休克

3. 对于已知或疑似阿片类药物成瘾的患者,如果无反应且无正常呼吸,但有脉搏,可给予患者肌内注射的药物为
    A. 吗啡
    B. 肾上腺素
    C. 哌替啶
    D. 纳洛酮
    E. 多沙普仑

4. 成人 CPR 的顺序为
    A. C-B-A
    B. A-B-C
    C. C-A-B
    D. B-A-C
    E. A-C-B

5. 成人 CPR 时胸外心脏按压与人工呼吸比为
    A. 30 : 2
    B. 15 : 2
    C. 15 : 1
    D. 3 : 1
    E. 5 : 1

6. 成人胸外心脏按压的深度和频率为
    A. 5cm 以上;100 次/分以上
    B. 大于 4cm,小于 5cm;100~120 次/分
    C. 大于 5cm,小于 6cm;100~120 次/分
    D. 大于 5cm,小于 6cm;120 次/分以上
    E. 大于 6cm,小于 7cm;100~120 次/分

7. 心搏骤停患者发生呼吸道梗阻最常见的原因是
    A. 喉痉挛
    B. 支气管痉挛
    C. 义齿
    D. 舌后坠
    E. 呕吐物

8. 胸外电除颤时电极板应置于
    A. 右肩胛下,左肋缘下
    B. 左肩胛下,心尖区
    C. 胸骨右缘第 3 肋间,心尖区
    D. 胸骨左缘第 2 肋间,心尖区
    E. 胸骨右缘第 2 肋间,左腋前线、心尖下方

9. 成人心室颤动时选择首次电击能量时,对于双相波截断指数波形为
    A. 100~150J
    B. 100~300J
    C. 150~200J
    D. 200~300J
    E. 300~360J

10. 自主循环功能恢复早期,为避免发生潜在的氧中毒,应调节吸入氧浓度使 SpO_2 不低于
    A. 90%
    B. 94%
    C. 96%
    D. 98%
    E. 100%

11. 下列药物中**不能**经气管内给药的是
    A. 肾上腺素
    B. 利多卡因
    C. 阿托品
    D. 纳洛酮
    E. 去甲肾上腺素

12. 成人心搏骤停后采用目标温度管理的温度选定在
    A. 30~34℃,并至少维持 12 小时
    B. 32~34℃,并至少维持 12 小时

C. 32~34℃,并至少维持 24 小时

D. 32~36℃,并至少维持 12 小时

E. 32~36℃,并至少维持 24 小时

【A2 型题】

13. 成年患者,男性,突然倒地,伴随意识障碍,无呼吸,呼叫无应答,最可能的诊断是

    A. 心搏骤停　　　　　　　　B. 脑出血　　　　　　　　C. 休克

    D. 中暑　　　　　　　　　　E. 低血糖

14. 成年患者,男性,突发心肌梗死后入院,心电图显示为心室颤动,此时应立即采取的措施是

    A. 胸外按压　　　　　　　　B. 开放气道　　　　　　　C. 人工通气

    D. 除颤　　　　　　　　　　E. 开放静脉通路

【A3 型题】

(15~17 题共用题干)

患者,男性,52 岁,既往有冠心病病史,在健身房跑步后倒下。

15. 为确定是否出现了心搏骤停,要检查他的循环征象,应该检查

    A. 手腕部的桡动脉　　　　　B. 颈部的颈动脉　　　　　C. 腹股沟的股动脉

    D. 足背动脉　　　　　　　　E. 心脏(听诊)

16. 发现无循环征象后,立即把患者平放到地板上开始 CPR,按压的部位应该是

    A. 心尖部　　　　　　　　　B. 双乳头之间胸骨中下部

    C. 胸骨中段　　　　　　　　D. 胸骨左缘第 5 肋间

    E. 胸骨左缘第 4 肋间

17. 其余人员迅速取来 AED 准备除颤,双向波除颤的电击能量是

    A. 100J　　　　　　　　　　B. 100~150J　　　　　　　C. 150~200J

    D. 300J　　　　　　　　　　E. 120J

【B 型题】

(18~20 题共用备选答案)

    A. 静脉给药　　　　　　　　B. 骨内给药　　　　　　　C. 心内给药

    D. 气管内给药　　　　　　　E. 直肠内给药

18. CPR 期间首选给药途径是

19. CPR 期间作为次选的给药途径是

20. CPR 期间,在无静脉通路情况下,主要用于婴幼儿的给药途径是

(21~23 题共用备选答案)

    A. 肾上腺素　　　　　　　　B. 利多卡因　　　　　　　C. 阿托品

    D. 纳洛酮　　　　　　　　　E. 去甲肾上腺素

21. 心搏骤停时的首选药是

22. 使细颤变为粗颤的药物是

23. 心动过缓引起了临床症状或影响了循环,此时应首选

三、简答题

1.《2020 美国心脏协会心肺复苏和心血管急救指南》中,生存链包括哪些环节?

2. 临床上判断胸外按压有效的标志是什么?

3. 简述高级生命支持的内容。

4. 心肺复苏期间的监测包括哪些?

5. 脑复苏的措施包括哪些?

参考答案

一、名词解释

1. 心搏骤停是指心脏因急性原因突然丧失其有效的排血功能而导致循环和呼吸功能停止,周身血液循环停滞,组织缺血、缺氧的临床死亡状态。

2. 心肺复苏是指针对心搏骤停所采取的一切抢救措施。

3. 基本生命支持是心搏骤停后挽救患者生命的基本急救措施,成人 BLS 的基本内容包括:识别心搏骤停和启动紧急医疗服务系统;即时高质量心肺复苏;快速除颤。

4. 复苏后治疗是指在自主循环恢复稳定的基础上,对引起心搏骤停的病因及心搏骤停后的并发症进行相应的治疗。

5. 脑复苏是指为防治心搏骤停缺血性脑损害所采取的措施。

二、选择题

【A1 型题】

1. B　　2. C　　3. D　　4. C　　5. A　　6. C　　7. D　　8. E　　9. C　　10. B

11. E　　12. E

【A2 型题】

13. A　　14. D

【A3 型题】

15. B　　16. B　　17. C

【B 型题】

18. A　　19. B　　20. B　　21. A　　22. A　　23. C

三、简答题

1.《2020 美国心脏协会心肺复苏和心血管急救指南》中,生存链包括哪些环节?

答:《2020 美国心脏协会心肺复苏和心血管急救指南》把发生心搏骤停后的生存链分为院内救治体系和院外救治体系。院内心搏骤停的生存链环节包括:及早识别与预防、启动应急反应系统、高质量心肺复苏、除颤、自主循环恢复后治疗、康复;院外心搏骤停的生存链环节包括:启动应急反应系统、高质量心肺复苏、除颤、高级心肺复苏、自主循环恢复后治疗、康复。

2. 临床上判断胸外按压有效的标志是什么?

答:临床上判断胸外按压有效的标志如下。

(1) 可触及大动脉搏动。

(2) 皮肤由青紫转为红润。

(3) 可测得血压。

(4) 散大的瞳孔开始缩小,出现自主呼吸。

3. 简述高级生命支持的内容。

答:高级生命支持的内容如下。

(1) 维持呼吸道通畅和有效人工呼吸支持。

(2) 恢复和维持自主循环。

（3）有症状的心动过缓和心动过速的处理。

（4）心肺复苏期间的监测。

（5）心肺复苏期间的用药。

（6）应用循环支持设备。

4. 心肺复苏期间的监测包括哪些？

答：心肺复苏期间的监测内容如下。

（1）心电图：可以明确心律失常的性质，为治疗提供极其重要的依据。

（2）$P_{ET}CO_2$：能维持 $P_{ET}CO_2>10mmHg$ 表示心肺复苏有效。

（3）动脉血压：不仅可以实时地评估心脏按压时冠脉灌注压的情况，还可以评价心脏按压的有效性，可用以指导提高按压的质量。

（4）冠状动脉灌注压（CPP）：CPR 期间若 CPP 低于 15mmHg，自主心跳往往难以恢复。

（5）中心静脉压（CVP）：作为评价心脏对液体负荷的反应和心功能状态的辅助参考指标。

（6）SpO_2：CPR 期间如能监测到 SpO_2，说明复苏是有效的。

（7）中心静脉血氧饱和度（$ScvO_2$）：为判断心肌氧供是否充足、自主循环能否恢复提供了客观指标。

5. 脑复苏的措施包括哪些？

答：脑复苏的措施包括以下几个方面。

（1）控制性低温治疗：成人采用"目标温度管理"，即目标温度选定在 32~36℃，并至少维持 24 小时。

（2）增加脑血流灌注：提高平均动脉压，降低颅内压，改善脑微循环。

（3）血糖控制：血糖控制在 8~10mmol/L（144~180mg/dl）。

（4）药物治疗：钙通道阻滞药和自由基清除剂、糖皮质激素。

（5）高压氧治疗。

（丁文刚　马 璨）

第二十六章 | 多器官功能障碍综合征

学习目标

1. **掌握** 多器官功能障碍综合征的病因和临床诊断。
2. **熟悉** 多器官功能障碍综合征的发病机制和防治原则。
3. **了解** 多器官功能障碍综合征的病情评估、分型和临床分期。

重点和难点内容

一、多器官功能障碍综合征的概念

多器官功能障碍综合征（multiple organ dysfunction syndrome，MODS）是指在严重感染、创伤、大手术、大面积烧伤等发病 24 小时后相继或同时出现两个或两个以上器官或系统功能障碍，其恶化的结局是多器官功能衰竭（MOF）。常见受损器官包括肺、肾、肝、胃肠、心、脑以及血液系统、代谢和免疫系统等。器官直接损伤或者慢性疾病器官功能失代偿不能称为 MODS。

二、多器官功能障碍综合征的发病机制

（一）缺血-再灌注损伤

临床上很多原因导致组织器官低灌注或灌注障碍，进而引起器官功能损伤；而恢复组织微循环灌注可诱发机体应激反应、炎症反应等，导致器官或组织缺血-再灌注损伤，引起更加严重的功能障碍及结构改变。上述病理生理改变最终引起 MODS 的发生。

（二）全身炎症反应综合征

炎症反应学说是 MODS 发病机制的基石。炎症反应在本质上是机体抵御外界致病因素侵袭的保护性反应，但其本身亦具有一定的损伤性。炎症反应产生的炎症介质刺激大量内源性抗炎介质生成，启动代偿性抗炎反应综合征（compensatory anti-inflammatory response syndrome，CARS）。过度的全身促炎反应可导致休克、组织液漏出和凝血功能障碍，而过度的全身代偿性抗炎反应可导致免疫无反应性或免疫抑制。过度的促炎反应与抗炎反应最终会相互激化，使机体处于具有自身破坏性的免疫失调状态，导致 MODS。

（三）肠道动力学说

当肠道参与到创伤、烧伤和感染后的各种应激反应时，就成为 MODS 发生的动力器官。

（四）基因多态性

基因多态性是决定个体对应激打击的易感性、耐受性、临床表现多样性及对治疗反应差异性的重要因素。

三、多器官功能障碍综合征的病因

外科患者 MODS 的原发病因主要有：①严重感染；②创伤、烧伤或大手术；③心肺复苏后；④各种原因引起的休克；⑤重症急性胰腺炎；⑥某些医源性因素，如大量输液、输血、抗生素或糖皮质激素等药物的使用，各种有创监测和呼吸机的应用等。

四、多器官功能障碍综合征的分型

MODS 分为原发型（单相速发型）和继发型（双相迟发型）两型。原发型 MODS 是指由原始病因直接导致的重要器官功能障碍。在原始病因的作用下，机体受到感染、输血、手术等"二次打击"，即可扩大或增强其反应进程，过度的炎症反应造成远隔部位多个器官功能障碍，即继发型MODS。

五、多器官功能障碍的临床分期

MODS 患者的临床表现差异很大，病程一般可分为 4 期，每个时期都有其相应的临床特征。

六、多器官功能障碍的临床诊断

对于 MODS 的诊断方法和诊断标准，目前尚未完全统一，诊断标准主要分为修正的 Fry-MODS诊断标准和疾病特异性 MODS 诊断标准。

修正的 Fry-MODS 诊断标准的诊断依据主要包括：①创伤、感染、大手术、休克、延迟复苏等诱发 MODS 的病史；②存在全身炎症反应综合征、代偿性抗炎反应综合征的临床表现；③存在两个系统或器官功能障碍。

不同疾病导致的 MODS 具有不同特点，需建立疾病特异性的 MODS 评分和诊断系统。

七、多器官功能障碍综合征的病情严重程度评估

MODS 病情危重、病死率高，应用评分系统对其严重程度进行临床评价是十分重要的。常用的评价系统有以下几种：Marshall 评分、APACHE-Ⅱ评分、人工智能等。

八、多器官功能障碍综合征的预防

MODS 重在预防和早期发现、早期治疗。具体预防措施包括：早期识别高危患者，早期而充分的复苏，预防和控制感染，胃肠道管理与营养支持，改善全身情况、维持内环境稳定，加强系统或器官功能监测与维护。

九、多器官功能障碍综合征的治疗

由于对 SIRS 和 MODS 发病机制尚未完全阐明，因此其治疗策略仍然以支持治疗为主，主要是纠正器官功能障碍已经造成的生理紊乱，防止器官功能进一步损害。具体治疗措施包括：控制原发病、加强功能障碍器官的支持治疗、合理应用抗生素、代谢支持和调理、激素治疗、免疫调理治疗、血液净化治疗、目标性体温管理、中医药治疗、整体观念。

习题

一、名词解释

1. MODS

2. 急性肾损伤（acute kidney injury，AKI）

3. qSOFA 评分

4. 血液净化

二、选择题

【A1 型题】

1. 以下疾病**不易**发生 MODS 的是
   - A. 易复发性腹股沟疝修补术后
   - B. 呼吸心搏骤停复苏术后
   - C. 重症急性胰腺炎
   - D. 严重创伤
   - E. 严重烧伤

2. 急性肾衰竭患者，最致命的电解质紊乱是
   - A. 低钠血症
   - B. 低钾血症
   - C. 低钙血症
   - D. 高钾血症
   - E. 高钠血症

3. 多器官功能障碍综合征最先受累的器官是
   - A. 心
   - B. 脑
   - C. 肺
   - D. 肾
   - E. 肝

4. 以下**不能**作为急诊血液净化指征的是
   - A. 肾性脑病
   - B. 水中毒
   - C. 休克
   - D. 高钾血症
   - E. 严重代谢性酸中毒

5. MODS 治疗的关键是
   - A. 控制原发病
   - B. 器官功能支持和维护
   - C. 合理使用抗生素
   - D. 激素治疗
   - E. 营养与代谢支持

6. 全身炎症反应综合征的定义里面**不包括**
   - A. 白细胞计数
   - B. 呼吸频率
   - C. 体温
   - D. 心率
   - E. 氧合指数

7. 根据发病形式，MODS 可分为
   - A. 重型和轻型
   - B. 单相速发型和双相迟发型
   - C. 急性型和慢性型
   - D. 代偿型和失代偿型
   - E. 感染型和非感染型

8. 关于 MODS 的预防和治疗原则，下列**错误**的是
   - A. 积极治疗原发病
   - B. 重点监测，维持生命体征稳定
   - C. 全身支持治疗
   - D. 严格禁食以保证胃肠道充分休息
   - E. 及时处理感染病灶，使用敏感抗生素

9. 关于 ARDS 的临床特点，下列**不正确**的是
   - A. 以严重低氧血症、弥漫性肺部浸润及肺顺应性下降为特征
   - B. 全身性感染、多发性创伤和误吸是发病主要因素
   - C. 初期呼吸加快、窘迫感，一般给氧方法不能纠正缺氧

D. 进展期呼吸困难和发绀,分泌物多,肺部啰音,X 线胸片广泛性点片状阴影

E. 初期 PaO_2 无变化

10. 下列有关 MODS 的阐述**错误**的是

A. 严重全身感染过程中,一旦出现发热,应考虑出现 ARDS

B. 病因治疗是治疗 MODS 的首要措施

C. 预防感染是治疗 MODS 的关键环节

D. 对于严重创伤、休克或感染的患者,需要警惕 MODS 的发生

E. MODS 的治疗必须要有整体思维

【A2 型题】

11. 患者,男性,50 岁,因车祸外伤致全身多发骨折、下肢皮肤广泛撕脱伤而转入急诊科。患者神志清楚,主诉疼痛。血压 130/85mmHg,心率 150 次/分,血氧饱和度 92%,血气分析:pH 7.54,$PaCO_2$ 26mmHg,PaO_2 54mmHg,HCO_3^- 18mmol/L。急诊行下肢清创手术,术前检查中,下列对于全身麻醉最重要的是

A. 肾功能　　　　　　　　B. 电解质　　　　　　　　C. 床旁 X 线胸片

D. 心电图　　　　　　　　E. 血常规

12. 患者,男性,31 岁,临床诊断为肝脾破裂伴失血性休克,急诊施行脾切除术和肝修补术以控制出血,病情稳定。术后第 3 天患者出现巩膜黄染,实验室检查:ALT 118.3U/L,AST 140.6U/L,血胆红素 29.2μmol/L。患者发生急性肝损害最可能的原因是

A. 急性肝炎　　　　　　　　　　B. 药物损害

C. 休克致组织器官缺血缺氧性肝损害　　D. 全身炎症反应

E. 创伤后感染

13. 患者,男性,54 岁,行直肠癌根治术后,术中输血 100ml 后,出现休克、高热、寒战、呼吸困难、腰痛,经检查发现误输异型血。下列紧急处理措施中,**错误**的是

A. 立即停止输血　　　　　　　　B. 静脉滴注 5% 碳酸氢钠

C. 增加静脉补液量　　　　　　　　D. 静脉给予地塞米松

E. 立即行血液透析

14. 患者,男性,67 岁,因腹痛、恶心呕吐 4 天,无排便 2 天入院。入院后测体温 39.8℃,心率 118 次/分,血压 78/56mmHg,鼻导管给氧 SpO_2 88%,全腹压痛、反跳痛。急查血常规:WBC $12.8×10^9$/L,中性粒细胞百分比 89%。根据脓毒症休克患者在早期复苏最初 6 小时的复苏目标,下列正确的是

A. 应维持平均动脉压≥55mmHg　　　　B. 应维持平均动脉压≥65mmHg

C. 应维持收缩压≥90mmHg　　　　　　D. 应维持舒张压≥55mmHg

E. 应维持舒张压≥65mmHg

15. 患者,男性,42 岁,身高 170cm,体重 100kg,因重症急性胰腺炎合并休克、ARDS 行机械通气治疗。在 FiO_2 60% 的条件下,PaO_2 仍低于 60mmHg,血气提示:pH 7.25,PaO_2 56mmHg,$PaCO_2$ 50mmHg,HCO_3^- 24mmol/L,SaO_2 85%。患者需要机械通气支持,在实施肺保护性通气策略时,以下最合适的参数为

A. 潮气量 700ml,PEEP $3cmH_2O$　　　　B. 潮气量 700ml,PEEP $10cmH_2O$

C. 潮气量 420ml,PEEP $10cmH_2O$　　　　D. 潮气量 420ml,PEEP $3cmH_2O$

E. 潮气量 420ml,PEEP $30cmH_2O$

【B 型题】

(16~18 题共用备选答案)

　　A. 高钾血症　　B. 低钾血症　　C. 低钠血症　　D. 低钙血症　　E. 低氯血症

16. 急性肾衰竭死亡的常见原因是

17. 急性肾衰竭多尿期致命的并发症是

18. 加重高钾血症对心肌毒性作用的是

(19~20 题共用备选答案)

　　A. Ranson's criteria

　　B. Child-Pugh score

　　C. Acute Physiology and Chronic Health Evaluation（APACHE-Ⅱ score）

　　D. KDIGO criteria

　　E. 序贯器官衰竭评分（SOFA）

19. 以上用于评估 MODS 的严重程度的是

20. 以上作为疾病特异性 MODS 诊断标准的是

三、简答题

1. 简述诱发多器官功能障碍综合征的主要高危因素。

2. 请列举常用器官功能支持的方法。

3. 简述预防 MODS 的六项基本要点。

参考答案

一、名词解释

1. MODS 即多器官功能障碍综合征（multiple organ dysfunction syndrome），是指在严重感染、创伤、大手术、大面积烧伤等发病 24 小时后相继或同时出现两个或两个以上器官或系统功能障碍，其恶化的结局是多器官功能衰竭（MOF）。受损器官包括肺、肾、肝、胃肠、心、脑以及血液系统、代谢及免疫系统等。器官直接损伤或慢性疾病所致的器官功能失代偿不能称为 MODS。

2. 急性肾损伤（acute kidney injury，AKI）定义为符合以下任何一项者：48 小时以内血肌酐增加≥26.5μmol/L；或血肌酐增加达到基线值的 1.5 倍，已知或推测在之前的 7 天内发生；或尿量<0.5ml/(kg·h)，持续超过 6 小时。

3. qSOFA 评分，即快速 SOFA 评分，通过把 SOFA 评分简化为血压、呼吸以及意识的评分，用于判断患者是否出现脓毒症以及脓毒症的程度，可缩短临床医师对患者的评估时间，从而迅速进行下一步的治疗。

4. 血液净化是指应用物理、化学以及免疫等方法清除体内过多水分以及血中代谢废物、抗体、免疫复合物等致病物质，同时补充人体所需的电解质和碱基，以维持机体水、电解质和酸碱平衡。血液净化方法有肾脏替代治疗、血液灌注、免疫吸附、内毒素吸附和血浆置换等。

二、选择题

【A1 型题】

1. A　　2. D　　3. C　　4. C　　5. A　　6. E　　7. B　　8. D　　9. E　　10. A

【A2 型题】

11. C　　12. C　　13. E　　14. B　　15. C

【B 型题】

16. A　　17. B　　18. D　　19. C　　20. E

三、简答题

1. 简述诱发多器官功能障碍综合征的主要高危因素。

答:诱发多器官功能障碍综合征的主要高危因素包括以下几个方面。

(1) 感染:如腹膜炎及腹腔内感染、肺炎、坏死性软组织感染。

(2) 炎症:如重症急性胰腺炎。

(3) 缺血:如低血容量性休克、肠系膜缺血。

(4) 免疫反应:如自身免疫性疾病、抗磷脂抗体综合征、移植排斥。

(5) 中毒:药物反应(如丙泊酚、胺碘酮、单克隆抗体等所致)、砷中毒、药物中毒(如可卡因、对乙酰氨基酚等中毒)。

(6) 内分泌:肾上腺危象、嗜铬细胞瘤、甲状腺危象、黏液性水肿昏迷。

(7) 医源性因素:如延迟或错误治疗、输血、机械通气相关性肺损伤、治疗相关的腹腔压力升高等。

2. 请列举常用器官功能支持的方法。

答:常用的器官功能支持方法如下。

(1) 肾脏功能支持方法:连续性肾脏替代治疗(CRRT),包括连续性静脉-静脉血液滤过(CVVH)、连续性静脉-静脉血液透析(CVVHD)等模式,通过溶质清除和液体管理方式达到替代肾脏功能的目的。

(2) 呼吸功能支持:若患者存在通气和氧合障碍而不能满足机体代谢的需要,应予以呼吸功能支持。呼吸治疗的基本原则是改善通气,为原发病的治疗赢得时间。在呼吸机治疗过程中须防止出现呼吸机相关性肺损伤和肺外器官的损伤。

(3) 心和/或肺功能支持:体外膜肺氧合(ECMO)是近年来发展迅速的心肺功能衰竭的支持方法。根据支持器官不同,分为支持肺的静脉-静脉转流(V-V ECMO)和支持心脏的静脉-动脉转流(V-A ECMO)。ECMO 支持的目的是使全身氧供满足机体代谢的需要,同时减少心脏和肺脏做功,减少损伤。

(4) 肝脏功能支持:肝脏功能包括合成功能和解毒功能,人工肝治疗主要替代了肝脏的解毒功能,降低胆红素及滤过炎症因子等,肝衰竭患者在接受人工肝治疗的同时还要补充由肝脏合成的白蛋白和凝血因子等物质。

3. 简述预防 MODS 的六项基本要点。

答:预防 MODS 的六项基本要点如下。

(1) 早期识别高危患者是防治 MODS 的关键之一,可通过 qSOFA 诊断标准快速进行高危患者的识别。

(2) 早期而充分的复苏:重视患者全身器官功能状态尤其是循环和呼吸功能的调控。

(3) 预防和控制感染是预防 MODS 的重要措施。

(4) 胃肠道管理和营养支持:早期肠内营养、应用抗生素应注意对肠道厌氧菌的保护及防治应激性溃疡。

(5) 改善全身情况,维持内环境稳定:包括维持水、电解质、酸碱平衡和正常营养状态,必要时给予患者心理支持。

(6) 加强系统或器官功能监测:目的是早期发现和治疗患者器官功能紊乱及指导 MODS 的治疗。

(郭曲练　马新华)

第二十七章 | 重症监护治疗病房

学习目标

1. **掌握** 重症监护治疗的基本概念;ICU 患者的收治范围。
2. **熟悉** ICU 患者的转出标准。
3. **了解** 危重患者的治疗措施。

重点和难点内容

一、基本概念

1. 监测(monitor) 监测是指医护人员或相关专业人员通过特殊设备,连续实时或间断地采集(或测量)机体状态的指标(或数值),以反映机体系统或器官功能状态的过程。

2. 危重症患者(critically ill patient) 危重症患者是指机体功能处于不稳定状态,任何微小改变即可导致重要器官或系统不可逆的功能损害甚至死亡的患者;亦指需要进行某种特殊的间断(如透析)或连续(如机械通气)治疗的患者。

3. 重症监护治疗病房(ICU) 是指利用现代化的设备,集中专业医务人员对危重症患者的重要器官(如心、肺、脑及肾等)进行功能监测、调控,从而迅速采取有效治疗措施的生命支持单元。

二、重症监护治疗病房

1. ICU 的特点 包括:①将危重症患者集中诊治,便于严密观察病情变化和监护;②应用先进的医学诊断技术和生命支持治疗;③拥有生命支持的设备,包括床旁监护和呼吸机等;④ICU 医师和护士受过特殊训练,具备对严重疾病进行紧急处理的知识和技术。

2. ICU 的分型 ICU 可分为综合型 ICU、专科 ICU(如麻醉 ICU、神经 ICU、创伤 ICU、新生儿 ICU 等)、流动型 ICU。

3. ICU 的收治范围 ICU 收治的患者主要包括:①已有急性、可逆、危及生命的器官功能障碍的患者;②存在多种高危因素,具有潜在生命危险的患者;③在慢性器官功能不全的基础上,出现急性加重且危及生命的患者;④重大突发公共卫生事件的重症患者;⑤其他适合在 ICU 进行监护和诊疗的患者。

慢性消耗性疾病的终末状态、不可逆性疾病和不能从 ICU 的监护治疗中获益的患者,各种传染病的传染期,精神病患者,明确没有救治希望的濒死患者或出于各种原因放弃进一步治疗者,均是 ICU 的收治禁忌。

4. ICU 的转出标准 包括:①各项生命体征平稳,系统和器官功能稳定或恢复,无需加强监护和特殊治疗的患者;②病情转入慢性状态的患者;③不能继续从 ICU 的监测和治疗中获益的患者。

三、危重患者的治疗

1. 呼吸支持治疗 包括氧疗、正压通气治疗、机械通气治疗、胸部物理治疗、体外膜肺氧合以及体外二氧化碳清除。

2. 循环支持治疗 通过维持机体内环境稳定并合理选用血管活性药以及抗心律失常药等来维持心率、心律、心脏前后负荷以及心肌收缩力。

3. 纠正水、电解质、酸碱平衡紊乱。

4. 营养支持。

5. 其他支持 包括感染的防治、其他重要器官功能的支持治疗、适当镇静镇痛等。

习题

一、名词解释

1. 监测　　　　　　　　　　　　　　　　　2. 重症监护治疗病房

二、选择题

【A1 型题】

1. 专科 ICU **不包括**
   - A. 心血管内科的 CCU
   - B. 呼吸内科的 RCU
   - C. 新生儿科的 NCU
   - D. 心胸外科的 TCU
   - E. 综合型 ICU

2. ICU 应该收治的患者是
   - A. 处于慢性消耗性疾病的终末状态的患者
   - B. 存在不可逆性疾病的患者
   - C. 不能从 ICU 的监护治疗中获益的患者
   - D. 多器官功能障碍综合征(MODS)患者
   - E. 家属放弃治疗的患者

3. **不属于** ICU 转出标准的是
   - A. 各项生命体征平稳,系统和器官功能稳定或恢复,无需加强监护和特殊治疗的患者
   - B. 需行呼吸管理和/或呼吸支持的患者
   - C. 病情转入慢性状态的患者
   - D. 不能继续从 ICU 的监测和治疗中获益的患者
   - E. 明确没有救治希望的濒死患者或出于各种原因放弃进一步治疗者

4. 在纠正水、电解质平衡紊乱过程中,需要注意的因素应**除外**
   - A. 了解生理和病理生理对体液和电解质平衡的影响
   - B. 根据临床监测所得的实际参数采取相应措施以维持体液和电解质出入量的平衡
   - C. 患者的镇静、镇痛状态
   - D. 维持血管内液晶体渗透压和胶体渗透压的正常和稳定
   - E. 维持酸碱平衡,避免发生呼吸性或代谢性酸碱平衡紊乱

5. 胸部物理治疗**不包括**
   - A. 氧疗
   - B. 体位引流
   - C. 拍背
   - D. 胸部震颤
   - E. 辅助咳嗽

6. 呼吸治疗**不包括**
   - A. 氧疗
   - B. 正压通气治疗
   - C. 营养支持

D. 机械通气治疗　　　　　　　　E. 胸部物理治疗

7. 循环治疗**不包括**

 A. 维持正常循环血容量是循环稳定的基础

 B. 改善心肌功能是循环稳定的动力

 C. 维持适当的后负荷是改善组织灌注的必要条件

 D. 强化营养支持

 E. 纠正缺氧、CO_2 蓄积、酸碱失衡等

【A2 型题】

8. 患者，男性，73 岁，心房颤动病史 8 年，外伤后 2 天出现进行性呼吸困难、发绀。体格检查：半坐卧位，BP 85/55mmHg；心律不齐，心率 130 次/分；呼吸 40 次/分，双肺呼吸音粗糙、对称，可闻及干、湿性啰音；肝、脾不大，下肢水肿。血气分析（吸入氧浓度 50% 时）：PaO_2 45mmHg，$PaCO_2$ 35mmHg。考虑心力衰竭合并 ARDS，收入 ICU。该 ARDS 患者需行机械通气治疗，**不需**采用的治疗是

 A. 呼气末正压（PEEP）模式　　　　　B. 颅内压监测

 C. 胸部物理治疗　　　　　　　　　　D. 纠正水、电解质平衡紊乱

 E. 预防和控制感染

三、简答题

1. ICU 的主要收治范围是什么？

2. ICU 转出标准是什么？

参考答案

一、名词解释

1. 监测是指医护人员或相关专业人员通过特殊设备，连续实时或间断地采集（或测量）机体状态的指标（或数值），以反映机体系统或器官功能状态的过程。

2. 重症监护治疗病房是指利用现代化的设备，集中专业医务人员对危重症患者的重要器官系统（如心、肺、脑及肾等）进行功能监测、调控，从而迅速采取有效治疗措施的生命支持单元。

二、选择题

【A1 型题】

1. E　　2. D　　3. B　　4. C　　5. A　　6. C　　7. D

【A2 型题】

8. B

三、简答题

1. ICU 的主要收治范围是什么？

答：ICU 的主要收治范围包括：①已有急性、可逆、危及生命的器官功能障碍的患者；②存在多种高危因素，具有潜在生命危险的患者；③在慢性器官功能不全的基础上，出现急性加重且危及生命的患者；④重大突发公共卫生事件的重症患者；⑤其他适合在 ICU 进行监护和诊疗的患者。

2. ICU 转出标准是什么？

答：ICU 转出标准包括：①各项生命体征平稳，系统和器官功能稳定或恢复，无需加强监护和特殊治疗的患者；②病情转入慢性状态的患者；③不能继续从 ICU 的监测和治疗中获益的患者。

（赵国庆）

第二十八章 危重患者营养支持

学习目标

1. **掌握** 危重患者营养支持的目的;肠内/肠外营养的适应证;全胃肠外营养(TPN)的一般原则。

2. **熟悉** 危重患者的代谢特点;危重患者的营养评估与营养需要量估算;营养支持的时机与途径;肠内/肠外营养支持的并发症与管理。

3. **了解** 营养与免疫的相互关系;肠外营养的成分;肠内营养配方与途径;肝、肾及呼吸衰竭患者的营养支持原则。

重点和难点内容

危重患者营养支持的主要目的是供给细胞代谢所需要的能量与营养底物,维持组织器官的结构与功能;通过营养素的药理作用调理代谢紊乱、调节免疫功能和增强机体抗病能力,从而影响疾病的发展与转归。

一、危重患者的代谢特点

危重患者的分解代谢远比普通禁食患者明显,使其存在明显的能量缺乏、机体组织消耗等。危重患者的机体处于严重应激状态,垂体-肾上腺轴功能发生改变,儿茶酚胺、胰高血糖素、生长激素等促分解代谢激素大量生成。在强烈的应激初期,机体处于失衡的代谢亢进状态,随后机体的内脏与肌肉蛋白源源不断地分解,将导致器官结构损伤,甚至危及生命。

二、营养状态评估

规范化的营养支持治疗应包含筛查、评定和干预3个步骤。目前临床营养筛查和评定的方法包括:营养风险筛查(NRS 2002)和营养不良通用筛查工具(MUST)是临床通用的营养评估方法,而危重症营养风险评分(NUTRIC 评分)是针对急诊危重患者的营养评估方法。

三、营养需求

营养需求估算通常分为以下四个步骤:

1. 计算静息能量消耗所需要的热量,根据基础代谢率估算每日能量需要量,约为 25kcal/kg。
2. 计算蛋白质需要量 正常情况下蛋白质需要量为 0.8~1.0g/(kg·d)。
3. 计算非蛋白质(碳水化合物+脂肪)成分需要量。
4. 计算微量营养素(维生素、电解质和微量元素)需要量。

四、营养支持的时机

病程初期,危重患者的机体处于严重应激状态。该阶段的危重患者往往合并水、电解质与酸碱平衡紊乱,易于产生水钠潴留,并发代谢性酸中毒,而且机体内亢进的分解代谢并不能为外源性营养素所改变,在这种情况下不适当地进行营养支持,不但不能达到营养支持的目的,反会引起更多的代谢紊乱。待病情平稳,维持水、电解质和酸碱平衡48小时后,再根据营养测定的结果,按患者的营养需要量补充。

五、营养支持的途径

首选胃肠道营养。不能或不愿意口服或胃肠道需要休息者,才选择胃肠外营养。在进行营养支持时需注意营养物质的全面供给,并且需在动态监测下根据病情需要和患者耐受情况调整营养方案。同时,必须定期对患者的营养状态进行评估,最终达到既满足患者的代谢需求,又减少并发症发生的目的。

(一)肠内营养(EN)

胃肠道功能存在(或部分存在),但不能经口正常摄食的重症患者,应优先考虑给予肠内营养。严重腹胀、肠梗阻、肠道缺血、严重休克或未处理的消化道瘘的患者应当延迟使用EN。

EN的途径根据患者的情况可采用放置鼻胃管、鼻空肠管、经皮内镜下胃造口、经皮内镜下空肠造口、术中胃/空肠造口,或经肠瘘口等途径进行EN。

重症患者往往合并胃肠动力障碍,头高位可以减少误吸及其相关肺部感染的可能性。对经胃营养患者,应严密检查胃腔残留量,避免误吸的危险,通常需要每6小时抽吸一次来检查胃腔残留量。如果潴留量≤200ml,可维持原速度;如果潴留量>200ml,应暂时停止输注或降低输注速度。

(二)胃肠外营养(PN)

1. 适应证

(1)胃肠道功能障碍的重症患者。

(2)由于手术或解剖因素,禁止利用胃肠道的重症患者。

(3)存在尚未控制的腹部情况,如腹腔感染、肠梗阻、肠瘘等。

(4)肠内营养不能满足机体的需求。

2. 禁忌证

(1)早期复苏阶段、血流动力学尚未稳定,或存在严重水、电解质紊乱与酸碱失衡。

(2)严重肝衰竭、肝性脑病。

(3)急性肾衰竭,存在严重氮质血症。

(4)严重高血糖尚未得到有效控制。

3. 全胃肠外营养的一般原则

(1)葡萄糖是肠外营养中主要的碳水化合物来源,一般占非蛋白质能量的50%~60%。

(2)脂肪补充量一般为非蛋白质能量的40%~50%,能量供给中糖与脂肪的比例为1.5∶1;摄入量可达1~1.5g/(kg·d),应根据血脂廓清能力进行调整。

(3)肠外营养时蛋白质供给量一般为1.2~2.0g/(kg·d),热氮比为(100~150kcal)∶1g氮。

(4)营养液的容量应根据病情及每个患者的具体需要,综合考虑每日液体平衡与前负荷状态确定,并根据需要予以调整。

（5）氨基酸和葡萄糖应同时滴注，以保证氨基酸能为机体所充分利用，以免作为能量被消耗。

（6）在较长时间不用脂肪乳剂的肠外营养支持过程中，应定期补充脂肪乳剂，以防发生必需脂肪酸的缺乏。

（7）维生素与微量元素应作为重症患者营养支持的组成成分。创伤、感染及 ARDS 患者，应适当增加抗氧化维生素及硒的补充量。

六、特殊危重患者营养支持

在早期肝硬化患者，蛋白质分解增加，低蛋白血症加速了肝细胞损害及肝功能不全的进展，此时补充蛋白质能促进正氮平衡而不导致肝性脑病，可根据肝功能代偿情况给予蛋白质 1.2~1.5g/(kg·d)。在肝病终末期，增加蛋白的摄入可能导致血氨增加，加速肝性脑病的发生，蛋白摄入量可减至 0.5~1.0g/(kg·d)。尽可能选择 EN 支持。

习题

一、名词解释

全胃肠外营养

二、选择题

【A1 型题】

1. 有关危重患者应激状态下糖代谢的叙述，正确的是

  A. 胰岛素分泌明显增加

  B. 糖原分解增加

  C. 糖异生明显减少

  D. 促进脂肪分解来提供能量

  E. 患者极易出现低血糖

2. 有关急性危重患者在应激状态下蛋白质的代谢特点，正确的是

  A. 蛋白质的分解代谢与合成代谢均增加

  B. 肝脏利用氨基酸的能力增强

  C. 机体合成白蛋白增加

  D. 肌肉蛋白合成增加

  E. 内脏蛋白合成增加

3. 有关营养对免疫功能影响，叙述正确的是

  A. 对固有免疫影响不大，主要影响获得性免疫功能

  B. 蛋白质代谢异常，使免疫球蛋白产生减少

  C. 不影响粒细胞杀菌活性

  D. 静脉营养中脂肪乳的 n-6 脂肪酸可诱发炎症反应，增强免疫系统功能

  E. 维生素 A 代谢产物主要是视黄醇，对免疫功能影响不大

4. 有关低蛋白血症型营养不良的特点，描述正确的是

  A. 主要是能量摄入不足所致

  B. 常见于神经性厌食症或严重吸收不良综合征

  C. 临床表现为严重的脂肪和肌肉消耗

D. 主要为血浆白蛋白值明显下降和淋巴细胞计数下降

E. 对免疫系统功能影响不大

5. 下列有关营养支持中脂肪需要量的说法正确的是

   A. 脂肪提供能量可减少葡萄糖过多引起的风险

   B. 脂肪对机体的免疫功能有促进作用

   C. 脂肪提供的能量可占总能量的 50% 以上

   D. 每天摄入量不超过 3g/kg

   E. 每克脂肪约提供 5kcal 能量

6. 下列有关肠内营养支持,**错误**的是

   A. 肠内营养的安全性相对高

   B. 肠内营养可降低危重患者的感染率与死亡率

   C. 肠内营养费用相对较低

   D. 只有等胃肠功能完全恢复才能给予肠内应用

   E. 肠内营养的可行性和安全性均优于肠外营养

7. 有关肠内营养制剂描述正确的是

   A. 要素膳以蛋白质水解物为主

   B. 要素膳含有乳糖,乳糖不耐受患者易腹泻

   C. 蛋白质水解产物为主的制剂,渗透压较低

   D. 蛋白质为主的制剂渗透压较低,适用于胃肠道消化、吸收功能不良者

   E. 高氮配方不适用于需补充大量蛋白质的患者

8. 下列肠内营养途径中,反流、误吸发生率相对高的是

   A. 经鼻胃管   B. 鼻空肠管

   C. 经皮内镜下胃造口术   D. 经皮内镜下空肠造口术

   E. 术中胃/空肠造口

9. 既可进行胃肠减压又可给予肠内营养支持的肠内营养途径是

   A. 经鼻胃管   B. 经鼻空肠管   C. 胃造口术

   D. 空肠造口术   E. 结肠造口术

10. 对肠内营养支持患者,测量胃残留量的时间间隔一般为

   A. 2 小时   B. 4 小时   C. 6 小时

   D. 8 小时   E. 12 小时

11. 肠内营养支持患者,提示可维持当前输注速度的胃残留量为

   A. >200ml   B. <400ml   C. 100~200ml

   D. <100ml   E. >300ml

12. 肠内营养支持时最多见的胃肠并发症是

   A. 恶心   B. 腹泻   C. 肠痉挛

   D. 便秘   E. 肠道出血

13. 下列情况**不适合**胃肠外营养的是

   A. 肠梗阻   B. 短肠综合征

   C. 糖尿病高血糖昏迷   D. 十二指肠瘘的患者

   E. 重症胰腺炎

14. 下列情况适合胃肠外营养支持的是
    A. 脓毒症休克
    B. 肝性脑病
    C. 胃肠手术后吻合口瘘
    D. 酮症酸中毒
    E. 急性肾衰竭氮质血症

15. 有关胃肠外营养支持时三升袋使用,叙述**错误**的是
    A. 24 小时内匀速滴注
    B. 在无菌环境下全封闭配制
    C. 三升袋的配制烦琐,并不比营养物质单个输注好
    D. 应用三升袋可简化输液步骤,减少输注管道
    E. 各种营养物质相互稀释,降低浓度,降低渗透压,减少胰岛素用量

16. 关于再喂养综合征,叙述正确的是
    A. 开始时即给予全量热量,保证机体需要
    B. 肠内营养可避免再喂养综合征
    C. 开始喂养前经静脉给予维生素 B$_1$ 和其他 B 族维生素
    D. 再喂养综合征可能与脂肪乳输入过多导致高脂血症有关
    E. 再喂养综合征与血浆内高钾、低钙、低磷相关

17. 过度喂养出现的临床并发症**不包括**
    A. 尿毒症
    B. 高血糖症
    C. 高脂血症
    D. 高碳酸血症
    E. 急性肠坏死

【A2 型题】

18. 患者,女性,61 岁,身高 153cm,体重 43kg,因结肠癌入院接受手术治疗。若术后需要营养支持,估算日常维持能量需要量
    A. 约 1 000kcal/d
    B. 约 1 200kcal/d
    C. 约 1 500kcal/d
    D. 约 2 000kcal/d
    E. 约 2 500kcal/d

19. 患者,男性,56 岁,身高 173cm,体重 110kg,因十二指肠占位入院手术。该患者术后 1 周因胃肠功能未恢复需营养支持,能量需要量为
    A. 约 1 500kcal/d
    B. 约 2 000kcal/d
    C. 约 2 500kcal/d
    D. 约 3 000kcal/d
    E. 患者过度肥胖,可以不给予营养支持

20. 患者胃癌手术后因出现吻合口瘘,反复发生腹腔感染,经外科置管引流后有所好转。为促进患者转归,每天能量需要量约为
    A. 20kcal/(kg·d)
    B. 25kcal/(kg·d)
    C. 30kcal/(kg·d)
    D. 45kcal/(kg·d)
    E. 55kcal/(kg·d)

21. 患者,男性,75 岁,因腹痛 4 天且进行性加重入院,入院诊断为脓毒症休克、结肠穿孔,即刻急诊行剖腹探查+肠段切除+结肠造口术,术后转至 ICU,APACHE-Ⅱ 评分 16 分,SOFA 评分 7 分,该患者的改良危重症营养风险评分(改良 NUTRIC 评分)为
    A. 1 分
    B. 2 分
    C. 3 分
    D. 4 分
    E. 5 分

22. 患者,女性,33岁,因"失血性休克、心搏骤停复苏后、多发伤"入ICU,可以考虑予以营养支持的情况为

    A. 严重休克,仍需要液体复苏与大剂量去甲肾上腺素维持血压

    B. 血乳酸水平进行性升高,持续>8mmol/L

    C. 严重肺水肿,气道内大量淡血性泡沫痰,纯氧机械通气下 PaO_2 维持于58mmHg

    D. 在去甲肾上腺素 0.3μg/(kg·min)持续泵注下,MAP维持于70mmHg以上,心率约为90次/分,尿量约100ml/h

    E. 循环极度不平稳,多次出现心室颤动

23. 患者,老年男性,因脑干出血、脑卒中急诊行血肿清除引流术,术后入ICU,24h后患者仍昏迷,无自主呼吸,循环相对平稳,下列有关营养支持**不正确**的是

    A. 根据重症患者尽早予以营养支持的原则,此时该患者可予以营养治疗

    B. 患者昏迷且无自主呼吸,病情不稳定,可暂缓营养支持

    C. 该患者消化道若无特殊症状,可考虑早期肠内营养支持

    D. 早期营养支持可首选肠内营养(EN)

    E. 若患者合并严重腹胀,可暂时不予以肠内营养支持

24. 青年男性患者,因车祸致颈椎骨折、第3~4颈椎脱位、高位截瘫、呼吸功能不全入住ICU,行气管内插管后给予机械通气,针对该患者的营养支持,正确的是

    A. 患者年轻,无需营养支持

    B. 可留置鼻胃管予以肠内营养

    C. 立即予以全胃肠外营养(TPN)

    D. 为减少患者反流误吸,可将患者取头高位30°~40°

    E. 早期即可予以高能量(>50kcal/kg)营养支持,促进患者肌力恢复

25. 肝癌患者术后因消化道出血、急性肝衰竭、肝性脑病入住ICU,针对该患者的营养支持方案,可行的是

    A. 立即予以全胃肠外营养

    B. 立即予以肠内营养

    C. 患者目前主要应补充蛋白质,每天蛋白摄入量可予以 1.2~1.5g/(kg·d)

    D. 因患者已出现肝性脑病,蛋白摄入量可减至 0.5~1.0g/(kg·d)

    E. 能量供应对患者至关重要,可予以能量供给 30~35kcal/(kg·d)

三、简答题

1. 简述危重患者营养支持的主要目的。

2. 简述营养不良的分类。

3. 简述胃肠外营养的适应证。

4. 简述全胃肠外营养的一般原则。

参考答案

一、名词解释

全胃肠外营养是指完全通过静脉途径给予适量的氨基酸、脂肪、碳水化合物、电解质、维生素及微量元素,以达到营养支持的一种方法。

二、选择题

【A1 型题】

1. B　　2. A　　3. B　　4. D　　5. A　　6. D　　7. A　　8. A　　9. D　　10. C

11. C　　12. B　　13. C　　14. C　　15. C　　16. C　　17. E

【A2 型题】

18. A　　19. B　　20. C　　21. D　　22. D　　23. B　　24. B　　25. D

三、简答题

1. 简述危重患者营养支持的主要目的。

答:危重患者营养支持的主要目的是供给细胞代谢所需要的能量与营养底物,维持组织器官的结构与功能;通过营养素的药理作用调理代谢紊乱、调节免疫功能和增强机体抗病能力,从而影响疾病的发展与转归。

2. 简述营养不良的分类。

答:营养不良分为三种类型。第一类是成人干瘦型营养不良,其主要原因是能量摄入不足,常见于慢性疾病或长期饥饿的患者,主要临床表现为严重的脂肪和肌肉消耗。第二类称为低蛋白血症型(或水肿型)或急性内脏蛋白质消耗型营养不良,其主要原因是蛋白质摄入不足,常见于严重外伤、感染、大面积烧伤等引起的剧烈全身性炎症反应。第三类也是最为严重的一类称为混合型营养不良,该类型患者摄入的蛋白质和能量均不足,常见于疾病终末期,极易发生感染和伤口不愈等并发症,病情危重,死亡率高。

3. 简述胃肠外营养的适应证。

答:胃肠外营养的适应证如下。

(1) 胃肠道功能障碍的重症患者。

(2) 由于手术或解剖因素,禁止利用胃肠道的重症患者。

(3) 存在尚未控制的腹部情况,如腹腔感染、肠梗阻、肠瘘等。

(4) 肠内营养不能满足机体的需求。

4. 简述全胃肠外营养的一般原则。

答:全胃肠外营养的一般原则如下。

(1) 葡萄糖是肠外营养中主要的碳水化合物来源,一般占非蛋白质能量的 50%~60%。

(2) 脂肪补充量一般占总能量的 40%~50%;摄入量可达 1~1.5g/(kg·d),应根据血脂廓清能力进行调整,脂肪乳剂应匀速缓慢输注。

(3) 肠外营养时蛋白质供给量一般为 1.2~2g/(kg·d)。

(4) 营养液的容量应根据病情及每个患者的具体需要,综合考虑每日液体平衡与前负荷状态确定,并根据需要予以调整。

(5) 氨基酸和葡萄糖应同时滴注,以保证氨基酸能为机体所充分利用,以免作为能量被消耗。

(6) 须补充必需脂肪酸。

(7) 维生素与微量元素应作为重症患者营养支持的组成成分。

(邓小明　万小健)

第二十九章 | 疼痛诊疗

学习目标

1. **掌握** 疼痛的定义和内涵;视觉模拟评分法;常用的阿片类药物;围手术期多模式镇痛;慢性疼痛的定义;癌痛三阶梯治疗原则;舒缓医学的定义和内涵。
2. **熟悉** 常用的镇痛药的作用机制和分类;患者自控镇痛;分娩镇痛。
3. **了解** 疼痛的机制;慢性疼痛的治疗方法;癌痛治疗方法。

重点和难点内容

一、概述

(一) 疼痛的定义

疼痛是一种与实际或潜在的组织损伤相关的不愉快的感觉和情绪情感体验,或与此相似的经历。其包含以下内涵:①疼痛始终是一种主观体验,同时又不同程度地受到生物学、心理学以及社会环境等多方面因素的影响;②疼痛与伤害性感受不同,纯粹生物学意义上的感觉神经元和神经通路的活动并不代表疼痛;③人们可以通过生活经验和体验学习、感知疼痛并认识疼痛的实际意义;④个体对自身疼痛的主诉应该予以接受并尊重;⑤疼痛通常是一种适应性和保护性感受,但疼痛同时也可对身体功能、心理健康和社会功能产生不利影响;⑥语言描述仅仅是表达疼痛的方式之一,语言交流障碍并不代表一个人或动物不存在疼痛感受。

(二) 疼痛机制

1. 疼痛是由感觉神经节的初级传入神经元、脊髓中间神经元和痛觉传导束,以及间脑和大脑的痛觉区介导的。

2. 外周组织受伤害时可产生多种刺激因子,包括氢离子、交感胺类、腺苷三磷酸(ATP)、谷氨酸、神经肽(降钙素基因相关肽、P物质)、神经生长因子、前列腺素、促炎细胞因子和趋化因子等。这些刺激因子可导致神经元细胞膜上的阳离子门控通道开放,引起周围伤害性感受器神经末梢的钠离子和钙离子内流,从而引起膜的去极化并产生动作电位。

3. 三叉神经节和背根神经节的感觉神经元被称为伤害性刺激感受器。一方面,其神经元周围突发出高阈值的 Aδ 和 C 纤维,形成支配外周组织的痛觉神经末梢;另一方面,胞体可将痛觉神经末梢的伤害性刺激转变为动作电位,并由中枢突传导至脊髓背角,随后这些冲动传递至脑干、间脑以及大脑皮质。

4. 疼痛感知的四个关键过程:转导、传递、调制和感知。

二、疼痛的评估

1. 常用疼痛评估的方法 视觉模拟评分法、语言分级评分法、数字分级评分法、面部量表、简明疼痛问卷表等。

2. 视觉模拟评分法（Visual Analogue Scale，VAS） VAS 是目前最常用的痛觉强度评估方法。在一张白纸上画一条长 10cm 的直线，左侧起点表示"无痛"，为 0 分，右侧终点表示"剧烈疼痛"，为 10 分。患者根据自己所感受的疼痛程度，在直线上相应部位作标记，从"无痛"端至记号之间的距离即为痛觉评分分数。

三、常用的镇痛药

（一）作用机制和分类

1. 作用机制 调节与痛觉相关的化学物质（如前列腺素）的产生，抑制疼痛信号的传递（如吗啡），以及调节转导或传递伤害性刺激的神经受体或离子通道（如肽、激肽、单胺受体，钠离子通道）的激活，从而减轻疼痛的感觉。

2. 分类 主要分为阿片类药物、非甾体抗炎药（NSAID）、5-羟色胺类药物、抗癫痫药、抗抑郁药和局部麻醉药。

（二）常用的阿片类药物

1. 吗啡 为完全性阿片受体激动药，有强大的镇痛作用，同时也有明显的镇静和镇咳作用。亲水性强，依赖肝脏代谢。皮下和肌内注射吸收迅速，皮下注射 30 分钟后即可吸收 60%，吸收后迅速分布至肺、肝、脾、肾等组织。在成人，应用后仅有少量吗啡透过血-脑屏障，但可产生高效的镇痛作用。可通过胎盘到达胎儿体内。消除半衰期为 1.7~3 小时，蛋白结合率为 26%~36%。每次给药的镇痛作用维持 4~6 小时。

2. 氢吗啡酮 为吗啡的氢化酮类似物，同吗啡一样具有亲水性，但脂溶性是吗啡的 10 倍，口服或静脉给药的镇痛强度约为吗啡的 5~7 倍。

3. 羟考酮 为吗啡的半合成同类物，为 μ、κ 受体激动药，对于内脏痛有更好的镇痛效应。口服用药的镇痛强度约是吗啡的 1.5~2 倍。

4. 芬太尼及其衍生物

（1）芬太尼：为人工合成的苯基哌啶类麻醉性镇痛药，镇痛作用机制与吗啡相似，是阿片受体激动药，作用强度为吗啡的 100~180 倍。静脉注射 1 分钟即起效，4 分钟达高峰，维持 30~60 分钟。因其高亲脂性，其透皮贴剂常用于癌痛的控制。

（2）舒芬太尼：其镇痛效价为芬太尼的 5~10 倍，作用持续时间约为其 2 倍。

（3）阿芬太尼：其效价为芬太尼的 1/4，作用持续时间约为其 1/3。

（4）瑞芬太尼：其效价与芬太尼相似，注射后起效迅速，药效消失快，为短效阿片类药物。

5. 曲马多 为非选择性的 μ、δ 和 κ 阿片受体完全激动药，与吗啡相比，镇痛剂量的曲马多在较宽的范围内无呼吸抑制作用。其镇痛作用的其他机制为抑制神经元对去甲肾上腺素和 5-羟色胺的再摄取以及促进 5-羟色胺的释放，因而可用于神经病理性疼痛的治疗。

6. 丁丙诺啡 具有 μ 阿片受体部分激动作用，以及 δ 和 κ 阿片受体拮抗的作用，因此呼吸抑制有封顶效应；具有高亲脂性，适用于透皮贴剂；对 μ 受体具有高度亲和力，解离慢，戒断症状轻微；主要经肝脏代谢、排泄，对于肾功能不全患者无须进行剂量调整。

7. 地佐辛 为合成类阿片受体混合型激动-拮抗药，成瘾性小，用于术后痛、内脏痛及癌性疼痛。常见的副作用有嗜睡、恶心、呕吐、头晕、定向障碍、幻觉、出汗及心动过速等。

四、急性疼痛治疗

(一) 患者自控镇痛 (patient controlled analgesia，PCA)

1. 分类　PCA 包括：①患者自控静脉镇痛 (PCIA)；②患者自控硬膜外镇痛 (PCEA)；③患者自控神经阻滞镇痛 (PCNA)；④患者自控皮下镇痛 (PCSA) 等。

2. 常用术语

(1) 负荷剂量 (loading dose)：指 PCA 迅速达到无痛所需血药浓度，即最低有效镇痛浓度所需药量。

(2) 单次剂量 (bolus dose)：指患者因镇痛不全所追加的单次镇痛药剂量。

(3) 锁定时间 (lockout time)：指设定的两个单次有效给药的间隔时间，在此期间 PCA 装置不执行单次剂量指令。

(4) 背景剂量 (basal infusion)：为设定的 PCA 装置持续给药量。

3. 注意事项

(1) 使用 PCA 前根据不同个体和药物配方设置用药参数，使用中应密切监测生命体征。

(2) 使用前应向患者及家属讲解使用目的和正确操作方法，以便患者能按照自己的意愿安全有效镇痛。

(3) 使用期间医师应根据病情及镇痛效果对各项参数进行监测、调控并记录，如有异常应及时处理，防止镇痛不足或过度镇痛，降低相关并发症发生率，提高镇痛安全性。

(二) 围手术期多模式镇痛 (perioperative multimodal analgesia)

指在整个围手术期联合应用不同作用机制的镇痛药、辅助药物和镇痛技术，以应对不同机制产生的术后疼痛，达到最佳的减轻术后疼痛的疗效，降低镇痛相关并发症的发生率。

多模式镇痛的原则包括：①术前、术中、术后镇痛；②多水平镇痛，即可作用于包括末梢、外周神经、脊髓、大脑皮质等部位；③使用多种药物和镇痛技术；④联合方案中充分利用各种药物和技术，实现取长补短的目的，使患者能早日活动、早日恢复胃肠道营养，缩短住院时间，促进快速康复。

(三) 分娩镇痛

分娩镇痛是指在分娩过程中由麻醉科医师提供镇痛技术和生命体征监测，为母婴提供安全、舒适的分娩条件。分娩镇痛首选椎管内分娩镇痛，包括连续硬膜外镇痛和腰-硬联合镇痛。

五、慢性疼痛治疗

(一) 慢性疼痛的定义

慢性疼痛 (chronic pain) 是指持续或者反复发作超过 3 个月的疼痛，已被定义为一类独立的疾病。国际疼痛学会 (IASP) 和 WHO 共同修订了 ICD-11，将慢性疼痛分为慢性原发性疼痛和慢性继发性疼痛综合征两大类。

(二) 常用治疗方法

包括：①药物治疗；②神经阻滞/毁损；③神经调控；④其他微创介入治疗；⑤辅助治疗。

六、舒缓医学与癌痛治疗

(一) 舒缓医学 (palliative care)

舒缓医学是着眼于改善面临危及生命疾病相关问题的患者及其家人的生活质量的一门学科，又称缓和医疗、姑息治疗、安宁疗护等。舒缓医学通过专业的多学科团队（医师、护士、心理咨询师、物理治疗师、社工、志愿者等),帮助患者减轻症状,关注患者及家庭的心理/心灵痛苦,让患者和家属在患者走向生命终点的整个过程中都能够得到更高的生存质量。

(二) 癌痛三阶梯治疗原则

根据患者疼痛程度,有针对性地选用不同强度的镇痛药。用药原则:首选无创给药、按阶梯给药、按时给药、个体化给药、注意具体细节。

药物选择:①轻度疼痛:选用非甾体抗炎药(NSAID);②中度疼痛:选用弱阿片类药物,并可合用 NSAID;③重度疼痛:选用强阿片类药物,并可联用 NSAID。

(三) 癌痛的治疗方法

病因治疗、药物镇痛治疗和非药物治疗。

习题

一、名词解释

1. 视觉模拟评分法
2. 数字分级评分法
3. 分娩镇痛
4. 慢性疼痛
5. 围手术期多模式镇痛
6. 负荷剂量
7. 单次剂量
8. 锁定时间

二、选择题

【A1 型题】

1. 关于疼痛的基本概念,下列说法**不正确**的是
   A. 疼痛是由于机体内、外较强刺激而产生的一种症状
   B. 疼痛是机体的主观感觉
   C. 每个机体对疼痛的感受和反应差异不大
   D. 不能单纯依靠疼痛出现与否来判断机体有无疾病和是否受到伤害
   E. 每个机体对疼痛的感受和反应不同

2. 以下关于多模式镇痛的描述正确的是
   A. 涵盖术前、术中、术后
   B. 末梢、外周神经、脊髓、皮质等多水平镇痛
   C. 多种药物和技术联合应用
   D. 可扬长避短,减少副作用,促进术后恢复
   E. 以上均是

3. 目前 PCA 中应用最广泛的给药途径是
   A. 静脉给药
   B. 硬膜外腔给药
   C. 蛛网膜下腔给药
   D. 皮下给药
   E. 神经丛给药

4. 关于术后镇痛的意义描述正确的是
   A. 提高患者的舒适度
   B. 缩短术后恢复时间
   C. 加速患者功能恢复
   D. 提高患者满意度
   E. 以上均是

5. 分娩镇痛的首选方法是
   A. 静脉镇痛
   B. 吸入麻醉药镇痛
   C. 口服镇痛药
   D. 椎管内分娩镇痛
   E. 局部注射镇痛药

6. 造成晚期癌症患者苦恼的最主要原因是

    A. 失业　　　　　B. 疼痛　　　　　C. 失眠　　　　　D. 焦虑　　　　　E. 愤怒

7. 疼痛治疗最基本、最常用的方法是

    A. 神经阻滞疗法　　　　　B. 药物治疗　　　　　C. 手术疗法

    D. 心理疗法　　　　　E. 微创介入疗法

8. 临床上,疼痛的分类方法有

    A. 按疼痛的部位分类　　　　　B. 按疼痛的性质分类

    C. 按疼痛的原因分类　　　　　D. 按疼痛持续的时间分类

    E. 以上均是

9. NSAID 的药理作用**不包括**

    A. 镇静作用　　　　　B. 镇痛作用　　　　　C. 抗炎作用

    D. 解热作用　　　　　E. 抗风湿作用

10. 疼痛评估的意义是

    A. 诊断分级　　　　　B. 选择治疗方案

    C. 观察病情与评定疗效　　　　　D. 疼痛研究

    E. 以上都是

11. 关于慢性疼痛的疾病分类,正确的是

    A. 包括慢性原发性疼痛　　　　　B. 包括慢性继发性疼痛综合征

    C. 两个一级诊断,若干二、三、四级诊断　　　　　D. 慢性癌症相关疼痛为二级诊断

    E. 以上均是

12. 关于星状神经节阻滞,正确的是

    A. 星状神经节为 T_1 交感神经节　　　　　B. 阻滞后可出现霍纳综合征

    C. 位于第 6 颈椎横突基部　　　　　D. 包含头部及颈部的交感神经节后纤维

    E. 包含支配上肢及心脏的交感神经节前纤维

13. 疼痛治疗的常用药物有

    A. 抗抑郁药　　　　　B. 解热抗炎镇痛药　　　　　C. 抗癫痫药

    D. 阿片类药物　　　　　E. 以上均是

14. 用于治疗轻度疼痛的代表性药物是

    A. "弱"阿片类药物　　　　　B. 曲马多　　　　　C. 非甾体抗炎药

    D. 可待因　　　　　E. "强"阿片类药物

15. 疼痛的感知**不包含**

    A. 传导　　　　　B. 转导　　　　　C. 感知　　　　　D. 传递　　　　　E. 调制

16. 慢性疼痛的常用治疗方法是

    A. 药物治疗　　　　　B. 神经阻滞/毁损　　　　　C. 微创介入治疗

    D. 神经调控　　　　　E. 以上均是

17. WHO 的癌痛三阶梯治疗方案的核心是

    A. 根据疼痛程度分为三个逐步上升相对应的三个阶梯

    B. 根据镇痛药种类分为三个逐步上升相对应的三个阶梯

    C. 根据镇痛治疗的方法分为三个逐步上升相对应的三个阶梯

    D. 根据阿片类药物镇痛强度分为三个逐步上升相对应的三个阶梯

E. 根据疼痛程度不同应用不同镇痛药和辅助药,与此相对应分为三个逐步上升的阶梯

18. 终末期癌症患者的癌痛治疗目的是
    A. 尽可能延长生命　　　　　　　　B. 尽可能不发生并发症
    C. 尽可能减少痛苦和提高生存质量　　D. 尽可能提高生存质量
    E. 尽可能延长无痛期

19. 神经调控常用的治疗方法包括
    A. 脊髓电刺激　　　　B. 周围神经电刺激　　　　C. 经颅磁刺激
    D. 鞘内药物输注　　　E. 以上均是

20. 应用阿片类药物时首选的用药方式是
    A. 注射用药　　　　　B. 肺部用药　　　　　　　C. 口服用药
    D. 脊神经用药　　　　E. 椎管内用药

21. 下列用于治疗重度疼痛的"强"阿片类药物中,代表性药物是
    A. 可待因　　　　　　B. 美沙酮　　　　　　　　C. 哌替啶
    D. 吗啡　　　　　　　E. 芬太尼

22. 常用的神经毁损部位包括
    A. 腰交感神经节　　　B. 腹腔神经丛　　　　　　C. 内脏大、小神经
    D. 奇神经节　　　　　E. 以上均是

【B 型题】
(23~26 题共用备选答案)
    A. Aδ 纤维　　　　　B. C 纤维　　　　　　　　C. 大脑皮质
    D. 脊髓背角　　　　　E. 丘脑的腹后外侧核

23. 产生疼痛的强度、位置和持续时间的三级神经元位于
24. 初级神经元传递快速尖锐感觉的感觉纤维是
25. 初级神经元传递较慢感觉的感觉纤维是
26. 介导疼痛的感知、定位和情感成分的神经中枢位于

三、简答题
1. 简述围手术期多模式镇痛的原则。
2. 简述疼痛的定义和内涵。
3. 简述癌痛药物镇痛治疗的五项基本原则。
4. 简述舒缓医学的定义和内涵。

参考答案

一、名词解释

1. 视觉模拟评分法是用 10cm 长的直线,两端分别表示无痛(0)和剧烈疼痛(10)。被测者根据自身感受程度,在直线上相应部位作记号,从"无痛"端至记号之间的距离即为痛觉评分分数。

2. 数字分级评分法是用 0~10 这 11 个数字表示疼痛程度。0 表示无痛,10 表示剧烈疼痛。被测者根据个人感受选择一个数字来表示疼痛程度。

3. 分娩镇痛是指在分娩过程中由麻醉科医师提供的镇痛技术和生命体征监测,为母婴提供安全、舒适的分娩条件。

4. 慢性疼痛是指持续或者反复发作超过 3 个月的疼痛,已被定义为一类独立的疾病。

5. 围手术期多模式镇痛是指在整个围手术期联合应用不同作用机制的镇痛药、辅助药和镇痛技术,以应对不同机制产生的术后疼痛,达到最佳的减轻术后疼痛的疗效,降低镇痛相关并发症的发生率。

6. 负荷剂量是指 PCA 迅速达到无痛所需血药浓度,即最低有效镇痛浓度所需的药量。

7. 单次剂量是指患者因镇痛不全所追加的镇痛药的单次剂量。

8. 锁定时间是指设定的两个单次有效给药的间隔时间,在此期间 PCA 装置不执行单次剂量指令。

二、选择题

【A1 型题】

1. C 2. E 3. A 4. E 5. D 6. B 7. B 8. E 9. A 10. E
11. E 12. B 13. E 14. C 15. A 16. E 17. E 18. C 19. E 20. C
21. D 22. B

【B 型题】

23. E 24. A 25. B 26. C

三、简答题

1. 简述围手术期多模式镇痛的原则。

答:围手术期多模式镇痛的原则如下。

(1) 多时点镇痛:术前、术中、术后。

(2) 多水平镇痛:神经末梢、外周神经、脊髓、大脑皮质。

(3) 多种药物和技术联合使用。

(4) 扬长避短,注意平衡,促进术后恢复。

2. 简述疼痛的定义和内涵。

答:疼痛是一种与实际或潜在的组织损伤相关的不愉快的感觉和情绪情感体验,或与此相似的经历。包含以下内涵:①疼痛始终是一种主观体验,同时又不同程度地受到生物学、心理学以及社会环境等多方面因素的影响;②疼痛与伤害性感受不同,纯粹生物学意义上的感觉神经元和神经通路的活动并不代表疼痛;③人们可以通过生活经验和体验学习、感知疼痛并认识疼痛的实际意义;④个体对自身疼痛的主诉应该予以接受并尊重;⑤疼痛通常是一种适应性和保护性感受,但疼痛同时也可对身体功能、心理健康和社会功能产生不利影响;⑥语言描述仅仅是表达疼痛的方式之一,语言交流障碍并不代表一个人或动物不存在疼痛感受。

3. 简述癌痛药物镇痛治疗的五项基本原则。

答:癌痛药物镇痛治疗的五项基本原则如下:①首选无创给药;②按阶梯给药;③按时给药;④个体化给药;⑤注意具体细节。

4. 简述舒缓医学的定义和内涵。

答:舒缓医学是着眼于改善面临危及生命疾病相关问题的患者及其家人的生活质量的一门学科,又称缓和医疗、姑息治疗、安宁疗护等。舒缓医学通过专业的多学科团队(医师、护士、心理咨询师、物理治疗师、社工、志愿者等),帮助患者减轻症状、关注患者及家庭的心理/心灵痛苦,让患者和家属在患者走向生命终点的整个过程中都能够得到更高的生存质量。

(冯 霞)

第三十章 | 药物依赖与戒断

学习目标

1. **掌握** 药物耐受、药物依赖、戒断综合征、复吸等基本概念；药物依赖患者的麻醉处理原则。
2. **熟悉** 药物依赖的分类；阿片类药物依赖与戒断的临床表现和诊断；药物依赖的治疗原则。
3. **了解** 药物依赖的流行病学及危害；药物依赖的病因；药物依赖的机制。

重点和难点内容

一、基本概念

1. 药物耐受（drug tolerance） 药物耐受是指长时间使用某种药物后，药物的效应逐渐减弱以至消失，或是需要不断增加药物的剂量才能获得同样的药物效应的现象。

2. 药物依赖（drug dependence） 又称药物成瘾，是用药者对药物有一种强烈的渴求，并反复地应用，以取得药物产生的特殊感觉或避免停药后产生的痛苦为特点的一种精神和躯体性病理状态。表现为周期性、持续地使用某种药物的强迫性愿望。

3. 戒断综合征（withdrawal syndrome） 戒断综合征是指突然停止或减量使用依赖性药物，或使用依赖性药物的拮抗剂（如海洛因成瘾时用纳洛酮）后引起的一系列心理、生理功能紊乱的临床症状和体征。戒断综合征是导致复吸的原因之一。

4. 复吸（relapse） 复吸是指经临床脱毒治疗或以其他方式（如强制戒毒）及出于其他原因（如关押劳教等）停止使用依赖性药物一段时间后，又恢复以前的觅药和用药行为，并再次形成药物依赖状态。

二、药物依赖的机制

1. 药物依赖的神经解剖学基础 奖赏系统（reward system）是药物依赖形成的重要解剖学基础。奖赏系统主要是由中脑腹侧被盖区的多巴胺能神经元投射到伏隔核和前额叶皮质组成。药物依赖的形成，正是过度激活了奖赏系统，不断产生正性强化作用而导致的结果。

2. 参与药物依赖的神经递质/受体系统

（1）多巴胺（dopamine）：这是介导药物依赖形成的重要神经递质。在天然奖赏的刺激下，脑内中脑腹侧被盖区的多巴胺能神经元被激活，导致伏隔核、前额叶皮质处的多巴胺释放增多，并作用于突触后膜上的多巴胺受体，从而使人产生愉悦的感觉。然而，增多的多巴胺很快会被其转运体再摄取，使得突触间隙中多巴胺的浓度不至于过度升高，因此，天然奖赏不会导致强烈持久的欣快感。与天然奖赏不同，多数成瘾性药物在激活多巴胺能神经元的同时，还能阻断多巴胺转运体，导致大量的多巴胺在突触间隙中聚集，持续地激动突触后膜上的多巴胺受体，从而产生强烈而持久的欣快感。这种持续的正性强化刺激,导致心理依赖的逐渐形成。

(2) 谷氨酸(glutamate):腹侧被盖区的多巴胺能神经元和伏隔核内的多巴胺能神经末梢均接受来自杏仁核和前额叶皮质的谷氨酸能神经元投射。在药物依赖形成过程中,谷氨酸直接或间接地调节多巴胺系统的功能,提高多巴胺能神经元胞体的兴奋性,促进多巴胺的释放。

三、药物依赖的临床表现

临床表现主要为精神症状、躯体症状以及中毒症状。

(1) 精神症状:主要表现为思维障碍、强迫觅药、人格改变等。

(2) 躯体症状:主要表现为戒断症状,如寒战、发热、全身瘙痒、疼痛、乏力、腺体分泌增多、腹泻、呕吐、食欲缺乏、消瘦、苍白等。

(3) 中毒反应:一次大量或长期慢性服用依赖性药物可引起中毒反应。不同药物的中毒症状略有不同:比如阿片类药物中毒表现为呼吸抑制、针尖样瞳孔、脉搏细速、血压下降;大麻中毒表现为心率增快、直立性低血压、意识不清、虹膜充血,出现典型的红眼;可卡因中毒表现为心动过速、血压升高、瞳孔散大,可出现幻觉、攻击行为。药物中毒会危及患者的生命,要及时发现和治疗。

四、药物依赖患者的麻醉处理原则

1. 麻醉前评估和准备

(1) 详细了解患者药物依赖的成因、依赖性药物的种类、服用的时间和剂量、近期发生戒断症状的情况以及既往的治疗过程等。

(2) 围手术期不进行依赖性药物的戒除或脱毒治疗。

(3) 长期使用依赖性药物可能导致患者多个器官/系统功能发生病理性损害。

(4) 药物依赖患者在围手术期可能因停用依赖性药物而发生戒断综合征。

(5) 患者对镇痛药产生耐受,因此,应注意镇痛药的使用剂量,慎重使用纳洛酮等拮抗药。

(6) 注意依赖性药物和麻醉用药之间的相互作用或交叉耐受。

(7) 纠正营养不良、脱水、恶病质、感染等。

(8) 注意患者的精神状态和情绪变化,对于术前镇静、抗焦虑药的选择,要考虑到药物依赖患者可能会对各种镇静药产生耐受性。

(9) 注意患者外周皮肤感染情况,评估可能存在的静脉开放或神经阻滞穿刺困难。

(10) 注意患者是否合并艾滋病。

2. 麻醉方法的选择和麻醉管理

(1) 全身麻醉:药物依赖患者一般身体情况较差,术中可能出现戒断症状,选择气管内插管全身麻醉较为合适。药物依赖患者对镇静药和全麻药的耐受性增大,药物效应降低,应适当增大剂量。对阿片类药物依赖者,如果正在使用依赖性药物,术中仍可使用阿片类药物,如芬太尼等,剂量应适当加大;对处于戒毒期的患者,尽量不用阿片类药物。镇痛维持以应用氯胺酮为主。

(2) 麻醉管理:药物依赖患者可能对镇痛药、镇静药发生耐受,难以维持麻醉深度,可借助听觉诱发电位和脑电双频指数等监测手段,结合严密的临床观察调整用药剂量,防止患者术中知晓。如果发生不明原因的心率增快、血压升高、分泌物增多等,应高度警惕出现戒断症状的可能。若患者术后苏醒延迟,应送入 PACU 或 ICU,不推荐使用拮抗剂。

(3) 术后镇痛:可选择使用局部麻醉药、氯胺酮、非甾体抗炎药等。

习题

一、名词解释

1. 药物耐受　　　　　　　　2. 药物依赖　　　　　　　　3. 戒断综合征

二、选择题

【A1 型题】

1. 关于药物的精神依赖性,叙述**不正确**的是
   A. 精神依赖性又称为心理依赖性
   B. 精神依赖性使人产生一种周期性或连续性用药的欲望
   C. 精神依赖性是复吸的主要原因之一
   D. 药物产生正性强化效应是形成精神依赖性的基础
   E. 产生精神依赖性的药物均为中枢神经抑制药

2. 关于药物的正性强化效应,叙述**不正确**的是
   A. 正性强化效应又可称为奖赏效应
   B. 正性强化效应是药物躯体依赖形成的基础
   C. 是药物能引起欣快或精神愉悦的感受,促使人或动物产生持续主动觅药行为的效应
   D. 中脑奖赏系统是药物正性强化效应的解剖学基础
   E. 脊髓也是药物正性强化效应的解剖学基础

3. 关于戒断综合征的叙述**不正确**的是
   A. 可由突然停止或减量使用依赖性药物导致
   B. 可由使用依赖性药物的拮抗剂导致
   C. 是导致复吸的主要原因之一
   D. 在海洛因成瘾者的手术过程中使用纳洛酮不会引起戒断综合征
   E. 是药物精神依赖的一种临床表现

4. 生理依赖性表现为在中断用药后出现
   A. 欣快感觉　　　　　　B. 抑郁症　　　　　　C. 躁狂症
   D. 愉快满足感　　　　　E. 戒断综合征

5. 麻黄碱短期内数次用药后效应减低,称为
   A. 习惯性　　　　　　　B. 快速耐受性　　　　C. 成瘾性
   D. 抗药性　　　　　　　E. 依赖性

6. 缓解严重阿片类药物依赖者的戒断综合征**不宜**用
   A. 吗啡　　B. 哌替啶　　C. 美沙酮　　D. 丁丙诺啡　　E. 纳洛酮

7. 下列**不属于**毒品的是
   A. 吗啡　　B. 哌替啶　　C. 氯胺酮　　D. 大麻　　E. 异氟烷

8. 奖赏系统是药物依赖形成的重要解剖学基础,其组成**不包括**
   A. 伏隔核　　　　　　　B. 海马　　　　　　　C. 前额叶皮质
   D. 延髓　　　　　　　　E. 腹侧被盖区

9. 被称为"快乐递质"的神经递质是
   A. γ-氨基丁酸　　　　　B. 多巴胺　　　　　　C. 5-羟色胺

D. 乙酰胆碱　　　　　　　　　　　E. 谷氨酸

10. 属于阿片类药物中毒的特征性表现的是
    A. 呼吸频率减慢　　　　　　B. 针尖样瞳孔　　　　　　C. 血压下降
    D. 意识模糊　　　　　　　　E. 心率增快

11. 下面关于依赖性药物作用的分子靶点的描述，**错误**的是
    A. 可卡因阻断多巴胺转运体
    B. 苯丙胺直接作用于多巴胺受体
    C. 致幻剂作用于 5-HT$_{2A}$ 受体
    D. 尼古丁作用于乙酰胆碱受体
    E. 氯胺酮作用于 N-甲基-D-天冬氨酸(NMDA)受体

12. 下面关于复吸的描述**错误**的是
    A. 是停止使用依赖性药物一段时间后，又恢复以前的觅药和用药行为，并再次形成药物
       依赖状态
    B. 防治复吸是成功戒毒的关键环节
    C. 复吸与用药时周围环境线索形成强烈的记忆有关
    D. 复吸和药物的躯体依赖和精神依赖有关
    E. 哌替啶可用于防治复吸

【A2 型题 】

(13~17 题共用题干)

患者，男性，40 岁，海洛因成瘾者，吸毒史 9 年，体重 50kg，身高 173cm，因车祸造成右股骨骨折，拟行骨折内固定术。患者术前在病房出现烦躁、心悸、打哈欠、流泪、流涕、震颤、恶心呕吐、疼痛等，在病房给予吗啡后有所好转，准备次日行外科手术。

采用气管内插管全身麻醉，诱导前给予抗胆碱药，诱导选用咪达唑仑 0.03mg/kg，依托咪酯 0.3mg/kg，芬太尼 4μg/kg，顺阿曲库铵 0.02mg/kg，麻醉维持采用间断给予氯胺酮，每次 1mg/kg，静脉注射顺阿曲库铵，每次 5mg。

13. 患者术前在病房内出现的症状是
    A. 伤口感染　　　　　　　　B. 戒断症状　　　　　　　C. 药物中毒症状
    D. 依赖症状　　　　　　　　E. 创伤应激反应

14. 麻醉期间首要的注意事项是
    A. 对阿片类药物产生过敏　　　　　　　B. 术中出现戒断症状
    C. 麻醉过浅，出现术中知晓　　　　　　D. 苏醒期尽早使用拮抗剂
    E. 心率较慢，对阿托品较敏感

15. 患者术中出现戒断症状，进行缓解的最佳药物是
    A. 哌替啶　　B. 芬太尼　　C. 吗啡　　D. 纳洛酮　　E. 美沙酮

16. 该患者术后镇痛**不宜**使用
    A. 哌替啶　　　　　　　　　　　　　　B. 氯胺酮
    C. 硬膜外给予局部麻醉药镇痛　　　　　D. 氟比洛芬酯
    E. 塞来昔布

17. 该患者术后愈合良好，痊愈出院。3 个月后来急诊就诊，主诉创伤处疼痛，要求医师开哌替啶止痛，针对该患者，诊疗处理**不正确**的是

    A. 该患者可能出现复吸
    B. 仔细询问手术后用药情况
    C. 考虑该患者可能是手术后急性疼痛慢性化,给予哌替啶治疗
    D. 进行尿液毒品的定量和定性检查
    E. 仔细询问是否伴有其他症状

三、简答题

1. 简述常见的依赖性药物分类。
2. 简述药物依赖的治疗原则。
3. 简述阿片类药物依赖患者全身麻醉管理的注意事项。

参考答案

一、名词解释

1. 药物耐受是指长时间使用某种药物后,药物的效应逐渐减弱以至消失,或是需要不断增加药物的剂量才能获得同样的药物效应的现象。

2. 药物依赖,又称药物成瘾(drug addiction),是用药者对药物有一种强烈的渴求,并反复地应用,以取得药物产生的特殊感觉或避免停药后产生的痛苦为特点的一种精神和躯体性病理状态。

3. 戒断综合征是指突然停止或减量使用依赖性药物,或使用依赖性药物的拮抗剂(如海洛因成瘾时使用纳洛酮)后引起的一系列心理、生理功能紊乱的临床症状和体征。戒断综合征是导致复吸的原因之一。

二、选择题

【A1 型题】
1. E　　2. B　　3. E　　4. E　　5. B　　6. E　　7. E　　8. D　　9. B　　10. B
11. B　　12. E
【A2 型题】
13. B　　14. C　　15. E　　16. A　　17. C

三、简答题

1. 简述常见的依赖性药物分类。
答:常见的依赖性药物包括麻醉药品如阿片类药物等,精神药品如镇静催眠药等,以及其他物质如烟草、酒精、挥发性溶剂等。

2. 简述药物依赖的治疗原则。
答:药物依赖治疗包括临床脱毒治疗、后续康复巩固、重返社会三大基本环节,这一治疗模式属于社会医学系统工程。只有将这三者紧密结合起来,才能使更多的成瘾者真正脱离毒魔,回归社会。

3. 简述阿片类药物依赖患者全身麻醉管理的注意事项。
答:阿片类药物依赖患者全身麻醉管理主要注意:①这类患者一般情况较差,术中可能会出现戒断症状,麻醉深度要合理控制,避免过浅;②如果处于药物使用期,术中要加大阿片类镇痛药的用量;③如果处于戒毒期,要避免使用阿片类药物,可以选择神经阻滞或氯胺酮镇痛;④镇静药、镇痛药的剂量要相对较大;⑤拔管时要吸净气道分泌物。

（曹君利）